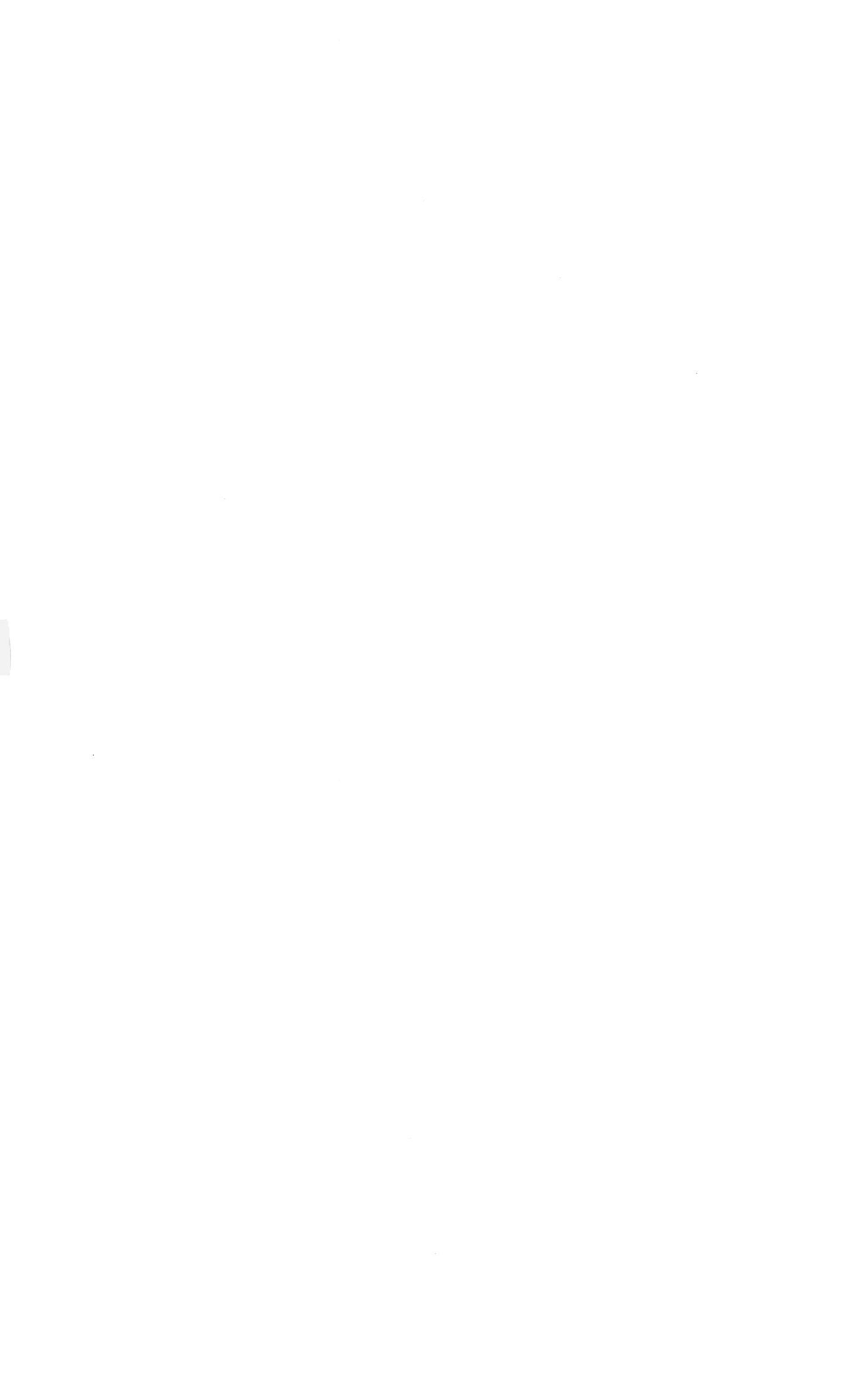

道教典籍選刊

性命圭旨校注

汪登偉 校注

中華書局

圖書在版編目(CIP)數據

性命圭旨校注/汪登偉校注. —北京:中華書局,2022.7
(2025.3重印)
(道教典籍選刊)
ISBN 978-7-101-15751-2

Ⅰ.性… Ⅱ.汪… Ⅲ.①道家-氣功-中國-明代②《性命圭旨》-注釋 Ⅳ.R214

中國版本圖書館CIP數據核字(2022)第098388號

封面題簽:劉德輝
責任編輯:劉浜江
封面設計:周　玉
責任印製:韓馨雨

道教典籍選刊
性命圭旨校注
汪登偉 校注
*
中華書局出版發行
(北京市豐臺區太平橋西里38號 100073)
http://www.zhbc.com.cn
E-mail:zhbc@zhbc.com.cn
三河市宏盛印務有限公司印刷
*
850×1168毫米 1/32 · 12¾印張 · 2插頁 · 260千字
2022年7月第1版　2025年3月第5次印刷
印數:9001-11000冊　定價:53.00元

ISBN 978-7-101-15751-2

道教典籍選刊緣起

道教是我國土生土長的宗教，歷史悠久，可以溯源到戰國時期的方術，甚至更古的巫術，而正式形成於東漢時期。它是我國傳統文化的重要組成部分，對我國人民的思維方式、生活方式，對古代科學、技術的發展，都産生過重大影響，並波及社會政治、經濟等各方面。

道教典籍極爲豐富，就道藏而言，多達五千餘卷，是有待進一步發掘、清理和利用的文化遺産之一。爲便於國内外學術界對道教及其影響的研究，便於廣大讀者瞭解道教的概貌，我們初步擬訂了道教典籍選刊的整理出版計劃。其中既有道教最基本的典籍，也包括各種流派的代表作，有不少書與哲學、思想史關係密切。所有項目，都選用較好的版本作爲底本，進行校勘標點。

由於我們缺乏經驗，工作中難免有失誤之處，亟盼關心此項工作的專家和廣大讀者給以指導與幫助。

中華書局編輯部

一九八八年二月

目録

前言

性命圭旨是明代萬曆中後期出現的對後世有很大影響的一部丹書，它身上存在着許多未解之謎，如作者身份之謎、成書時間之謎、思想來源之謎等等。筆者因閲讀林子全集、林子三教正宗統論等林兆恩著作，發現性命圭旨與三一教之間存在着密切關係，該書工夫框架、修煉理論顯然吸收了三一教的精華。可以斷定現今流傳的性命圭旨的編著者是位精通三一教之人，但與傳説爲本書作者的明代傳奇人物尹蓬頭的關係無法確定，亦非近人猜測的尹志平弟子、唐皋等，極可能就是吴之鶴。下面我們詳細介紹本書的版本和作者情况，試探其原本宗旨，以便讀者對此書有較爲深入的認識。

一、性命圭旨的出現、流傳及版本

（一）出現、流傳

性命圭旨，或稱性命圭旨全書，全稱性命雙脩萬神圭旨（以下簡稱圭旨），出現於明代萬曆中後期，從安徽新安傳出。

此書先由吴之鶴（思鳴）得之於唐臯故篋，其於萬曆四十三年（一六一五）仲夏後跋説：「之鶴無似，在垂髫時，竊慕道真，乃於外祖唐太史新庵先生故篋中，得性命圭旨一集，説者以爲本之浙東世家所藏。余珍之二十餘年，雖未能頓契玄筌，而人天境界稍稍領悟。」後將此書出示豐干居士，豐干居士見後大加讚賞，「謂其節次功夫，咸臻玄妙；而繪圖立論，尤見精工，誠玄門之秘典也」，然後準備公諸同志，並請佘永寧作序。佘永寧又交與其友鄒元標，鄒元標也作了序，並在其仁文書院流通。

因爲本書圖訣分明，易於讀誦，廣徵博引，融三教爲一體，加之刻版精美，以及鄒元標的影響力，很快就成了暢銷書，在其後四十年間，被多次刻印、傳抄與删訂（如龔居中五福全書就大量節録圭旨）。清朝以來，依然盛傳不衰。康熙年間有影刻本，並由尤侗作序流通。浙江湖州金蓋山則刊出删改本尹真人東華正脈皇極闔闢證道仙經。莫熺删繁就簡，輯成性命圭旨約説（一名圭旨約説）。另有一些節改本，如無名氏之性命寶旨等。

圭旨不僅爲社會上層人士所欣賞，在民間也大受歡迎，甚至成了新興民間宗教的教科書，遭到政府查禁。道光七年（一八二七），袁無欺在四川華陽收楊守一爲徒，楊守一算命營生之餘，學習坐功運氣，即念誦性命圭旨、唱道真言，將此書當作教本。查禁之事如宣宗實録載，道光二十年（一八四〇），諭内閣：「前據給事中況澄奏：湖南廣西兩省匪徒習教，傳有性命圭旨刻本等語，當降旨交該省督撫查辦。兹據該督撫查明，各該處現無習教蹤跡，仍着隨時認真訪緝，有犯必懲。至性命圭旨一書，雖無違悖不法字句，究係虚無杳渺之談，恐無識匪徒藉資惑衆，着各直省一律查禁。」〔一〕

（二）版本情况

據中國古籍善本目録載，國内該書明代版本有六種：萬曆四十三年（一六一五）吴之鶴刻本，天啓二年（一六二二）程于廷重修本，崇禎三年（一六三〇）朱在錫刻本，不知具體時間的清初胡虞潢刻本、醒翁誰是我删訂本（題名删補性命圭旨，宋尹清和撰，已經删改成一部宗旨不同的丹書了），明抄本〔二〕。另有未知時間的三槐堂刻本，清康熙八年（一六六九）有潘水臣本、棣鄂堂本兩種精美的影刻本。乾隆之後又在此本基礎上翻刻，二十世紀道藏精華、藏外道書、上海古籍、中醫古籍等幾家影印的本子，都是這個系統的。大致説來，乾隆之後的版本，精美程度大大降低，有些甚至可以用拙劣來形容。

〔一〕清實録第三八册宣宗實録卷三三八，頁一三四，中華書局，一九八六年。
〔二〕中國古籍善本書目子部下册，頁一〇六六—一〇六七，上海古籍出版社，一九九八年。

鄭振鐸收藏有明版圭旨兩本：其一標識爲「萬曆乙卯刊本」「吴之鶴編印，黄伯符〔一〕刻圖」，另一標識爲「萬曆原版，修補後印本」「吴之鶴編印，黄伯符刻圖」，此本多天啓壬戌程于廷一序，有注謂「圖皆原作，文字多補挖修處後印」〔二〕。此兩本現藏於中國國家圖書館。程于廷序中有「乃此語聞之思鳴氏，遂謂茲刻真贅也，竟以全板歸諸不佞，不佞其何辭」之語，可知程于廷所得爲吴之鶴刊版，並做了重修。

周蕪徽派版畫史論集中收有圭旨「黄心齋刻圖本」的待詔圖，其圖版説明謂：「性命雙修萬神圭旨，四卷，明尹高第撰，傳丁雲鵬畫，黄心齋（名一柱）刻。萬曆四十三年（一六一五）刊本。上海顧炳鑫藏。此本首有萬曆四十三年佘永寧序，版心刊『黄心齋刻』……此本當爲原刊本。世知伯符所刻爲原本，自心齋刻本出，當可再議。〔三〕」劉尚恒、李國慶明清徽州黄姓刻工及其刻書考録據道光十年（一八三〇）虬川黄氏宗譜説黄一柱的生卒

〔一〕黄伯符（一五七八—一六四二），名應瑞，刻有太史楊復所先生證學編（楊復所即楊起元，佘永寧之師）、闈範，此二書均爲佘永寧整理刊板。

〔二〕困學集，頁二〇八—二〇九，商務印書館，一九四一年。

〔三〕徽派版畫史論集，頁六〇，安徽人民出版社，一九八四年。

年爲一五六一至一六一三〔一〕，顯然，黄心齋不可能死後還刻書，因此張國標説：「據蚪川黄氏重修宗譜黄一柱生於嘉靖四十年（一五六一），卒於萬曆四十一年（一六一三）十月三十日，只活了五十三歲，不可能死後兩年還能刻是書，故推爲萬曆四十一年刻該書圖的。〔二〕」

基於以上信息，諸研究者説圭旨有黄心齋刻本與黄伯符刻本兩種，如周蕪先生所言無誤，推知在一六一三年之前吴之鶴已經找人開始刻版了。但是我們未見黄心齋刻本，對其説存疑。

二十世紀氣功熱時，圭旨多次出版，也受到學者們關注而做了初步研究，甚至有人提出「性命圭旨是西遊記的文化原型」的觀點。然而具有如此影響力的圭旨，其作者、思想來源、原書宗旨至今依然還是未解之謎。

二、性命圭旨的作者

據吴之鶴、佘永寧、鄒元標之序、跋，我們僅知圭旨是尹真人弟子所作。而其所言尹

〔一〕出版史研究第六輯，頁九九，中國書籍出版社，一九九八年。

〔二〕徽派版畫，頁一一三注一，安徽人民出版社，二〇〇五年。

真人弟子所作，當是依據圭旨内多次出現「吾師尹真人」或「吾師尹公」的説法，因爲吴之鶴得此書時，已經不知其來源了。

誰是尹真人？道教史上最有名的尹姓者有三人，一是傳説要求老子爲其寫道德經的關令尹喜，二是邱處機的高足尹志平（清和），三是明代傳奇人物尹蓬頭。此書明顯不可能是春秋時的尹真人所作，於是人們把目光聚焦在尹志平和尹蓬頭身上。

醉翁本删補性命圭旨就題爲尹清和作，清陳文述西泠仙詠自叙説：「世傳西遊記爲邱祖所作，藉言丹法。考邱祖西遊記只二卷，載在道藏……世傳西遊記則邱祖門下史（尹）真人弟子所爲，所言多與性命圭旨相合，或即作圭旨之史（尹）真人弟子從而演其説也。〔一〕」但這些都屬傳言，無須多加考查，尹清和與圭旨没有什麽關係。

尹蓬頭在成化、弘治、正德時，於金陵、毗陵、無錫等地活動頻繁，是與張三丰齊名的人物。明清時人往往把他視作圭旨的作者，如明末伍沖虚仙佛合宗語録説過：「古來學道必仙道大明，從仙師降授而得者，而後可以説仙話、垂仙教。不然，妄言之罪莫大焉。若不明宗旨，唯蹈襲古人幾句糟粕舊説，惑世坑人者，元太虚、陽葆真之作直議、真詮，尹

〔一〕藏外道書第三十四册，頁六一二三，巴蜀書社，一九九四年。

蓬頭之作萬神圭丹（旨）等書是也。〔一〕

文獻中保存尹蓬頭的資料頗多。屠隆尹鬔頭傳稱其「名繼先，臨洮人」，無錫縣志等地方志稱其爲尹從龍。彭輅尹蓬頭傳説他「至元時爲天慶觀道士，其道牒以羊皮綴而尚存。成化間游南都，髮累歲不梳，南都人呼爲尹蓬頭」，又説他精通三教學問，與名噪一方的張姓者辯論，「爲抽廣成、壺邱延曆度紀樞奥，稍論叙柱下五千文，暨内典華嚴、楞伽，姬易艮卦彖爻，三教渾合之旨，翩翩千百言。衆驚異悚聽，得耳所未聞」〔二〕。

圭旨退藏沐浴工夫解釋「艮背」時説：「尹師曰：『涵養本原爲先，救護命寳爲急。』」本原命寳，即爲吾人生身時之本源一氣；救護之法，圭旨述其法則是「先要存想山根，則呼吸之氣漸次通夾脊，透混元，而直達於命府，方纔子母會合，破鏡重圓，漸漸擴充，則根本完固，救住命寳，始可言其脩煉」。這似乎是尹真人獨傳之學（筆者尚未找到其他人有相似論説，可能也經過圭旨編者加工，至清代衍爲補虧正法），但我們没有找到相關文獻證

〔一〕重刻仙佛合宗語録卷六或問十三條引語，重刊道藏輯要畢集，光緒三十二年（一九〇六）成都二仙庵刊本。

〔二〕彭比部集卷一八，四庫全書存目叢書集部第一一六册，頁二三四，齊魯書社，一九九七年。尹蓬頭事主要依據此傳。

明這與尹蓬頭所言「姬易艮卦彖爻」有何關係。且因理學興盛，談艮卦者甚多，也許這只是彭輅記敘其意而已。今圭旨中所載尹真人口訣雖非常人所能作，可惜我們無法證明尹真人即是尹蓬頭。

從圭旨中，我們可以找到大量直接引用或改編林兆恩（一五一七——一五九八，以下簡稱林子）語句的段落，還有引用林子高足盧文輝中一緒言、性靈詩的語句。圭旨安排前三節工夫（涵養本原、安神祖竅、蟄藏氣穴）次序的理論爲：

神仙以歸伏法度人，必先教之返本。返本者何？以其散之於耳目口鼻、四肢百骸者，而復返之於肉團之心，謂之「涵養本原」；又將以肉團心之所涵養者，而復返之於天地之間，謂之「安神祖竅」；又將以天地間之所翕聚者，而復返之於真人呼吸處，謂之「蟄藏氣穴」。

林子結丹一文所說結丹之法爲：

結丹之法，而以其散之於耳目口鼻、四肢百骸者，而復返之於肉團之心，然後方可謂之能有人道。既有人道矣，又將以肉團之心，而復返之於天地之間，然後方可謂之能得陰丹。既得陰丹矣，又將以天地之間而復返於我之真去處也，然後方可謂之能得陽丹。既得陽丹矣，又將以我之真去處而復返之於我之本體虛空，虛空粉碎，乃

證佛果。〔一〕

這兩段文字叙説做功夫路子相同，即開始於存守肉團之心，從肉團之心返於天地之間（指心臍之間），再返於真人呼吸處或真去處（指氣穴丹田）。可以看出，這是圭旨改編自林子的。

圭旨刊刻始於萬曆四十三年（一六一五），距吴之鶴在唐新庵故篋中得到圭旨已有「二十餘年」，則本書在一五二六年唐皋去世前已有，至遲於萬曆二十三年（一五九五）之前已被吴之鶴傳閲。圭旨中有引盧文輝中一緒言之語，此書是發揮林子道統中一經而作，有萬曆二十六年（一五九八）年春序跋，而道統中一經作於一五九三年十一月，圭旨同樣有所徵引。於是可知，圭旨一六一五年刊刻時，已經增添三一教的内容，是經過改寫的了。從本書幾近完美融攝三一教理論，讓外行看不出破綻的文筆中，可知圭旨的編著者是位精通三一教之人。

李安綱教授曾説圭旨爲唐新庵所作。按唐新庵即唐皋（一四六九—一五二六），嘉靖三年（一五二四）與修武宗實録，升侍講學士，嘉靖五年卒於官。唐皋卒時，林子九歲。考

〔一〕林子全集，北京圖書館古籍珍本叢刊子部雜家類第六三册，頁一四〇，書目文獻出版社，一九九八年。

慮圭旨大量引用林子著述的事實，此説不能成立（更可知與尹志平無關）。

柬景南、雷鳴性命圭旨作者尹真人考[一]一文，説尹真人弟子是趙教常，其説亦誤。此文訛誤還有如將蔡蓬頭當作尹蓬頭，不知圭旨卧禪圖中文字與王陽明弟子王畿（一四九八——一五八三）三山麗澤録中有相似的文本，從而旁證圭旨引用王畿之文等。

總之，從現有材料中，我們無法確知尹真人是誰，也不知其高弟爲誰，但可以知道今本圭旨作者是位精通三一教之人，王重民甚至早已疑此書「殆即之鶴所撰，而託之尹真人歟」[二]。其書整合了尹真人及其弟子口訣論説、三一教教理和道書佛典理論是無疑的。此外，就没有發現更多關於作者的信息，其原作者也許將是永遠的謎了。

三、性命圭旨原本宗旨試探

圭旨與林子存在着密切的聯繫，我們能不能説是林子曾經借用了圭旨呢？答案是否定的。圭旨中與林子有關的理論工夫等内容，從其早年到晚年的東西都有。而林子的思

〔一〕文史二〇一一年第三期，頁二一七——二二四。

〔二〕中國善本書提要，頁四一二，上海古籍出版社，一九八三年。

想及其工夫理論從三十五歲傳教後都在不斷修正，不斷深細化、系統化。且圭旨中還引用了林子高足盧文輝之語，自然不可能是林子借用圭旨了〔一〕。那麽，圭旨原來的宗旨如何呢？

這就又要歸結到尹真人身上來了。整部圭旨中所留下尹真人的資料太少，但可以確定九鼎煉心圖收有其九轉丹詩，第九轉中有「未生身處一輪明」一句，太極圖中稱此爲度師（度師，道教三師之一，指道法傳授之師）之語。詳審此九詩，乃丹家正統之説，可以推測是尹真人弟子依其詩演繹而成圭旨原書。其詩云：

第一轉：指磨心地煉金丹，止念當爲第一關。念斷自然情識斷，須知水静没波瀾。

第二轉：祖竅開時入杳冥，坎離鉛汞自氤氲。天然真火知時煉，煉出西乾月半痕。

第三轉：外直中通世罕聞，惟求枝葉不求根。油從此處徐徐進，一點靈光漸

〔一〕詳細論述參考筆者試析性命圭旨與三一教關係——兼評其功夫得失，香港弘道第七十八期，頁九三—一二〇，二〇一九年。

漸明。

第四轉：陽烏海底奮神威，正是金丹四轉時。奪得先天真種子，河車搬運過曹溪。

第五轉：肘後金晶飛上來，霞光燦爛顖門開。三花聚頂烹龍虎，珠落黄庭結聖胎。

第六轉：金烏飛入廣寒宫，白虎張威待赤龍。赤龍奮力歸金鼎，掌握神珠照眼紅。

第七轉：十月胎靈已躍然，嬰兒法乳要三年。蟄藏住息温温養，猶龍潭底抱珠眠。

第八轉：陽極陰消丹已成，神光赫赫耀金庭。脱離苦海分胎出，自在崑崙頂上行。

第九轉：無丹無火亦無金，彪却鉗鎚没處尋。還我本來真面目，未生身處一輪明。

此九轉丹詩與圭旨九節工夫所引尹真人之語及丹家正統之説可以對應。現對照如下：第一轉「止念」對應「涵養本原」，工夫與陳虚白規中指南止念第一相似。第二轉「祖竅開」對應「安神祖竅」。祖竅一名玄關、玄牝，工夫與規中指南採藥第二、識爐鼎第三相似。第三轉「油從此進」對應「添油接命」，「靈光漸明」對應「蟄藏氣穴」，工夫與規中指南入藥起火第四相似。第四轉「採真種」對應「採藥歸壺」，工夫與規中指南坎離交姤第五相似。第五轉「肘後金晶」「珠落黄庭」，對應「乾坤交媾」「靈丹入鼎」，工夫與規中指南乾坤交姤第六相似。第六轉「神珠」對應「兩陽凝合」「長養聖胎」。其所説神珠，參照圭旨，不是靈丹入鼎之珠，而是珠落黄庭之後，採取虚空之陽凝結而成。第七轉「温養」，對應「移神内院」。第八轉「離海分胎」對應「嬰兒現形」「出離苦海」，工夫與規中指南陽神脱胎第八相似。第九轉「真面目」對應「本體虚空」，工夫與規中指南忘神合虚第九相似。

今本圭旨襲用林兆恩歸復之説、艮背之法，混入靈丹入鼎之前的功夫，又襲用其竅竅光明、極則之説，故有神光遞進、本體虚空之言。如果將三一教等内容剔除開後，似乎更能顯現出圭旨原貌。

通過以上分析，筆者認爲：原本圭旨核心内容可能即是尹真人的九轉丹詩，原書依此發揮擴充，並在一五二六年唐皋去世前已經完成。

四、校注説明

本次校注，採用鄭振鐸藏明萬曆四十三年乙卯吴之鶴本（現藏中國國家圖書館，有少量物理性缺損）爲底本。校本有：①國圖藏明滌玄閣主人程于廷天啓二年壬戌遞脩本，並參考美國國會圖書館藏遞脩本，簡稱程本；②哈佛大學漢和圖書館藏吴之鶴本（此本實爲影刻本，未知具體刊刻時間），簡稱吴本；③韓國國立中央圖書館藏抄本（無序跋），簡稱韓抄本；④國圖藏清康熙八年己酉潘水臣本，簡稱潘本；⑤哈佛大學燕京圖書館藏棣鄂堂本（有紫中道人李樸之序及答問），簡稱李本。

由於圭旨一書理論方面吸收了三一教的不少思想，丹經方面採擷了金丹正理大全不少内容，因此將三一教典籍和金丹正理大全列入校注用書中，主要有：①林子三教正宗統論，四庫禁燬書叢刊（北京出版社，一九九七年）影印明萬曆本；②林子全集，北京圖書館古籍珍本叢刊（書目文獻出版社，一九九八年）影印明崇禎刻本；③金丹正理大全，中華再造善本明清編影印明嘉靖十七年周藩刻本；④重刻金丹正理大全，道書全集影印海王邨古籍叢刊本；⑤其他佛、道文獻大都以大正藏、道藏爲底本，不再一一注明。

除校注外，本書增補有兩個附録：附録一序跋收有吴之鶴的跋性命雙脩萬神圭旨後、鄒元標的題尹真人性命圭旨全書、程于廷的性命圭旨小引、尤侗的序、李樸的性命圭旨序及紫中道人答問。附録二其它參考資料收有九序摘言、鴻寶九叙、沈荼庵養生格言、九轉克復本心圖四篇，爲了方便理解今本圭旨的思想而附入。第一篇是林兆恩工夫的綱要、第二篇是九序的影響、第三篇是沈會霖對圭旨的綱領性小結，第四篇是羅福至依圭旨九鼎煉心圖而有發揮之作。

本書數年前已作成，因蔣門馬先生推薦，得到中華書局的認可，得以列入道教典籍選刊，我在此表示感謝！

汪登偉

二〇一九年七月

刻性命圭旨緣起

里有吴思鳴氏，得性命圭旨于新菴唐太史〔一〕家，蓋尹真人高第弟子所述也。藏之有年，一日出示豐干居士。居士見而悦之，謂其節次功夫，咸臻玄妙；而繪圖立論，尤見精工，誠玄門之秘典也。因相與公諸同志，欲予一言爲引。

予既從事聖脩，雅尚圓極一乘，不談此道久矣。以其所操説者，無非爲色身計也。色身有限，法性無邊。夫安得大脩行人，以法界爲身者，而與之談性命哉？舍法界，無性命，亦無身心，如法圓脩，直紹人天師種。彼以七尺爲軀，一腔論心者，縱有脩持，皆結業耳，于一超直入無當焉。聞之師云：脩行法門有二種，一從法界歸攝色身，一從色身透出法界。從法界攝色身，華嚴尚矣；從色身出法界，楞嚴諸經有焉。圭旨所陳，大都從色身而出者。夫果出法界矣，方且粉碎虚空，有甚身心可論？因指見月，得道忘詮，是在善脩者自契。居士流通之意，無亦見及此歟？予不負其流通善念，併思鳴氏寶藏初心，遂述緣起，質之有道。

萬曆乙卯夏仲新安震初子佘永寧〔二〕常吉書。

校注

〔一〕唐太史，即唐皋（一四六九—一五二六），字守之，號心庵，一作新庵，徽州岩鎮（現黄山市徽州區岩寺鎮）人，明正德九年（一五一四）甲戌科狀元，授修撰，正德十六年（一五二一）出使朝鮮。嘉靖三年（一五二四）與修武宗實録，升侍講學士，未幾卒於官。著有心庵文集、史鑒會編、韻府增定等。

〔二〕佘永寧，楊起元（號復所）門人。萬曆二十六年（一五九八），與吴世徵參李贄，輯永慶問答，又輯楊復所先生語録，兩書焦竑作序。刻有利瑪竇乾坤體義兩卷，楊起元太史楊復所先生證學編四卷、首一卷，證學論一卷、策一卷，吕坤閨範一卷，鄭瑄唐忠臣録四卷等，自著秣陵紀聞六卷。

性命雙脩萬神圭旨元集

目録

三聖圖[一]

具大總持門，若儒道釋之度我度他，皆從這裏；

金臺玉局繞彤雲，
上有真人稱老君。
八十一化長生訣，
五千餘言不朽文。[二]

陀羅門啓真如出，
圓覺海中光慧日。
靈山會上説真言，
滿舌蓮花古文佛。[三]

六經删定古文章，
洙泗源深教澤長。
繼往開來參造化，
大成至聖文宣王。[四]

能知真實際，而天地人之自造自化，只在此中。[五]

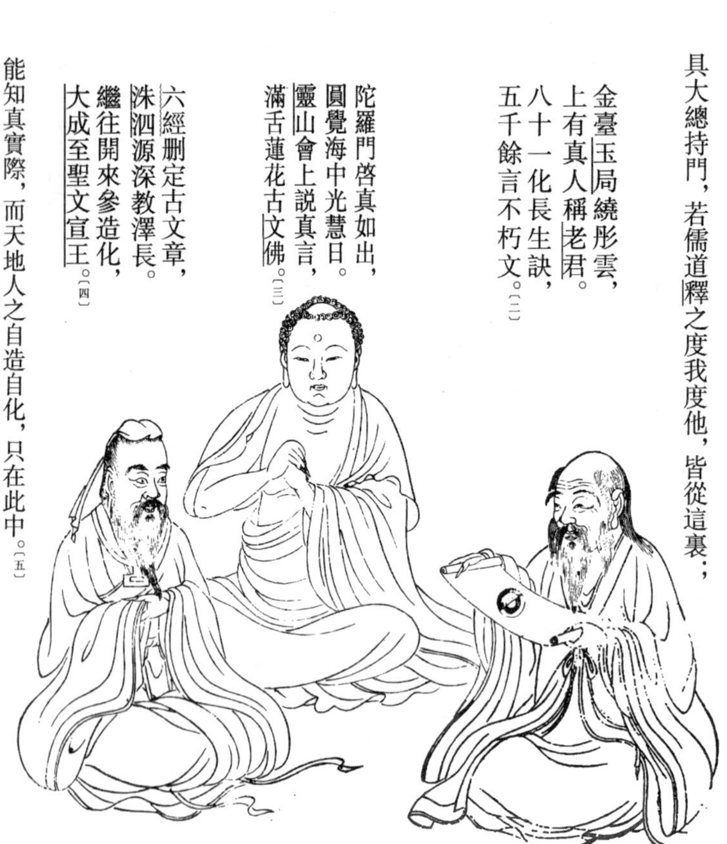

校注

〔一〕醉翁誰是我刪訂本、康熙己酉年潘水臣本中，以一圓圈代替三聖之像。

〔二〕此詩出自林子三教正宗統論性靈詩老子清尼氏讚其一。

〔三〕此詩出自性靈詩釋迦牟尼氏讚其五。後兩句原作「四十九年説法言，舌上蓮花古文佛」。

〔四〕此詩出自性靈詩孔子仲尼氏讚其七，末句原作「大成至聖道之綱」。

〔五〕此聯出自林子三教正宗統論聯句三才。

大道説

庖羲上聖畫八卦以示人，使萬世之下知有養生之道。廣成子謂黄帝曰：「至陰肅肅，至陽赫赫。赫赫發乎地，肅肅出乎天。我爲汝遂於大明之上矣，至彼至陽之原也；爲汝入於窅冥之門矣，至彼至陰之原也。」軒轅再拜曰：「廣成子之謂天矣。」周公繇易曰：「君子終日乾乾。」孔子翼曰：「終日乾乾，反復道也。」

大道也者，位天地、育萬物曰道，揭日月、生五行曰道；多於恒河沙數曰道，孤明獨無一侶曰道；直入鴻濛而還歸溟涬曰道，善集造化而頓超聖凡曰道；目下機境未兆而突爾靈通曰道，眼前生殺分明而無能逃避曰道；處卑污而大尊貴曰道，居幽暗而極高明曰道；

細入剎塵曰道，大包天地曰道；從無入有曰道，作佛成仙曰道。佛經五千四十八卷，也説不到了處；中庸三十三章，也説不到窮處；道德五千餘言，也説不到極處。道也者，果何謂也？一言以定之，曰：炁也。〔一〕

原夫一炁蟠集，溟溟涬涬，窅窅莫測，氤氲活動，含靈至妙，是爲太乙，是爲未始之始也，是爲道也，故曰無始。夫天地之有始也，一炁動盪，虚無開合，雌雄感召，黑白交凝，有無相射，混混沌沌，冲虚至聖，包元含靈，神明變化，恍惚立極，是爲太易，是爲有始之始也，是謂道生一也，是曰元始。夫天地之太極也，一炁斯析，真宰自判，交映羅列，萬靈肅護，陰陽判分，是爲太極，是謂一生二也，是曰虚皇。陰陽既判，天地位焉，人乃育焉，是謂二生三也，是曰混元。陽之清者，升上而焕麗也，則日月星辰布焉，故天左運，三光右旋。陽之清者，騰上而會於陽也，故風雲動而雷雨作焉；陰之濁者，重滯而就地也，則海嶽奠峙而五穀草木昌焉。故巖岫出雲，山澤通氣。陰陽之氣閉而不通也，則雪霜結而凍冰焉。陰之濁者，積沍而下凝也，穴巖幽藏而深邃，故五穀八石以錯雜焉。天地之中，陰陽正氣之所交也。聖人焉，仙佛焉，庶民焉，賢愚壽夭，寔所宰焉。胎卵濕化，無有息焉。是爲六合也，是謂三生萬物也。〔二〕

人禀絪緼之氣而生而長，至於二八之年，則九三之陽乃純。當是時也，豈非上德之大人乎？忽天一朝謀報渾敦之德者至，乃日鑿一竅，則九三之陽踶驟奔蹶，而去之六六〔三〕之中矣。由是乾不能純而破於離，坤有所含而實於坎。若夫至聖神人，能知道體太極之所以判，能知死生根本之所以始，能知乾坤陰陽之所以乘，能知天玄地牝之所以交。是以法乾坤之體，效坎離之用，握陰陽之柄，過生死之關，取坎中之陽，填離中之陰，離陰既實，則復純白爲乾矣。〔四〕

斯時補足乾元，復全渾敦，以全親之所生，以全天之所賦，是爲囫囫圇圇一箇完人也。再加向上功夫，精進不怠，則金丹成而聖胎圓，聖胎圓而真人現。真人出現，變化無窮，隱顯莫測，而與鍾、吕、王、馬並駕，亦又何難？奈何世人不明此道，盛不知養，衰不知救，日復一日，陽盡陰純，死而爲鬼。故紫陽真人曰：「嗟夫，人身難得，光陰易遷，罔測脩短，安逃業報？不自及早省悟，惟只甘分待終。若臨期一念有差，立墮三塗惡趣，則動經塵劫，無有出期。當此之時，雖悔何及？」

故三教聖人以性命學開方便門，教人熏脩，以脱生死。儒家之教，教人順性命以還造化，其道公；禪宗之教，教人幻性命以超大覺，其義高；老氏之教，教人脩性命而得長生，其旨切。教雖分三，其道一也。〔五〕

儒之聖教曰：安汝止、欽厥止、艮其止、止其所、緝熙敬止、在止至善、黄中通理、正位居體，思不出位，立不易方，居天下之廣居，立天下之正位，行天下之大道，渾然在中，粹然至善，誠盡處，腔子裏，樂處，方寸，神明之舍，道義之門，活潑潑地，樂在其中，肫肫其仁，淵淵其淵，浩浩其天，天下歸仁，退藏於密，何思何慮之天，不識不知之地。難以悉紀，要而言之，無非爲此性命之道也。〔六〕

道之玄教曰：玄牝之門，天地之根，生身處，復命關，金丹之母，玄關之竅，凝結之所，呼吸之根，甲乙壇，戊己户，心源，性海，靈府，靈臺，蓬萊島，硃砂鼎，偃月爐，神室，氣穴，土釜，谷神，靈根，欛柄，坎離交姤〔七〕之鄉，千變萬化之祖，生死不相關之地，鬼神覷不破之機。難以悉紀，要而言之，無非爲此性命之道也。〔八〕

釋之禪教曰：不二法門，甚深法界，虚空藏，寂滅海，真實地，摠持門，彼岸，浄土，真境，心地，極樂國，如來藏，舍利子，菩薩地，光明藏，圓覺海，般若岸，法王城，西方天堂，空中真際，這箇，三摩地，華藏海，陀羅尼門，不動道場，波羅密地。難以悉紀，要而言之，無非爲此性命之道也。〔九〕

儒曰存心養性，道曰脩心鍊性，釋曰明心見性。心性者，本體也。儒之執中者，執此本體之中也；道之守中者，守此本體之中也；釋之空中者，本體之中本洞然而空也〔一〇〕。道之得一者，得此本體之一也；釋之歸一者，歸此本體之一也；儒之一貫者，以此本體之一而貫之也〔一一〕。

余於是而知，不執中，不一貫，其能聖而孔子乎？不守中，不得一，其能玄而老子乎？不空中，不歸一，其能禪而釋迦乎？惟此本體，以其虛空無朕，强名曰中；以其露出端倪，强名曰一。然而中即一之藏也，一即中之用也。故天得此而天天，地得此而地地，人得此而人人，而天、地、人之大道原於此也；皇得此而皇皇，帝得此而帝帝，王得此而王王，而皇、帝、王之大道原於此也；聖得此而聖聖，玄得此而玄玄，禪得此而禪禪，而聖、玄、禪之大道原於此也〔一二〕。帝皇之得道者，若羲、農、黄帝焉；仕隱而得道者，若老、莊、關令焉；侯王而得道者，若子房、淮南焉；山巖而得道者，若鍾、吕、希夷焉。

道之在天地間，成仙作佛者，歷歷不可以指數也。伏覩總仙之傳，始知自古以來冲舉者十萬餘人，拔宅者八千餘處。奇若子晉之驂鸞、琴高之控鯉，壽若李脱之八百、安期之三千。或住世而留形，或厭世而尸解〔一三〕。復有道成而隱，但爲身謀，不肯遺名於世間者，豈勝道哉？是以深山妙窟，代不乏人，或隱或顯，寧具知乎？

古之王公大人，折節下士，秖爲有道存爾。周子曰：「天地間至尊者道，至貴者德，至難得者人。人而至難得者，道德有於身而已矣。」先哲云：「人身難得今已得，大道難明今已明。此身不向今生度，更向何生度此身？」世人不明此身虛幻，是四大假合之物耳。速如水上之漚，瞬若石中之火，人壽雖曰百年，迨其七十，固亦稀矣。今以有限易摧之身，日逐無涯不測之事，一息不來，倏然長往，命未告終，真靈已投於别殼矣。當斯之時，雖榮居極品，禄享千鍾，家豐無價之珠，室富傾城之美，悉皆抛下，非己有也。所有與之偕行者，平昔所作罪業而已，故云：「萬般將不去，惟有業隨身。」回光集云：「千年鐵樹花開易，一失人身再復難。〔一四〕」悟真篇云：「試問堆金等山嶽，無常買得不來麽？」吕純陽云：「萬劫千生得箇人，須知先世種來因。速覺悟，出迷津〔一五〕，莫使輪迴受苦辛。」張紫陽云：「休教燭被風吹滅，六道輪迴莫怨天。」

三復斯語，能不憮然失乎？夫人欲免輪迴，而不墮於世網者，莫若脩煉金丹，爲升天之靈梯，超凡之徑路也。其道至簡至易，雖愚昧小人，得而行之，亦立躋聖域。奈何世之脩真者，志道而不專精，專精而不勤久，是以學者衆而成者寡也。

尚書曰：「知之非艱，行之惟艱。」道經曰：「上士聞道，勤而行之。」聞而不行，道安能成？」陳泥丸曰：「我昔脩行得真訣，晝夜功夫無斷絶。一朝行滿人不知，四面皆成夜光闕。〔一六〕」馬丹陽曰：「師恩深重終難報，誓死環墻鍊至真。」二公念生死事大，無常迅速，發勇猛心，辦精進力，若不立此大志，安能脱樊籠而超霄漢者哉？吕祖有云：「辛勤二三年，快活千萬劫。〔一七〕」蓋天有時而傾，地有時而陷，山有時而摧，海有時而竭。惟道成之後，乘飛龍，駕紫霧，翱翔天外，逍遥太虚，數不得而限之，命不得而拘之，真常本體，無有盡時，回顧世間之樂，何樂如之？嘗稽道德經曰：「雖珙璧以先駟馬，不如坐進此道。」此予道説之所由作也。

校注

〔一〕參考陳致虚金丹大要卷一道可道章解。

〔二〕參考陳致虚金丹大要卷七天地之大。

〔三〕「六六」，諸本同，李本作「六二」。

〔四〕參考陳致虚金丹大要卷六與南陽子鄧養浩，其云：「人禀陰陽之炁之正而生而長，至於二八之年，則九三之陽乃純。當是時也，豈非上德之大人乎？忽天一朝謀報渾敦之德者至，乃日鑿一竅，則九三之陽蹄驟奔蹶，而去之於六六之中矣。由是乾不能純而破於離，坤有所含而實於坎。若夫至聖神人，能知道體太極之所以判，能知死生根本之所以始，能知乾坤陰陽之所以乘，能知玄牝之所以交，是以乾坤順則生物，陰陽逆則生丹。聖人體其體而用其用，法乾坤之體，效坎離之用，握陰陽之柄，過生死之關，積煉己待時之功，得採藥半時之事，復全渾敦之體，以顯真人之身，此其所以爲至聖神人也。」

〔五〕張位道德經注解序云：「蓋儒家順性命以還造化，其道公；禪宗幻性命以超大覺，其義高；老氏脩性命而得長生，其旨切。此其大較也。」

〔六〕參考林子全集道統中一經。其云：「三一教主言：『儒氏聖，所謂頭腦學問，本源工夫，非特曰執中一貫焉已也。其曰安汝止、欽厥止、艮其止、止其所、緝熙敬止、在止至善、黄中通理、正位居體、思不出位、立不易方、居天下之廣居、立天下之正位、行天下之大道、渾然在中、粹然至善、誠盡處、腔子裏、樂處、方寸、此兒、幾希、神明之舍、道義之門、活潑潑地、樂在其中、肫肫其仁、淵淵其淵、浩浩其天、天下歸仁、退藏於密、何思何慮之天、不識不知之地。難以悉紀，要而言之，無非爲此中也，無非爲此一也，無非爲此道統之傳，天下後世見知聞知計也。』」

〔七〕「姤」，原作「垢」，據韓抄本改。

〔八〕參考林子全集道統中一經。其云：「三一教主言：『道氏玄，所謂頭腦學問，本源工夫，非特曰守中得一焉已也。其曰玄牝之門、天地之根、生身處、復命關、金丹之母、玄關之竅、凝結之所、呼吸之根、甲乙壇、戊己户、心源、性海、靈府、靈臺、蓬萊島、朱砂鼎、偃月爐、神室、氣穴、土釜、谷神、靈根、欛柄、坎離交姤之鄉、千變萬化之祖、生死不相關之地、鬼神覷不破之機。難以悉紀，要而言之，無非爲此中也，無非爲此一也，無非爲此道統之傳，天下後世見知聞知計也。』」

〔九〕參考林子全集道統中一經。其云：「三一教主言：『釋氏禪，所謂頭腦學問，本源工夫，非特曰空中歸一焉已也。其曰不二法門、甚深法界、虚空藏、寂滅海、真實地、總持門、彼岸、浄土、真境、心地、極樂國、如來藏、舍利子、菩薩地、光明藏、圓覺海、般若岸、法王城、西方、天堂、空中、真際、這箇、三摩地、華藏海、陀羅尼門、不動道場、波羅蜜地。難以悉紀，要而言之，無非爲此中也，無非爲此一也，無非爲此道統之傳，天下後世見知聞知計也。』」

〔一〇〕參考三教正宗統論信難篇。其云：「執中者，執此本體之中也；守中者，守此本體之中也；空中者，本體之中本洞然而空也。」

〔一一〕參考三教正宗統論信難篇。其云：「得一者，得此本體之一也；歸一者，歸此本體之一也；一貫者，以此本體之一而貫之也。」

〔一二〕參考三教正宗統論中一緒言。其云：「性如子曰：『惟此本體，以其虚空無朕，强名曰○，以其露出端倪，强名曰●。然○即●之藏也，●即○之用也。故天得此而天天，地得此而地地，人得此而人人，而天地人之大原混於此也。皇得此而皇皇，帝得此而帝帝，王得此而王王，而皇帝王之大原混於此也。聖得此而聖聖，玄得此而玄玄，禪得此而禪禪，而聖玄禪之原混於此也。』」

〔一三〕龍眉子還丹印證圖序云：「伏觀總仙之傳，始知自古以來，冲舉者十萬人，拔宅者八千處。豈皆禀受之異，蓋因力學而然。若軒轅生而神靈，固由天授；如旌陽修而道備，豈非人爲？須待惡業消而後善緣就。或因守關而遇，或欲渡海而逢，或經魔而心愈堅，或歷試而志不退。得既艱苦，修必精專，采鍊於鴻都會府之中，棲遁於太華嵩山之下。或紅塵間散，若李脱之八百，安期之三千；或白日飛騰，若子晉之緱鸞，琴高之控鯉。或厭世而尸解，或住世而留形，或師徒之皆升，或祖孫之咸達。或得之艱而成之易，或得之易而成之難。方册具傳，厚誣不可。」

〔一四〕道法心傳引薩真人詩云：「道法於身不等閑，思量戒行徹心寒。千年鐵樹開花易，一入酆都出世難。」

〔一五〕「津」，程本作「津處」，韓抄本作「津筏」。

〔一六〕此詩爲施肩吾静中吟：「我修崑崙得真訣，每日修之無斷絶。一朝功滿人不知，四面皆成夜光闕。」

〔一七〕俞琰周易參同契發揮引還金篇云：「快活百千劫，辛勤一二年。」

性命説

夫學之大，莫大於性命。性命之説，不明於世也久矣〔一〕。何謂之性？元始真如，一靈炯炯是也。何謂之命？先天至精，一炁氤氲是也〔二〕。然有性便有命，有命便有性，性命原不可分。但以其在天則謂之命，在人則謂之性，性命實非有兩。況性無命不立，命無性不存，而性命之理，又渾然合一者哉。故易曰：「乾道變化，各正性命。」中庸曰：「天命之謂性。」此之謂也。

迺玄門顓以氣爲命，以脩命爲宗，以水府求玄立教，故詳言命而略言性，是不知性也，究亦不知命。禪家顓以神爲性，以脩性爲宗，以離宮脩定立教，故詳言性而略言命，是不知命也，究亦不知性。豈知性命本不相離，道釋原無二致。神氣雖有二用，性命則當雙脩也哉。唯賢人之學，存心以養性，脩身以立命；聖人之學，盡性而至命〔三〕。

謂性者神之始，神本於性，而性則未始神，神所由以靈。命者氣之始，氣本於命，而命則未始氣，氣所由以生〔四〕。身中之精，寂然不動，盖剛健中正，純粹精者存，乃性之所寄也，爲命之根矣。心中之神，感而遂通，盖喜怒哀懼愛惡欲者存，乃命之所寄也，爲性之樞矣〔五〕。性而心也，而一神之中炯；命而身也，而一氣之周流。故身心，精神之舍也；而精神，性命之根也。

性之造化係乎心，命之造化係乎身。見解知識，出於心哉，思慮念想，心役性也；舉動應酬，出於身哉，語默視聽，身累命也。命有身累，則有生死；性受心役，則有去來。有生死，不能至命也；有去來，不能盡性也〔六〕。故盈天地間皆是生氣，參贊兩間，化育萬物，其命之流行而不息者乎？蓋生之理具于命也。盈天地間皆是靈覺，明光上下，照臨日月，其性之炳然而不昧者乎？蓋覺之靈本于性也〔七〕。未始性而能性我之性者，性之始也；未始命而能命我之命者，命之始也〔八〕。

天竅圓而藏性，地竅方而藏命。禀虛靈以成性，中天地以立命。性成命立，其中有神，命蔕元氣，性根元神，潛神於心，聚氣於身，其中有道。

性有氣質之性，有天賦之性；命有分定之命，有形氣之命。君子脩天賦之性，克氣質之性；脩形氣之命，付分定之命。分言之則二，合言之則一，其中有理。是以神不離氣，氣不離神，吾身之神氣合，而後吾身之性命見矣。性不離命，命不離性，吾身之性命合，而後吾身未始性之性、未始命之命見矣。夫未始性之性、未始命之命，乃是吾之真性命也。我之真性命，即天地之真性命，亦即虛空之真性命也〔九〕。

故聖賢持戒定慧而虛其心，鍊精氣神而保其身。身保則命基永固，心虛則性體常明。

性常明則無來無去，命永固則何死何生〔一〇〕？況死而去者，僅僅形骸耳。而我之真性命，則通晝夜、配天地、徹古今者，何嘗少有泯滅也哉〔一一〕？

嘗觀之草木焉，歸根復命，而性在其中矣。性而神也則花，花而實也，而命又在其中矣〔一二〕。自形中之神，以入神中之性，此之謂歸根復命〔一三〕。又嘗譬之男女媾精焉，而一點之善落於子宫者，氣合之而爲命也，而性即存于其間。其即一陰一陽之相摶，而一點落於黄中之中以成性，乃妙合而凝，不測之神乎？此之謂性命妙合〔一四〕。

奈妙合之道不明，脩性者遺命，且并率性之竅妙，不得而知之，矧能煉之乎？非流于狂蕩，則失於空寂，不知其命，末後何歸？脩命者遺性，且并造命之功夫，不得而知之，矧能守之乎？非執於有作，則失於無爲。不知其性，劫運何逃？即二氏之初，亦豈如是乎？吾聞釋迦生於西方，亦得金丹之道，是性命兼脩，爲最上乘法，號曰金仙。吕祖亦曰：「只知性，不知命，此是脩行第一病。只脩祖性不脩丹，萬劫陰靈難入聖。」〔一五〕

豈但如今之導引者流，而以形骸爲性命焉已哉？又豈但如今煉神煉氣者流，而以神氣爲性命焉已哉？又豈但如今脩性脩命者流，而以性命爲性命焉已哉〔一六〕？是皆不惟無益於性命，而且有害於性命，不得性命之真，良可嘆也。

故嘗論之，人在母腹，呼吸相含，是以母之性命爲性命，而非自爲性命。至於出胞斷蔕，而後自爲性命，然亦非真常之性命也。必于自爲性命中，而養成乾元面目，露出一點真靈〔一七〕。形依神，形不壞；神依性，神不滅。知性而盡性，盡性而至命，乃所謂虚空本體，無有盡時，天地有壞，這箇不壞，而能重立性命，再造乾坤者也。故道家不知此，則謂之傍門；釋氏不知此，則謂之外道〔一八〕。又焉能合天地之德，而與太虚同體哉？

噫！至此而性命之説無餘旨矣。

校注

〔一〕參考林子全集性命。其云：「林子曰：『夫學之大，莫大於性命，性命之學不明於世，而以神氣爲性命者比比皆是也，豈非其玄微之致不可使知耶？』」

〔二〕參考李道純中和集性命論。其云：「夫性者，先天至神，一靈之謂也。命者，先天至精，一氣之謂也。」

〔三〕參考林子全集性命。其云：「林子曰：『性而心也，而一神之中炯；命而身也，而一氣之周流。故聖人之學，盡性而至命也；賢人之學，存心以養性，修身以立命也。』」

〔四〕參考林子全集性命。其云：「林子曰：『神本於性，而性則未始神，神所由以靈也。氣本於命，而命則未始氣，氣所由以生也。』」

〔五〕參考林子全集性命。其云：「蕭廷之曰：『形中之精，寂然不動，蓋剛健中正，純粹精者存，乃性之所寄也，爲命之根矣。心中之神，感而遂通，蓋喜怒哀懼愛惡欲者存，乃命之所寄也，爲性之樞矣。』」

〔六〕參考李道純中和集性命論。其云：「性之造化係乎心，命之造化係乎身。見解知識，出於心也，思慮念想，心役性也。舉動應酬，出於身也，語默視聽，身累命也。命有身累，則有生有死；性受心役，則有往有來。是知身心兩字，精神之舍也。精神，乃性命之本也。」

〔七〕參考林子全集性命。其云：「林子曰：『盈天地間皆是生氣，其命之流行而不息者乎？盈天地間皆是靈覺，其性之炯炯而不昧者乎？』」又參考中庸正義。其云：「林子曰：『我之覺靈炯炯而盈於天地之間矣，故能明光上下，照臨日月，蓋我之性本如是而非有加也。我之生氣流行而盈於天地之間矣，故能參贊兩間，化育萬物，蓋我之命本如是而非有加也。』」

〔八〕參考三教正宗統論中一緒言。其云：「性如子曰：『未始性而能性我之性者，性之始也；未始命而能命我之命者，命之始也。』」

〔九〕參考三教正宗統論中一緒言。其云：「性如子曰：『然而神不離氣，氣不離神，吾身之神氣合，而後吾身之性命見矣。性不離命，命不離性，吾身之性命合，而後吾身未始性之性、未始命之命見矣。夫未始性之性、未始命之命，乃是我之真性命也。我之真性命，即天地之真性命、虛空之真性命也。』」

〔一〇〕參考李道純中和集性命論。其云：「高上之士，性命兼達，先持戒定慧而虛其心，後煉精氣神而保其身。身安泰則命基永固，心虛澄則性本圓明。性圓明則無來無去，命永固則無死無生。」

〔一一〕參考林子全集性命。其云：「林子曰：『人而死者形骸也，而性命則固未嘗滅矣。此蓋性命之微，其通乎晝夜，徹今徹古，而無死無生也乎？』」

〔一二〕參考林子全集性命。其云：「林子曰：『余嘗觀之草木焉，歸根復命，而性在其中矣。性而神也則花，花而實也，而命又在其中矣。』」

〔一三〕參考林子全集性命。其云：「或問何以謂之性？何以謂之神也？林子曰：『性之萌而神也，昭昭靈靈，炯炯不昧，故曰自形中之神，以入神中之性，此之謂歸根復命。而性神之説，莫辨於此矣。』」

〔一四〕參考林子全集性命。其云：「林子曰：『一陰一陽而相搏焉，而一點之善落於黄中之中也，成之而爲性。其陰陽妙合而凝，不測之神乎？猶一男一女而媾精焉，而一點之善落於子宮之中也，成之而爲人。其夫婦妙合而凝，不可知之道乎？』」

〔一五〕參考李道純中和集性命論。其云：「性無命不立，命無性不存，其名雖二，其理一也。嗟乎！今之學徒、緇流、道子，以性命分爲二，各執一邊，互相是非，殊不知孤陰寡陽皆不能成全大事。修命者不明其性，寧逃劫運？見性者不知其命，末後何歸？仙師云：『煉金丹，不達性，此是修行第一病。只修真性不修丹，萬劫陰靈難入聖。』誠哉言歟！」

〔一六〕參考三教正宗統論中一緒言。其云：「性如子曰：『夫我之性命，至於與天地同其性命，與虚空同其性命，則其所謂性命者，豈但如道家者流，而以形骸爲性命焉已哉？又豈但如煉神煉氣者，而以神氣爲性命焉已哉？又豈但如修性修命者，而以性命爲性命焉已哉？』」

〔一七〕參考三教正宗統論元神實義。其云：「而一點落於子宮者……母呼亦呼，母吸亦吸，亦惟以母之性命，以爲我之性命焉爾矣。及至十月而生，剪斷臍帶，乃始自爲性命……夫性命既造化矣，則於父母性命中，而自然養出一點性命，如在母腹，而爲我之性命矣。」

〔一八〕參考三教正宗統論元神實義。其云：「故道氏而不知所以自爲造化，以再立一性命，則謂之旁門，而道非其道也；釋氏而不知所以自爲造化，以歸還我虚空，則謂之外道，而釋非其釋也。」

死生説

大衆好生惡死，以莫識死生故。生從何來？死從何去？徒在生前奔馳謀作，致大虧生道，不得逍遥。故于死後，渺茫淪落，不戡破死門，竟墮輪轉。所以仙佛出世，汲汲以一大事因緣，使人知去來處，徐徐引出生死苦海。

易繫曰：「原始要終，故知死生之説。」蓋無始之始，强名乾元，即本來妙覺；無終之終，强名道岸，即無餘涅槃。生而生也，而其所以生者，固在於此；至死而死也，而其所以不死者，亦在於此〔一〕。此而不知，則未有不隨生而存，隨死而亡者，沉溺惡道，出没無期。

生則是第八識神阿賴耶主之，死亦是第八識神阿賴耶主之。投胎則此識先來，捨身則此識後去，故曰「去後來先作主公」。經頌曰：「善業從下冷，惡業從上冷。二皆至於心，一處同時捨。」當此之際，如生龜解殼，活蟹落湯，地水火風，各自分散。而神既離形，但看世界與潑墨相似，東西莫辯，上下不知。只見有緣之處，一點妄明，見明色發，明見想成，流愛爲種，納想爲胎〔二〕，入母中宫，禀氣受質。氣則頓具四大，漸成諸根；心則頓具四蘊，漸成諸識〔三〕。

十月胎完，及期而育，地覆天翻，人驚胞破，如行山巔蹶仆之狀，頭懸足撑而出。囫囵一聲，天命真元著於祖竅。晝居二目，而藏於泥丸；夜潛兩腎，而蓄於丹鼎。乳以養其五臟，炁則沖乎六腑。骨弱如綿，肉滑如飴，精之至也；視而不瞬，哮而不嗄，和之至也。此乃赤子混沌，純静無知，屬陰䷁坤卦。自一歲至三歲，長元炁六十四銖，一陽生乎䷗復卦。至五歲，又長元炁六十四銖，二陽生乎䷒臨卦。至八歲，又長元炁六十四銖，三陽生乎䷊泰卦。至十歲，又長元炁六十四銖，四陽生乎䷡大壯。至十三歲，又長元炁六十四銖，五陽生乎䷪夬卦。至十六歲，又長元炁六十四銖，六陽是爲乾䷀卦。盜天地三百六十銖之正炁，原父母二十四銖之祖炁，共得三百八十四銖，以全周天之造化，而爲一斤之數也。此時純陽既備，微陰未萌，精炁充實，如得師指，脩煉性命，立可成功矣。

自此以後，欲情一動，元炁即泄，不知禁忌，貪戀無已。故由十六至二十四歲，耗元炁六十四銖，應乎䷫姤卦。一陰初生，品物咸章，淳澆朴散，去本雖未遠，履霜之戒，已見於初爻。若勤脩煉，可謂不遠復者矣。至三十二歲，耗元炁六十四銖，應乎䷠遁卦。二陰浸長，陽德漸消，欲慮蜂起，真源流蕩，然而血氣方剛，志力果敢。若勤脩煉，則建立丹基，亦易爲力。至四十歲，又耗元氣六十四銖，應乎䷋否卦。天地不交，二氣各復其所，陰用事於内，陽失位于外。若勤脩煉，則危者可安，亡者可保。至四十八歲，又耗元炁六十四銖，應乎䷓觀卦。二陽在外，而陽德微，重陰上行，而陰氣盛。若勤脩煉，則可抑方盛之陰柔，扶向微之陽德。至五十六歲，又耗元氣六十四銖，應乎䷖剥卦。五陰並升乎上，一陽將反乎下，陰氣横潰，陽力僅存。若勤脩煉，如續火於將窮之木，布雨於垂槁之苗。至六十四歲，卦氣已週，所得天地父母之元炁三百八十四銖，而爲一斤之數者，耗散已盡，復返于䷁坤〔四〕。純陰用事，陽氣未萌。若勤脩煉，時時採藥，時時栽接，則陰極而能生陽，窮上而能反下，革柔爲剛，還老爲强矣。於此時不遇至人，汲汲脩煉，雖保餘年，皆藉穀精以培後天之精氣，無復有先天之元炁矣，安能長生不死哉？

此所以虚化神、神化氣、氣化血、血化形、形化嬰、嬰化童、童化少、少化壯、壯化老、老化死，死復化爲虚、虚復化爲神、神復化爲氣、氣復化爲物。化化不間，由〔五〕環之無窮。夫萬物非欲生，不得不生；萬物非欲死，不得不死〔六〕。任他塵生塵滅，萬死萬生，不能脱離苦海，劫劫生生，輪迴不絶，無終無始，如汲井輪。三界凡夫，無一不遭此沉溺。故世人莫知生從何來，盍參父母未生前，死從何來？知來然後知生處。世人莫問死從何去，盍參魂遊魄降後，生從何去？知去然後知死處。死之機由於生，生之機原於死。無死機不死，無生機不生。生死之機兩相關，世人所以有生死；生死之機不相關，至人所以超生死。有生死者，身也；無生死者，心也。敦復則心生，迷復則心死。故仙佛愍之，説一切衆生具有本來一靈真覺，但昏惑不見，使天命之性浪化遷流，轉轉不悟，而世世墮落，失身於異類，透靈於別殼，至真性根，不復於人。我當以聖道，令衆生永離妄想，能致自身如仙家之長生、佛氏之不死云。

校注

〔一〕參考三教正宗統論分内集自序。其云：「故生而生也，而其所以生者，固在於此；至死而死也，而其所以不死者，亦在於此。此不知此意，則未有隨死而亡焉者也。繫辭曰：『原始要終，故知死生之說。』故能知所以原其始而始之，凡必知所以反其終而終之。此道家所以長生，釋氏所以不死者。」

〔二〕「見明色發」諸句出自楞嚴經。

〔三〕宗密華嚴原人論會通本末第四云：「入母胎中，稟氣受質。氣則頓具四大，漸成諸根；心則頓具四蘊，漸成諸識。十月滿足，生來名人。」

〔四〕參考道樞所録王元正太白還丹篇。其云：「二腎相去二寸五分，其精本重一斤，應於乾坤。及施泄之後，自十有六歲至於二十有四歲，其少二兩，應於遘卦。三十二歲，其少四兩，應於遯卦，行則氣喘足痿矣。四十歲，其少六兩，應於否卦，腰脊痛而四肢弱矣，臍之下攪刺而目昏矣。四十八歲，其少八兩，應於觀卦，髮白而皮皺矣。五十六歲，其少十兩，應於剥卦，凡事不能爲矣。六十四歲，其少十二兩，應於坤卦，元氣敗而惟恃穀氣矣。七十二歲，餘二兩而已，應於師卦，以地變水者也。八十歲，其氣盡矣，應於明夷之卦，水盡而屬火，至此其亡矣。」精氣衰敗之說，又可參考蕭應叟元始無量度人上品妙經内義及李鵬飛三元延壽參贊書神仙救世却老還童真訣「元陽真炁本重三百八十四銖」云云。

〔五〕「由」，程本作「如」。

〔六〕化書死生云：「虚化神、神化氣、氣化血、血化形、形化嬰、嬰化童、童化少、少化壯、壯化老、老化死、死復化爲虚，虚復化爲神、神復化爲氣、氣復化爲物。化化不間，由環之無窮。夫萬物非欲生，不得不生，萬物非欲死，不得不死。達此理者，虚而乳之，神可以不化，形可以不生。」

邪正説

大道生天生地，天地生人生物。天地人物，一性同體。天有陰陽，地有剛柔，物有牝牡，人有男女。有陰陽斯有日月星辰，有剛柔斯有山川草木，有牝牡斯有胎卵濕化，有男女斯有配偶生育。衆生因配偶有婬慾，因生育有恩愛。有婬慾恩愛，故有魔障煩惱；有魔障煩惱，故有一切苦厄；有一切苦厄，故有生老病死。

是以太上藴好生之德，開度世之門，著經立法，教人返朴還淳。無欲觀妙，有欲觀竅。致虚守静，歸根復命。早復重積，深根固蔕，得一守中。虚心實腹，弱志强骨。挫鋭解紛，和光同塵。專氣致柔，抱一無離。知雄守雌，知白守黑。閉門塞兑，被褐懷玉。窅窅冥冥，其精日生；恍恍惚惚，其精不泄。日生則日長，不泄則不竭。精能化氣，氣能化神，神能還虚。五行不能盗，陰陽不能制。與道爲體，超出天地。此乃老子清静無名之道也。

至漢，魏伯陽真人祖金碧經而作參同契，始有龍虎鉛汞之名。爰及唐宋，諸仙叠出，丹經燦然。横説竪説，種種異名，載於丹書，不可勝數。究竟本來，無非吐露同出異名之一物耳。盖聖師闡教敷揚，備細詳説，實欲人人領悟，箇箇成真。殊不知名愈衆而事愈繁，書愈多而道愈晦。況多爲庾辭隱語，孔竅其門，使學者無罅縫可入，往往目眩心摇，輒生望溟之歎。

幸吾師尹真人出，欲續大道之一絲，以復無名之古教。於是剪除繁蕪，撮其樞要，掃諸譬喻，獨露真詮，摽摘正理，按圖立象。不可施於筆者筆之，不可發於語者語之。直指何者是鉛汞，何者是龍虎，何者是鼎爐，何者是藥物，何者謂之採取，何者謂之抽添，何者謂之温養，何者謂之火候，何者是真種子，何者是真性命，何者是結胎，何者是了當。歷歷發明，毫髮無隱。後之有志於道者，再不爲丹經所惑也。

況丹經子書，汗牛充棟，講理者多，留訣者少。初無下手入門，次無採藥結胎，末無極則歸着。後人不識次序，如何湊泊得來？不免有攙前越後之差、首顛尾倒之亂。學道一生，不得其門而入者多矣。間有入門者而不知升階，有升階者而不知登堂，有登堂者而不知入室。是以次第工夫，乃脩真之首務，豈可缺焉？

予最愛藏經中四句偈，曰：「衆生無盡誓願度，煩惱無邊誓願斷，法門無量誓願學，佛道無上誓願成。」世尊亦曰：「度盡衆生，然後作佛。」區區由是發一念慈悲，罄將師授秘訣徹底掀番，滿盤托出，以籲徠後之有緣，復返天界而不沉溺於苦海中者，此予之心也。

其一曰：涵養本原，救護命寶；其二曰：安神祖竅，翕聚先天；其三曰：蟄藏氣穴，衆妙歸根；其四曰：天人合發，採藥歸壺；其五曰：乾坤交媾，去鑛留金；其六曰：靈丹入鼎，長養聖胎；其七曰：嬰兒現形，出離苦海；其八曰：移神内院，端拱冥心；其九曰：本體虚空，超出三界。於中更有鍊形、結胎、火候等諸心法，以全九轉還丹之功。

大道口訣，至此吐露盡矣。今之道者，峨冠方袍，自足自滿，不肯低情下意，求師指授大道次第，惟只以盲引盲，趨入傍蹊曲徑。豈知道法三千六百、大丹二十四品，皆是傍門，獨此金丹一道是條脩行正路。除此之外，再無别途可以成仙作佛也。故法華會上，世尊指曰：「唯此一事實，餘二即非真。」尹真人曰：「九十六種外道，三千六百傍門。任他一切皆幻，只我這些是真。」雲房真人曰：「道法三千六百門，人人各執一苗根。誰知些子玄關竅，不在三千六百門。」

蓋玄關大道，難遇易成而見功遲；傍門小術，易學難成而見效速。是以貪財好色之徒，往往迷而不悟。其中有好爐火者，有好彼家者，有視頂門者，有守臍蔕者，有運雙睛者，有守印堂者，有摩臍輪者，有摇夾脊者，有兜外腎者，有轉轆轤者，有三峰採戰者，有食乳對爐者，有閉息行氣者，有屈伸導引者，有三〔一〕田還返者，有雙提金井者，有曬背卧冰者，有餌芝服术者，有納氣嚥津者，有内視存想者，有休粮辟穀者，有忍寒食穢者，有搬精運氣者，有觀鼻調息者，有離妻入山者，有定觀鑒形者，有熊經鳥伸者，有餐霞服氣者，有長坐不卧者，有打七煉魔者，有禪定不語者，有齋戒斷味者，有夢遊仙境者，有默朝上帝者，有密呪驅邪者，有見聞轉誦者，有食己精爲還元者，有捏尾閭爲閉關者，有鍊小便爲秋石者，有採女經爲紅鉛者，有扶陽用胞衣而煉紫河車者，有開關用黑鉛而鑄雌雄劍者，有閉目冥心而行八段錦者，有吐故納新而行六字氣者〔二〕，有面壁而志在降龍伏虎者，有輕舉而思以駕鳳驂螭者，有吞精嚥華以翕日月者，有步罡履斗以窺星辰者，有依卦爻之序而朝屯暮蒙者，有售黄白之術而燒茆弄火者，有希慕長生不死者，有馳志白日飛昇者，有着相執而不化者，有着空流而不返者，有持戒定慧而望解脱者，有祛貪嗔痴而思清凈者，有生而願超西域者，有死而願登天堂者〔三〕。似此泯泯棼棼，難以悉舉。道釋者流，執此一術一訣，便謂金丹大道止於是矣。吁！此輩如管中窺豹，井底觀天，妄引百端，支離萬狀，碎〔四〕將至道，破段分門，以迷指迷，盲脩瞎煉，不肯自思己錯，更將錯路教人。是以王良器作破迷歌，陳泥丸作羅浮吟，鍾離翁作正道歌，歷舉傍門諸術之非，以救錯行邪徑之失也。於中亦有數條，可以攻疾病，捄老殘，益算延年，住世安樂。間或亦有超脱者，不過成箇蓬島仙、羅漢果耳。故傅大士云：「饒經八萬劫，終是落空亡。」此乃小乘功夫，不合大道全體，故張平叔云：「學仙須是學天仙，惟有金丹最的端。」

蓋金丹之道，簡而不繁。以虛無爲體，以清靜爲用〔五〕。有作以成其始，無爲以成其終。從首至尾，並無高遠難行之事。奈何世人，道在邇而求諸遠，事在易而求諸難，背明投暗，不亦惑乎？

夫金者堅之稱，丹者圓之喻〔六〕，是人毘盧性海、乾元面目。世尊名之空不空、如來藏，老君號之玄又玄、衆妙門。以此而言道，謂之無上至真之道；以此而言法，謂之最上一乘之法。三教聖賢，皆從此出，脩行正路，孰有正於此哉？

予之本懷，正欲乘此皇極大〔七〕明之世，與群生同種乾元之因，共結龍華之伴，故作此說而挽邪歸正，併吾師所授諸圖訣竅，明明指出，俾諸學者，印證丹經，一覽而無疑矣。

校注

〔一〕「三」，原作「玉」，吳本、程本作「二」，據潘本、李本改。

〔二〕參考李道純中和集試金石及旁門九品。

〔三〕參考林子全集論語正義。異端條云：「林子曰：『得其一，萬事畢，若夫後世道門者流，豈知黃帝老子所謂無作無爲、守中得一之微旨哉？而所相授受者，亦皆出於億逆之私、穿鑿之見矣。於是殆有所謂熊經鳥伸者，有所謂内視存想者，有面壁而志在降龍伏虎者，有輕舉而思以駕鳳驂螭者，有吞精嚥華以翕日月者，有步罡履斗以窺星辰者，有依卦爻之序而朝屯暮蒙者，有售黄白之術而燒茆弄火者，有希慕長生不死者，有馳志白日飛昇者。如此者流，難以悉舉，要皆外心性以爲道，非黄帝老子之所謂道也。』」又曰：「釋氏者流，豈惟斷棄倫屬而爲釋迦之異端哉？然亦有着相而執而不化者，有着空而流而不返者，有捨身以事佛者，有設齋以飯僧者，有咒水默訣以驅群魔者，有枯坐誦經以覬多福者，有持戒定慧而望解脱者，有袪貪嗔癡而思清浄者，有生而願超西域者，有死而願登天堂者。如此者流，難以悉舉，要皆外心性以爲佛，而非釋迦之所謂佛也。」

〔四〕「碎」，程本作「卒」。

〔五〕李道純中和集試金石云：「夫金丹者，虚無爲體，清浄爲用，無上至真之妙道也。」

〔六〕李道純中和集趙定菴問答云：「定菴曰：『無上正真之妙，喻爲金丹，其理云何？』師曰：『金者堅也，丹者圓也。釋氏喻之爲圓覺，儒家喻之爲太極。初非别物，只是本來一靈而已。本來真性永劫不壞，如金之堅，如丹之圓，愈鍊愈明。』」

〔七〕「大」，潘本、李本作「昭」。

普照圖

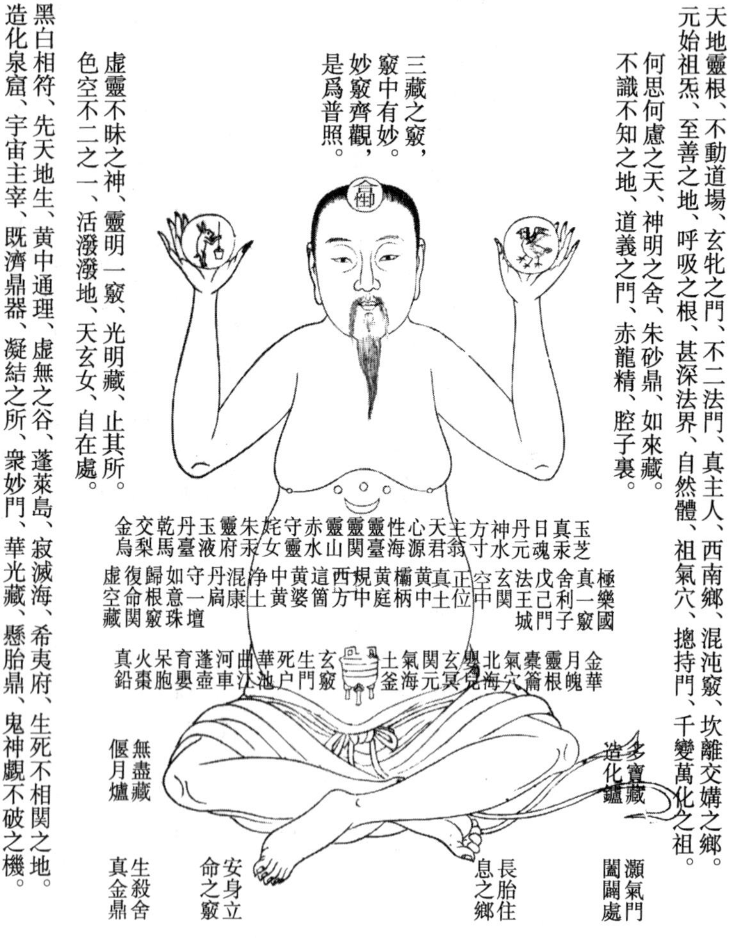

天地靈根、不動道場、玄牝之門、不二法門、真主人、西南鄉、混沌竅、坎離交媾之鄉。
元始祖炁、至善之地、呼吸之根、甚深法界、自然體、祖氣穴、摠持門、千變萬化之祖。

何思何慮之天、神明之舍、朱砂鼎、如來藏。
不識不知之地、道義之門、赤龍精、腔子裏。

三藏之竅，
竅中有妙。
妙竅齊觀，
是爲普照。

虛靈不昧之神、靈明一竅、光明藏、止其所。
色空不二之一、活潑潑地、天玄女、自在處。

黑白相符、先天地生、黄中通理、虛無之谷、蓬萊島、寂滅海、希夷府、生死不相関之地。
造化泉窟、宇宙主宰、既濟鼎器、凝結之所、衆妙門、華光藏、懸胎鼎、鬼神覷不破之機。

玉芝　真汞　日魂　丹元　神水　方寸　主翁　天君　心源　性海　靈臺　靈関　靈山　赤水　守靈　姹女　朱汞　靈府　玉液　丹臺　乾馬　交梨　金烏

極樂國　真一竅　舍利子　戊己門　法王城　玄関　空中　正位　真土　黄中　橛柄　黄庭　規中　西方　這箇　黄婆　中黄　净土　混康　丹扃　守一壇　如意珠　歸根竅　復命関　虛空藏

金華　月魄　靈根　橐籥　氣穴　北海　嬰兒　玄冥　関元　氣海　土釜　玄竅　生門　死户　華池　曲江　河車　蓬壺　育嬰　呆胞　火棗　真鉛

多寶藏　造化鑪

無盡藏　偃月爐

灝氣門　闔闢處

長胎住息之鄉

安身立命之竅

生殺舍　真金鼎

反照圖

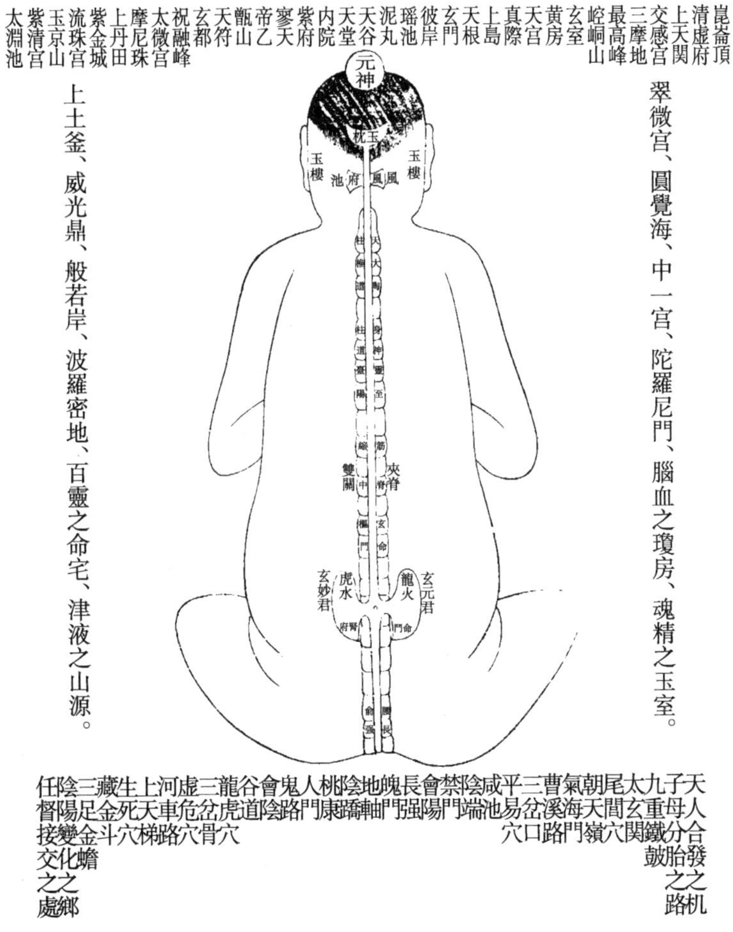

崑崙頂　清虛府　上天關　交感宮　三摩地　最高峰　崆峒山　玄室　黃房　天宮　真際　上島　天根　玄門　彼岸　瑤池　泥丸　天谷　天堂　內院　紫府　寥天　帝乙　甑山　天符　玄都　祝融峰　太微宮　摩尼珠　上丹田　紫金城　流珠宮　玉京山　紫清宮　太淵池

翠微宮、圓覺海、中一宮、陀羅尼門、腦血之瓊房、魂精之玉室。

上土釜、威光鼎、般若岸、波羅密地、百靈之命宅、津液之山源。

天人合發之机　子母分胎之路　九重鐵鼓　太玄關　尾閭穴　朝天嶺　氣海門　曹溪路　三岔口　平易穴　咸池　陰端　禁門　會陽　長強　魄門　地軸　陰蹻　桃康　人門　鬼路　會陰　谷道　龍虎穴　三岔骨　虛危穴　河車路　上天梯　生死穴　藏金斗　三足金蟾　陰陽變化之鄉　任督交接之處

時照圖

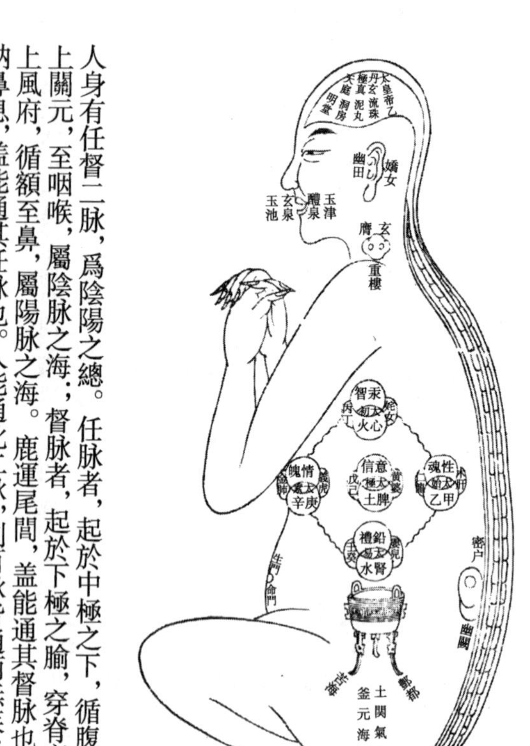

人之元氣，逐日發生。子時復氣到尾閭，丑時臨氣到腎堂，寅時泰氣到玄樞，卯時大壯氣到夾脊，辰時夬氣到陶道，巳時乾氣到玉枕，午時姤氣到泥丸，未時遯氣到明堂，申時否氣到膻中，酉時觀氣到中脘，戌時剥氣到神闕，亥時坤而氣歸於氣海矣。〔一〕

人身有任督二脉，爲陰陽之總。任脉者，起於中極之下，循腹裏，上關元，至咽喉，屬陰脉之海；督脉者，起於下極之腧，穿脊裏，上風府，循額至鼻，屬陽脉之海。鹿運尾閭，盖能通其督脉也；龜納鼻息，盖能通其任脉也。人能通此二脉，則百脉皆通而無疾矣。〔二〕

校注

〔一〕參考三教正宗統論分摘玄宗大道。其云：「人之氣，子時尾閭，丑寅時腰間，卯辰巳脊膂，午泥丸，未申酉胸膈，戌亥又歸於腹中，此一日之升降也，而道家謂之一息亦然者。真息往來，而呼吸之機自能奪天地之造化矣。」

〔二〕俞琰玄學正宗云：「醫書云人身有任督二脉。任脉者，起於中極之下以上毛際，循腹裏，上關元，至咽喉，屬陰脉之海。督脉者，起於下極之腧，並於脊裏，上至風府，入腦上顛，循額至鼻柱，屬陽脉之海。所以謂之任脉者，女子得之以姙養也；謂之督脉者，以其督領經脉之海也。鹿運尾閭，蓋能通其督脉者也；龜納鼻息，蓋能通其任脉者也。人能通此二脉，則百脉皆通。」按：道家修煉，陽升陰降，元代以前未見有説任督二脉者。唐末五代，内丹道興起，如靈寶畢法只説肘後飛晶、三田返覆，宋初劉希岳説「夾脊雙關至頂門，修行徑路此爲根。華池玉液頻須嚥，紫府元君遣上奔」，即使在元代初期，也只説通脊關而咽還丹，如丁靈陽回光集云：「若一念無生，則自然丹田氣海之内，太陰之精度過尾閭穴，把夾脊、雙關、風府、泥丸，返下明堂、鼻柱，入於華池，化爲甘津，嚥下重樓，澆灌五臟六腑至丹田。上下流轉，充盈四大，周而復始，無不遍矣。」任督之説，大約由俞琰提出，部分丹家接受其説，明清後在社會上廣傳。直到柳華陽著慧命經，才用丹家内景修正其説。

内照圖

心者，君主之官也，神明出焉；肺者，相傅之官，治節出焉；肝者，將軍之官，謀慮出焉；膽者，中正之官，決斷出焉；膻中者，臣使之官，喜樂出焉；脾胃者，倉廩之官，五味出焉；大腸者，傳道之官，變化出焉；小腸者，受盛之官，化物出焉；腎者，作强之官，伎巧出焉。〔一〕

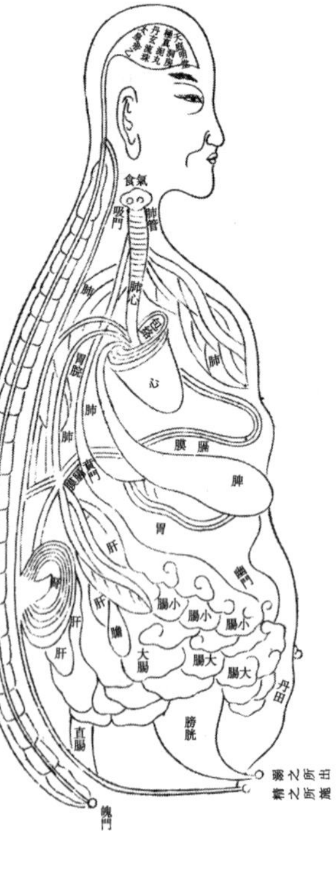

腦者，髓之海，諸髓皆屬之，故上至泥丸，下至尾骶，俱腎主之。

膻中，在兩乳間，爲氣之海，能分布陰陽，爲生化之源，故名曰海。膈膜，在肺下與脇腹周回，相着如幕，以遮濁氣，使不熏烝上焦。幽門，在大小腸之間，津液滲入膀胱，滓穢流入大腸，變化出矣。

普照圖之上一層者，直指心源性海之竅；中一層者，直指黄中正位之竅；下一層者，直指關元氣海之竅。此謂前三關也。

返照圖之下一層者，指出尾閭太玄之竅；中一層者，指出夾脊雙關之竅；上一層者，指出天谷泥丸〔二〕之竅。此謂後三關也。丹陽云：「前三三，後三三，收拾起，一擔擔。」是此義也。

時照圖者，發明陽升陰降之機、四象環中之妙。

内照圖者，指示五臟六腑、二十四椎、任督兩脉，使内觀者知有下手處。

若人不明竅而言脩，猶人未能立而言行也。從古諸仙，皆口口相傳，心心相授，不敢明將此竅示人，是懼泄天機之故耳。吾師尹公開佛之正知見，等衆生如一子，繪此四圖，接引後之迷者，意在普度有緣，同出生死苦海。

校注

〔一〕此説出黄帝内經素問。

〔二〕「丸」，原作「九」，據韓抄本、潘本、李本改。

太極圖

此○者，釋曰圓覺，道曰金丹，儒曰太極。所謂無極而太極者，不可極而極之謂也[一]。凡人始生之初，一點靈光而所以主張乎形骸者，太極也；父母未生以前，一片太虛而所以不屬乎形骸者，無極也[二]。度師曰：「欲識本來真面目，未生身處一輪明。」

太極　無極

陰靜　陽動

火　水　土　木　金

坤道成女　乾道成男

萬物化生

尹公曰：太極有二[三]理，自運行而言則曰時候，雖天地不外乎一息；自凝結而言則曰真種，雖一黍可包乎天地。宿蟄歸根，宴息杳冥，是爲時候太極；孕字結實，交媾結胎，是爲真種太極。人能保完二極而無失，則可以長生不化，豈止盡年令終而已哉！

校注

〔一〕參考中和集太極圖。其云：「釋曰圓覺，道曰金丹，儒曰太極。所謂無極而太極者，不可極而極之謂也。」

〔二〕參考三教正宗統論三教合一大旨道一教三。其云：「或問老氏之教。林子曰：『凡人始生之初，而所以主張乎形骸者，果何物也？一點靈光，乃人之所本有，老氏之教，教以此矣。』或問釋氏之教。林子曰：『父母未生以前，而所以不屬乎形骸者，果何物也？一片太虛，乃人之所本無，釋氏之教，教以此矣。』」

〔三〕「二」，原作「一」，據程本改。

太極發揮

大哉！吾身之太極，生生化化，與天地終，長生不化，超出天地。戒傷生，忌惡化，可以盡年，可以令終；絶其生，斷其化，可以長生，可以不化。盡年令終，與凡夫異；長生不化，與仙佛同。兩者皆從太極中出，而作用不同。人皆知太極在未有天地萬物之先，而不知既有天地萬物，各有太極具焉。太極有時候、有真種。未有天地萬物之太極，在戌亥二會，有此二會，太極斯有一元造化。每年太極在九月十月，有此兩月，太極斯有一年造化。每月太極在二十六至三十，有此五日，太極斯有一月造化。每日太極在戌亥二時，有此二時，太極斯有一日造化。一時太極在窈窈冥冥二候，有此二候，太極斯有一時造化。

動物太極在宿蟄孕字，植物太極在歸根結實，人身太極在晏息窈冥、交媾結胎。交媾有時，調養有法，不傷太極，此盡年令終；斷絶淫慾，時入窈冥，保完太極，此乃長生不化。盡年令終之道，亦有毁壞；長生不化之道，可以成仙，可以作佛，終無毁壞。豈直異於凡夫、别於草木禽獸云乎哉！

中心圖

天之極上處至地之下極處，總八萬四千里。自天之極上處至地之上四萬二千里，自地之上至地之極下處亦四萬二千里。人身亦然，故曰天地之間，亦曰黃中〔一〕。黃乃土之正色，而仁在其中也，故曰「安土敦仁」。至於義也、禮也、智也，皆根於此，故曰「仁義禮智根於心」。渾然在中，粹然至善，故曰「在止於至善，知止而后有定」。若易之「艮其止」、書之「安汝止」者，止之義一也。亦謂之密，故曰「聖人以此洗心，退藏於密」〔二〕。其中本虛，原與太虛渾而爲一，故曰「聖人與太虛同體」。

易曰：「天下何思何慮？」論語曰：「天下歸仁。」此天下「下」字，與天地之間「間」字、天地之心「心」字，皆指此中而言，所謂「孔顔樂處」是也。〔三〕

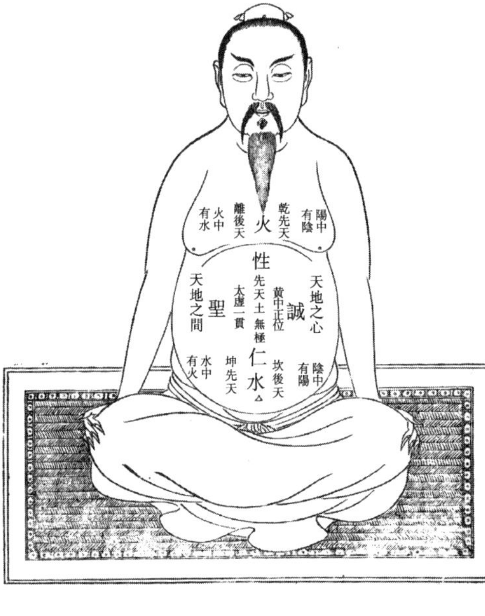

乾之性情在於坤，坤之性情在於乾，此坎離之所以交而地天之所以泰也。若水潤下而火炎上，此亦其性情然也。若不得乾坤之性情，以復其初焉，則水自水而火自火，不升不降，不相爲用矣。先天雖不屬氣，而太和元氣、浩然之氣皆由此中出，所謂「無氣而生氣」也。而凡有血氣，莫不賴之以生以長，而配天配地矣。堯舜「允執之中」，即孔子「中心之中」也。譬之磨焉，心在其中者，中心也。故中心之心既實，則五行之心自虛矣，所謂「聖人無心而有心」者，此也。〔四〕

校注

〔一〕參考三教正宗統論心聖分合統論。其云：「林子曰：『天之極上處至地之極下處，總八萬四千里。自天之極上處至地之上四萬二千里，自地之上至地之極下處亦四萬二千里。人身亦然，故曰天地之間，而一升一降，存乎其間矣。』」

〔二〕參考三教正宗統論心聖分合統論。其云：「寂然不動者誠也。而千變萬化皆由此出，故曰『天下之大本』。然黄乃土之正色也，而仁在其中矣，故曰『安土敦仁』。至於義也、禮也、智也，皆根於此，故曰『仁義禮智根於心』。渾然在中，粹然至善，故曰『在止於至善，知止而後有定』。繫辭之所謂『繼之者善』，中庸之所謂『不明乎善』，孟子之所謂『可欲之謂善』，是皆至善之善也。若易之『艮其止』，書之『安汝止』『欽厥止』，止之義一也。亦謂之密，故曰『聖人以此洗心，退藏於密』。」

〔三〕參考三教正宗統論心聖分合統論。其云：「中本虚也，原與太虚渾而爲一，故曰『聖人與太虚同體』。易曰『天下何思何慮』，論語曰『天下歸仁』。此天下『下』字，與天地之間『間』字、天地之心『心』字，皆指此中而言，所謂仲尼樂處也。」

〔四〕參考三教正宗統論心聖分合統論。其云：「乾之性情在於坤，坤之性情在於乾，此坎離之所以交而地天之所以泰也。故乾坤者性情也，而謂之先天可乎？」又云：「水潤下而火炎上，亦其性情然也。」又云：「先天不屬氣，而太和元氣、浩然之氣皆由此中出，所謂『無氣而生氣』也。」又云：「堯舜『允執之中』，孔子『中心之中』也。譬之磨焉，心在其中者，中心也。故中心之心既實，則五行之心自虚矣，所謂『聖人無心而有心』也。」

中心説〔一〕

此圖直指人心虚靈不昧一竅而説。這箇竅元是廓然無際，神妙莫測的；元是渾然大中，不偏不倚的；元是粹然至善，純一不雜的。昭昭乎，本是圓明洞徹而無礙。以爲有，不覩不聞，奚所有也？以爲無，至靈至神，未嘗無也。本無方所，亦無始終。

未有天地萬物之先，這箇元是如此；既有天地萬物之後，這箇只是如此。至無至有，至有至無，乃乾坤之靈體，元化之玄樞，人人性命之本原，天下萬物萬事之大本。太易所謂太極、四象、八卦，皆由此出。大舜之謂中，孔子之謂一，帝王之授受，聖賢之相傳，明此便是克明峻德，知此便是知易，見此便是見道，立此便是立天下之大本。通此，性由我盡，命由我立，造化盡在我矣。

校注

〔一〕「中心説」及後文「火龍水虎圖」兩處標題原無，據原書目録補。

火龍水虎圖

五行顛倒術，龍從火裏出。
五行不順行，虎向水中生。

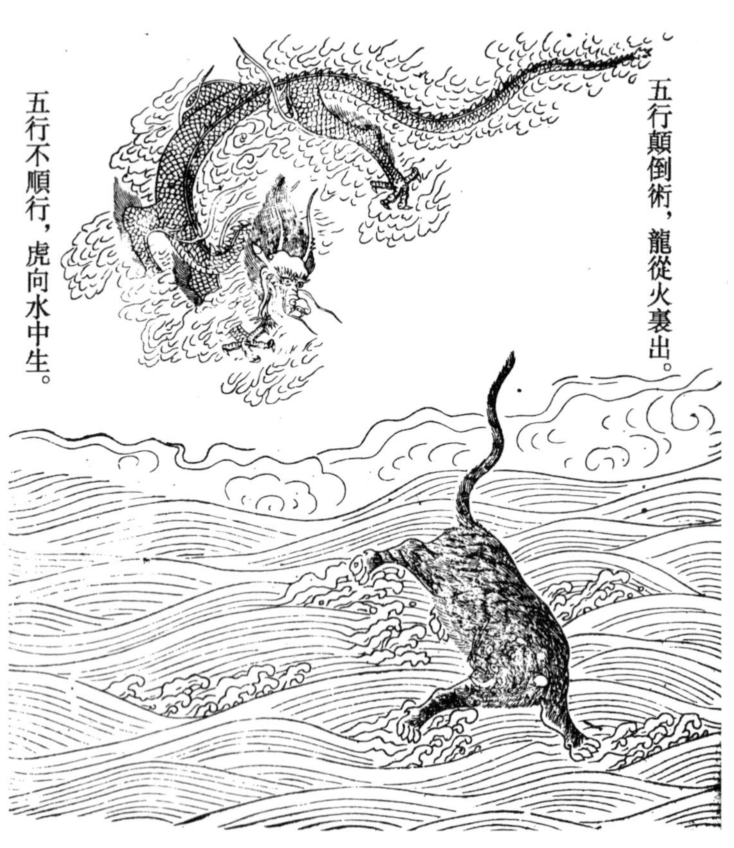

火龍水虎説

夫黑鉛水虎者，是天地發生之根，乃有質而有氣也；紅鉛火龍者，是天地發生之本，乃有氣而無質也。有質者，真鉛也，太陰月之精也，爲天地萬物育形之母；無質者，真汞也，太陽日之光也，爲天地萬物發生之父。鉛汞之體，互相孳胤，循環不絶，可謂生天生地生萬物之祖宗也。古之至人，知神物隱於此，假法象而採取太陰之精，設鼎器而誘會太陽之氣，使歸神室，混混相交，交合不已，孳産無窮。而木中生魂，金中生魄，魂魄凝然，化爲鄞鄂，交結百寶，名曰金液還丹。〔一〕

校注

〔一〕王道金碧古文龍虎上經注疏云：「夫黑鉛水虎者，是天地發生之根，乃有質而有炁也；紅鉛火龍者，是天地發生之本，乃有炁而無質也。撢探頤論，萬古不易之語也。以道觀之，有質者非五金八石、硝霜漿露、陰道九一之術也；無質者，非六欲七情、灰心兀坐、存想三一之法也。是以古人言有質者，真鉛也，太陰月之精也，爲天地萬物育形之母；無質者，真汞也，太陽日之光也，爲天地萬物發生之父。鉛汞二體，互相孳胤，循環不絶，可謂生天生地生萬物之祖宗也。故我真人上士，莫不留心注意，採取太陰之精，設其法象，誘會太陽之炁，歸於神室之中，結爲金液神丹。」

日烏月兔圖

姹女捉烏而吞玉兔，嬰兒驅兔以吸金烏。〔一〕

日中烏，烏乃神，神是火，火屬心，心爲汞，汞在離。

月中兔，兔乃氣，氣是藥，藥屬身，身爲鉛〔二〕，鉛在坎。

身心兩箇字，是藥也是火〔三〕。採時謂之藥，藥中有火焉；煉時謂之火，火中有藥焉〔四〕。以火煉藥而成丹，即是以神御氣而成道也〔五〕。

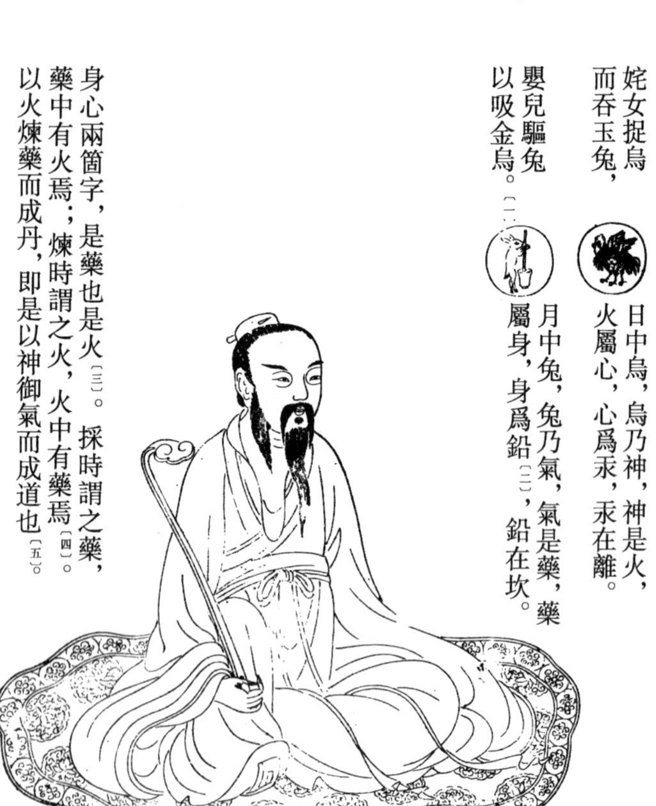

校注

〔一〕蕭廷芝金丹大成集讀參同契作云：「姹女捉烏吞玉兔，嬰兒驅兔吸金烏。」

〔二〕白玉蟾藥物火候圖云：「神是火，火屬心，心爲汞；氣是藥，藥屬身，身爲鉛。」

〔三〕李道純中和集問答云：「身心兩箇字，是藥也，是火也。」

〔四〕陳虛白規中指南火候云：「古歌曰：『聖人傳藥不傳火，從來火候少人知。』夫何謂不傳？非秘不傳也。蓋採時謂之藥，藥之中有火焉；煉時謂之火，火之中有藥焉。能知藥而取火，則定裏之丹成，自有不待傳而知者已。」

〔五〕白玉蟾玄關顯秘論云：「心者神也，神則火也，氣則藥也，以火煉藥而成丹者，即是以神御氣而成道也。」

日烏月兔説

日者，陽也。陽内含陰，象砂中有汞也。陽無陰，則不能自耀其魂，故名曰雌火，乃陽中含陰也。日中有烏，卦屬南方，謂之離女，故曰「日居離位反爲女」。月者，陰也。陰内含陽，象鉛中有銀也。陰無陽，則不能自熒其魄，故名曰雄金，乃陰中含陽也。月中有兔，卦屬北方，謂之坎男，故曰「坎配蟾宫却是男」。〔一〕

無漏云：「鉛求玉兔腦中精，汞取金烏心内血。只驅二物結成丹，至道不繁無扭捏。〔二〕」悟真云：「先把乾坤爲鼎器，次摶烏兔藥來烹。既驅二物歸黄道，争得金丹不解生。」二物者，一體也。

校注

〔一〕彭曉周易參同契鼎器歌明鏡圖云：「日者，陽也。陽内含陰，象砂中有真汞也。陽無陰，則不能自耀其魂，故名曰雌火，乃陽中含陰也。日中有烏，卦屬南方，爲離女也。月者，陰也。陰内含陽，象鉛中有真銀也。陰無陽，則不能自營其魄，故名曰雄金，乃陰中含陽也。月中有兔，卦屬北方，爲坎男也。」

〔二〕此詩見明嘉靖間吴正倫輯録養生類要白玉蟾真人秋石歌，又見題名白玉蟾所著地元真訣壇臺傳示，清閔一得訂正尹真人寥陽殿問答編引此詩作者題爲無隱子。

大小鼎爐圖

笑汝安名偃月爐，
聖人思議費功夫。
其中一味長生藥，
不與凡人話有無。

汝何形象號懸胎，
一朵真鉛花正開。
只爲金丹好消息，
取歸鼎内結嬰孩。

偃月爐中玉蕊生，
硃砂鼎内水銀平。
只因火力調和後，
種得黄芽漸長成。〔一〕

笑汝安名偃月爐，
金丹只此莫他圖。
愛河風静那邊看，
方見摩尼一顆珠。

汝何形象號懸胎，
却把聲名遍九垓。
豈但生人生萬物，
做仙做佛要他來。

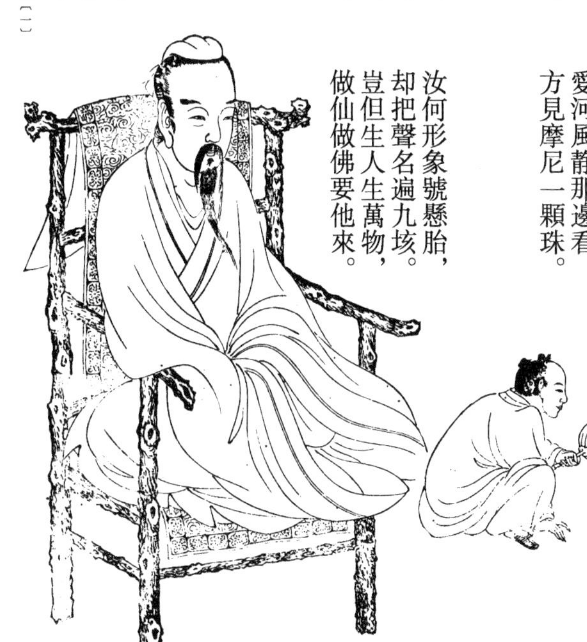

安爐立鼎法乾坤，
煅煉精神制魄魂。
鼎内若無真種子，
猶將水火煮空鐺。

校注

〔一〕「笑汝」「汝何」四首出自陳致虚金丹大要金丹五事之懸胎鼎、偃月爐，「安爐」「偃月」兩首出自悟真篇。

大小鼎爐説

凡脩金液大丹，必先安爐立鼎。鼎之爲器，匪金匪鐵；爐之爲具，匪玉匪石。黄庭爲鼎，氣穴爲爐。黄庭正在氣穴上，縷絡相連，乃人身百脉交會之處，鼎卦曰「正位凝命」是也〔一〕。此謂之小鼎爐也。

乾位爲鼎，坤位爲爐。鼎中有水銀之陰，即火龍性根也；爐内有玉蘂之陽，即水虎命蔕也〔二〕。虎在下，爲發火之樞機；龍居上，起騰雲之風浪〔三〕。若爐内陽升陰降無差，則鼎中天魂地魄留戀，青龍與白虎相拘，玉兔與金烏相抱。火候調停，煉成至寶，故青霞子曰：「鼎鼎非金鼎，爐爐非玉爐。火從臍下發，水向頂中符。三姓既會合，二物自相拘。固濟胎不泄，變化在須臾。」此謂之大鼎爐也。

校注

〔一〕青華秘文爐鼎圖論云：「鼎之爲器，匪金匪鐵；爐之爲具，匪玉匪石。黄庭爲鼎，氣穴爲爐。黄庭正在氣穴之上，縷絡相連，是爲爐鼎。」

〔二〕戴起宗紫陽真人悟真篇注疏云：「偃月爐者，陰爐也。中有玉蘂之陽氣，虎之弦氣也。朱砂鼎者，陽鼎也。中有水銀之陰氣，即龍之弦氣也。」

〔三〕陳顯微周易參同契解云：「知偃月爲爐鼎，則大丹之道思過半矣。白虎在下爲發火之樞機，青龍居上起騰雲之風浪，其間真汞變化流珠。是則東龍與西虎相交，陰魄與陽魂相制，運神功於金鼎，煖聖藥於玉爐，倒造化之機，翻乾坤之用。」

内外二藥圖

上藥三品，神與氣精。其體則一，其用則二。何謂體？本來三寶一體是也。何謂用？内外兩般作用是也[一]。故悟真篇云：「内藥還同外藥，内通外亦須通。丹頭火熟自然紅，温養兩般作用。」此漸教也，權法也，接中根及下根人。

大藥雖分神氣精，三般原是一根生。凡夫生死如輪轉，只因迷却本來心。心即性也。故朗然子曰：「本來真性號金丹，四大爲爐煉作團。」[二]此頓教也，實法也，接上根人及上上根人。

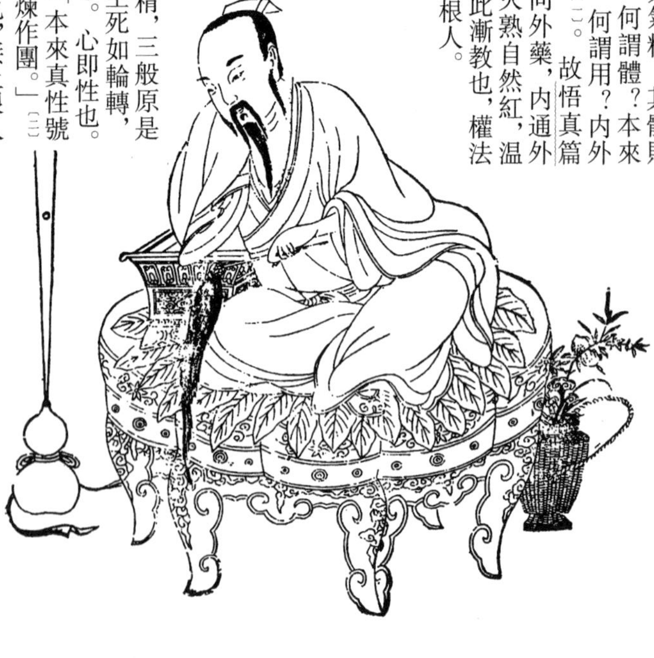

校　注

〔一〕李道純中和集金丹内外二藥圖説云：「體則一，用則二。何謂體？本來三元之大事也。何謂用？内外兩作用是也。」

〔二〕王嚞重陽全真集金丹詩云：「本來真性唤金丹，四假爲鑪鍊作團。不染不思除妄想，自然衮出入仙壇。」

内外二藥説

凡脩煉者，先脩外藥，後脩内藥。若高上之士，夙植靈根，故不煉外藥，便煉内藥。内藥無爲無不爲，外藥有爲有以爲。内藥無形無質而實有，外藥有體有用而實無。外藥可以治病，可以長生久視；内藥可以超越，可以出有入無。外藥外陰陽往來，内藥内坎離輻輳。以外藥言之，交感之精先要不漏，呼吸之氣更要微微，思慮之神貴在安静。以内藥言之，煉精者煉元精，抽坎中之元陽也，元精固則交感之精自不洩漏；煉氣者煉元氣，補離中之元陰也，元氣住則呼吸之氣自不出入；煉神者煉元神，坎離合體而復乾元，元神凝則思慮之神自然泰定〔一〕。内外兼脩，成仙必矣。

校　注

〔一〕參考李道純中和集金丹内外二藥圖説。其云：「外藥可以治病，可以長生久視；内藥可以超越，可以出有入無。大凡學道，必先從外藥起，然後自知内藥。高上之士，夙植德本，生而知之，故不煉外藥，便煉内藥。内藥無爲無不爲，外藥有爲有以爲。内藥無形無質而實有，外藥有體有用而實無。外藥色身上事，内藥法身上事。外藥地仙之道，内藥水仙之道，二藥全天仙之道。外藥了命，内藥了性，二藥全形神俱妙。」又全真活法口訣云：「外陰陽往來則外藥也，内坎離輻輳乃内藥也……以外藥言之，交合之精，先要不漏，呼吸之氣，更要細細，至於無息，思慮之神，貴在安静。以内藥言之，煉精煉元精，抽坎中之元陽也，元精固則交合之精自不泄；煉氣煉元氣，補離中之元陰也，元氣住則呼吸之氣自不出入；煉神煉元神也，坎離合體而成乾也，元神凝則思慮之神自然泰定。」

順逆三關圖

順

心生於性，意生於心，意轉爲情，情生爲妄。故靈潤禪師曰：「只因一念妄，現出萬般形。」〔一〕

我法甚深深，妙用人難識。順逆兩俱忘，虛空鎮長寂。〔二〕

逆

檢妄回情，情返爲意，攝意安心，心歸性地。故伯陽真人曰：「金來歸性初，乃得稱還丹。」

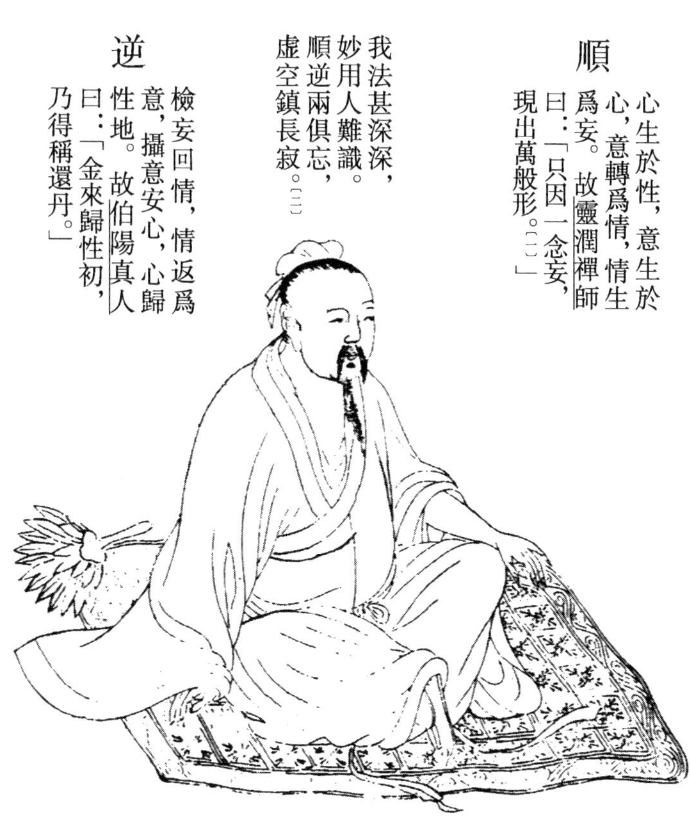

校注

〔一〕道川金剛經注頌云：「堂堂大道，赫赫分明。人人具足，箇箇圓成。秖因差一念，現出萬般形。」

〔二〕此改自丁野鶴之詩。西湖遊覽志紫陽庵載：「宋嘉定間，邑人胡傑居此，建集慶堂。元至元間，道士徐洞陽得之，改爲紫陽庵。其徒丁野鶴棄俗全真，一日召其妻王守素入山，付偈云：『嬾散六十年，妙用無人識。順逆兩俱忘，虚空鎮長寂。』抱膝而逝。」

順逆三關説

道生一，一生二，二生三，三生萬物，此所謂順去生人、生物。今則形化精，精化炁，炁化神，神化虚，此所謂逆來成佛、成仙〔一〕。初關煉精化炁者，要識天癸生時急急採之。採時須以徘徊之意，引火逼金，所謂「火逼金行顛倒轉，自然鼎内大丹凝」。中關煉氣化神者，乘此火力熾盛，駕動河車，自太玄關逆流至天谷穴，炁與神合，然後下降黄房，所謂「乾坤交媾罷，一點落黄庭」。上關煉神還虚者，守一抱元，以神歸於毘盧性海〔二〕。

盖三關自有爲入無爲者，漸法也；倏上一關兼下二關者，頓法也。若徑〔三〕做煉神還虚者，工夫到虚極静篤時，精自化氣，氣自化神，即關尹子「忘精神而超生」之旨也。〔四〕

校注

〔一〕李道純中和集金丹内外二藥圖説云：「道生一，一生二，二生三，三生萬物；虚化神，神化炁，炁化精，精化形。已上謂之順。萬物含三，三歸二，二歸一；煉乎至精，精化炁，炁化神。已上謂之逆。丹書謂順則成人，逆則成丹。」又王玠太上老君説常清静妙經纂圖解注云：「孔云：『君子之道，造端乎夫婦，及其至也，察乎天地。』是以順則生人生物，逆則成佛成仙。周子作太極圖，深得其旨矣。」

〔二〕李道純中和集金丹内外二藥圖説云：「初關煉精化氣，先要識天癸生時急採之。中關煉氣化神，調和真息，周流六虚，自太玄關逆流，至天谷穴交合，然後下降黄房入中宫，乾坤交媾罷，一點落黄庭。上關煉神還虚，以心煉念，謂之七返；情來歸性，謂之九還。」又王玠入藥鏡注解云：「身中子時陽動之際，急急採之，紫陽所謂『鉛遇癸生須急採，採時須以徘徊之』。意引火逼金，正所謂『火逼金行顛倒轉，自然鼎内大丹凝』。」

〔三〕「徑」，原作「經」，依韓抄本、潘本、李本改。

〔四〕陽道生真詮云：「蓋三關自有爲入無爲者，漸法也；修上一關兼下二關者，頓法也。今只須徑做煉神還虚功夫，到虚極静篤處，精自化氣，氣自化神，把柄在手，命由我立，是一鏃貫三關也。最簡易，最直捷，入道者宜細玩之。」桑喬子序云：「修煉之學，其道有二：文始經曰『能見精神而久生，能忘精神而超生』。」

盡性了命圖

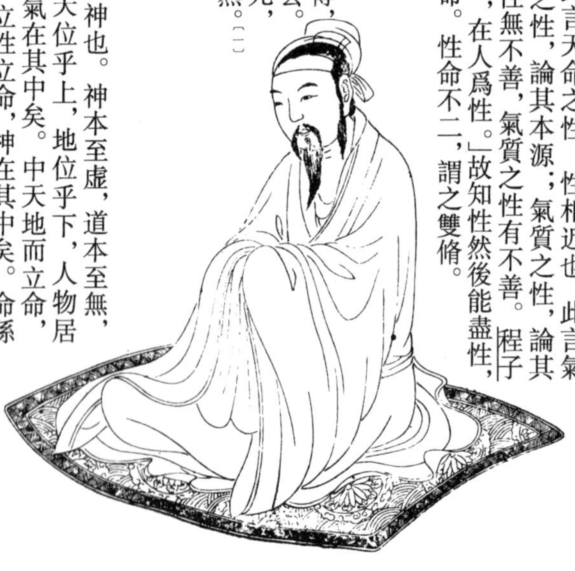

人性之善也，此言天命之性；性相近也，此言氣質之性。天命之性，論其本源；氣質之性，論其稟受。天命之性無不善，氣質之性有不善。程子曰：「在天爲命，在人爲性。」故知性然後能盡性，盡性然後能了命。性命不二，謂之雙脩。

性命雙脩是的傳，
冥冥杳杳又玄玄。
誰知本體無生死，
死死生生孰使然。〔一〕

世間萬物，本一神也。神本至虛，道本至無，易在其中矣。天位乎上，地位乎下，人物居中，自融自化，氣在其中矣。中天地而立命，稟虛靈以成性，立性立命，神在其中矣。命係乎氣，性係乎神，潛神於心，聚氣於身，道在其中矣。道者神之主，神者氣之主，氣者形之主，形者生之主。無生則形住，形住則氣住，氣住則神住，神住則性珠明矣、命寶凝矣、元神靈矣、胎仙成矣、性命雙脩之道畢矣。〔二〕

校注

〔一〕此詩出自三教正宗統論性靈詩性命。

〔二〕李道純中和集卷一頌曰：「是知萬物本一形氣也，形氣本一神也。神本至虛，道本至無，易在其中矣。」又曰：「天位乎上，地位乎下，人物居中，自融自化，氣在其中矣。」又曰：「人之極也，中天地而立命，稟虛靈以成性，立性立命，神在其中矣。」又曰：「命係乎氣，氣係乎神，潛神於心，聚氣於身，道在其中矣。」又曰：「道者神之主，神者氣之主，氣者形之主，形者生之主。無生則形住，形住則氣住，氣住則神住，神住則無住，是名無住住。」又曰：「命寶凝矣，性珠明矣，元神靈矣，胎仙成矣，虛無自然之道畢矣。大哉神也，其變化之本歟？」

盡性了命説

丹田喻日，心中元性喻月，日光自返照月，蓋交會之後，寶體乃生金也。月受日氣，故初三生一陽者，丹既居鼎，覺一點靈光自心常照而無晝夜。一陽生，於月之八日，而二陽産矣。二陽者，丹之金氣少旺，而元性又少現，自二陽生之於望，而三陽純矣。三陽純者，是所謂元性盡現而如月之圓也。月既圓矣，十六而一陰生。一陰者，性歸於命之始也。自一陰生至於月之二十三，而二陰産矣。二陰者，乃性歸於命三之二也。自二陰生於月之三十日，而三陰全矣。三陰全，乃性盡歸於命也。方其始也，以命而取性；性全矣，又以性而安命。此是性命雙脩天〔一〕機括處。〔二〕

校注

〔一〕「天」，程本、潘本、李本作「大」。

〔二〕青華秘文蟾光論云：「以丹田爲日，以心中元性爲月，日光自返照月，蓋交會之後，竇體乃生金也。月受日氣，故初三生一陽者，丹既居鼎，覺一點靈光自心常照而無晝夜。一陽生，於月之八日，而二陽産矣。二陽者，丹之金炁少旺，而元性又少現，自二陽生於月之望，而三陽純矣。三陽純者，是所謂元性盡現，即前謂無形之中也。一陽纔生時，但覺吾身有一物，或明或隱。二陽生時，則遍體生明矣。三陽生者，則光不在内、不在外，但覺此身如在虚空，亦無身、亦無虚空，亦無日、亦無月，常能如此，則禪定也。但丹士若生於有，而不能採真空，而以無爲用也。既至於此，而金丹且半，何也？且元神見矣，而未歸於丹，混精氣而爲一，所以爲半矣。更説他後一半底道理。月既望矣，十六而一陰生。一陰者，性歸於命之始也。自一陰生至於月之二十三，而二陰産矣。二陰者，乃性歸於命三之二也。自三陰生於月之三十日，而三陰全矣。三陰者，乃性盡歸於命也。性之全體見，綿綿若存之性，時時反乎命内矣。方其始也，以命而取性之全矣，又以性安命，此是性命天機括處，雙脩者，此之謂也。」

真土圖

心安真土，以誠以默以柔；

牝牡鏌鋣倚太空，
威風凜凜忒英雄。
聖凡不敢擡頭看，
兩道神光射斗中。〔一〕

以物爲藥，
療身之病；
以法爲藥，
療心之病。〔二〕
即以其人之心，
還治其人之病。

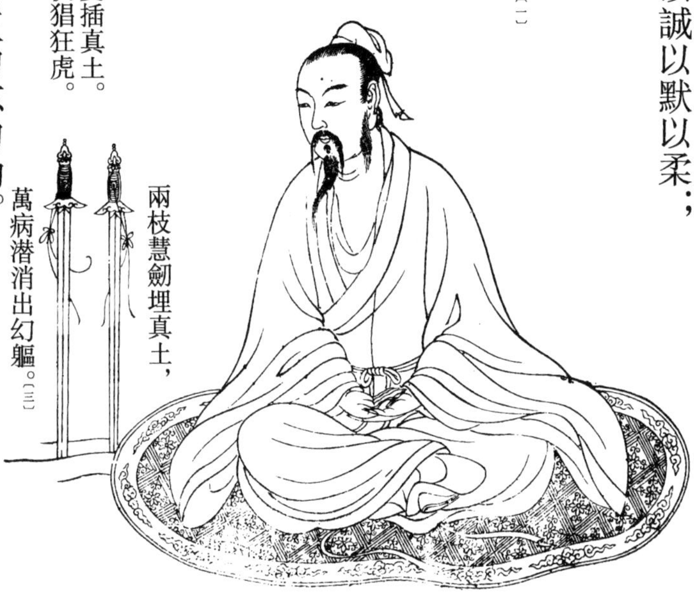

寶劍雌和雄，雙雙插真土。
雄降狰獰龍，雌伏猖狂虎。

氣養浩然，勿正勿忘勿助。

兩枝慧劍埋真土，
萬病潛消出幻軀。〔三〕

校注

〔一〕陳致虛金丹大要詠劍詩其三云：「三尺鏌鋣倚太空，神威凛凛忒英雄。聖凡不敢擡頭看，一道神光牛女中。」

〔二〕晁迥法藏碎金録云：「以物爲藥，療身之病也；以法爲藥，療心之病也。故予檢討方書，詳求經論，俱非徒然。」

〔三〕蕭廷芝金丹大成集劍歌云：「兩枝慧劍埋真土，出匣哮吼驚風雨。修丹若無此器械，學者千人萬人誤。」

真土根心説

夫天之氣之所從生者，盖藴於天地之土中而無盡藏也；人之氣之所從生者，盖藴於人身之土中而無盡藏也〔一〕。故仁義禮智之根根於心，猶草木之根根於土。草木之根根於土，自然暢茂而條達；仁義禮智之根根於心，自然生色而睟面。孟子曰：「居移氣，養移體。」大學曰：「心廣體胖。」心既廣矣，體復胖矣，而謂病之不去體者，妄也。至若枝葉之或憔悴而枯槁也，則又如之何？亦惟直從於其根焉而培之、而溉之。培之溉之，而生意有不復息乎？盖草木之根病則枝葉病。若人之心，猶草木之根也。心病則身病，心不病則身不病，故身病由於心病。而「體胖」數語，乃去病之聖藥也〔二〕。

校注

〔一〕三教正宗統論天人一氣云：「林子曰：『夫天至大也，而其絪緼之氣，其殆充周而不可窮者乎？夫人之生於天地間也，而其剛大之氣，其亦充周而不可窮者乎？然天之氣之所從生也，蓋藴於天地之土中而無盡藏矣；人之氣之所從生也，蓋藴於人身之土中而無盡藏矣。故堯、舜太和之氣，孔、孟浩然之氣，皆由此土中出矣。若也不知人身之土中，即是不知所以養之，而曰我之氣能與天地相流通也，余弗能知之矣。』」

〔二〕三教正宗統論天人一氣云：「或問：『林子之所雅言者，孔、曾、思、孟之書，作聖之功也，然而從林子受業而病能愈者，何也？抑豈其孔、曾、思、孟之書，而作之聖之功固如此邪？』林子曰：『是亦孔、曾、思、孟之書，而作聖之功可以少概見於此矣。故仁義禮智之根根於心，猶草木之根根於土。草木之根根於土，自然暢茂而條達；仁義禮智之根根於心，自然生色而睟面。孟子又曰：「居移氣，養移體，而況天下之廣居者乎？」能居天下之廣居，則其所以生色睟面而移氣移體者，又當何如邪？大學曰：「心寬體胖。」心既廣矣，體復胖矣，而謂病之不去體者，妄也。至若枝葉之或憔悴而枯槁也，則又如之何？亦惟直從於其根焉而培之、而溉之。培之溉之，而生意有不復息乎？蓋草木之根病則枝葉病，草木之根不病則枝葉不病。若人之心，猶草木之根也。心病則身病，心不病則身不病，故身病由於心病。而「體胖」數語，乃去病之妙方也。修身在於正心，而「體胖」數語，乃爲學之聖藥也。』」

魂魄圖

魂者，氣之神，有清有濁。口鼻之所以呼吸者，呼爲陽伸，吸爲陰屈也。魄者，精之神，有虛有實。耳目之所以視聽者，視爲陽明，聽爲陰靈也。

陽神日魂，陰神月魄。魂之與魄，互爲室宅。〔一〕

生謂之精氣，死謂之魂魄。天地公共底，謂之鬼神也。〔二〕

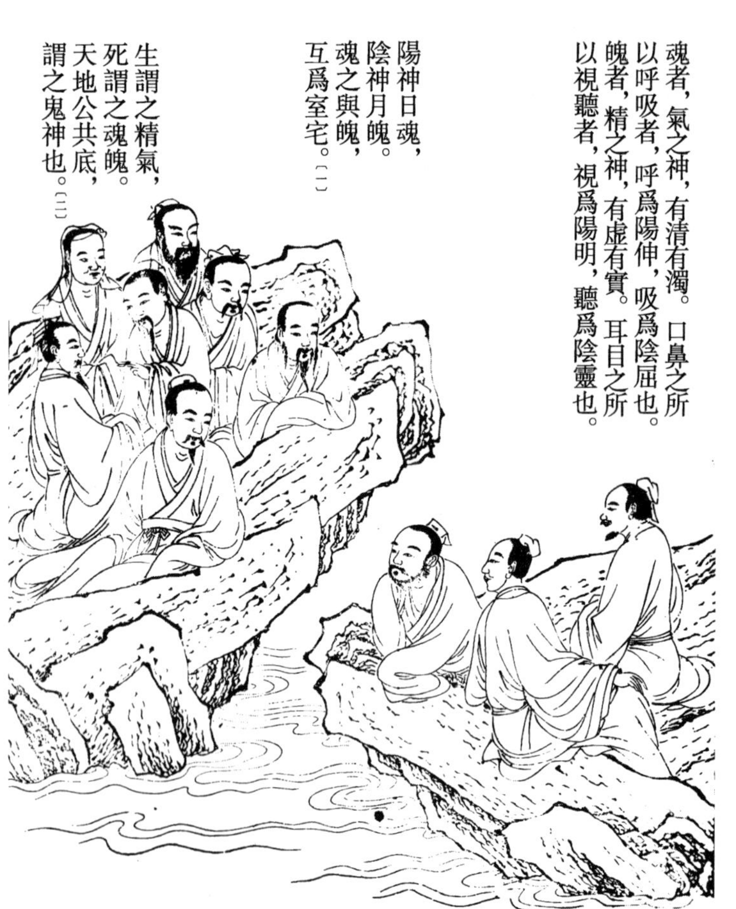

校注

〔一〕「陽神」諸句，出周易參同契。

〔二〕朱子語類中庸：「問：『在天地爲鬼神，在人爲魂魄否？』曰：『死則謂之魂魄，生則謂之精氣，天地公共底謂之鬼神，是恁地模樣。』」

魂魄説

鬼云爲魂，鬼白爲魄。云者風，風者木；白者氣，氣者金。風散故輕清，輕清者，魄從魂升；金堅故重濁，重濁者，魂從魄降。故聖人以魂運魄，衆人以魄攝魂。魂晝寓目，魄夜舍肝。寓目能見，舍肝能夢。夢多者，魄制魂；覺多者，魂勝魄。盖因魄有精，因精有魂，因魂有神，因神有意，因意有魄。五者運行不已，所以我之僞心流轉造化，幾億萬歲，未有窮極。然核芽相生，不知其幾萬株，天地雖大，不能芽空中之核；雌卵相生，不知其幾萬禽，陰陽雖妙，不能卵無雄之雌。是以聖人，萬物之來，對之以性而不對之以心。性者，心未萌也。無心則無意，無意則無魄，無魄則不受生，而輪廻永息矣。〔一〕

校注

〔一〕參考文始真經四符。

蟾光圖

太極以此而生三才，父母以此而育我體，我當以此而成還丹。孕於鴻濛，生於坤復〔一〕，圓明閃爍，是爲蟾光。玉谿子曰：「剖開太極包，露出天地心。虛空闊無涯，微月見孤岑。」

西川岸上擡頭望，一派蟾光蘸碧波。便好下功修二八，慇懃仔細托黄婆。〔二〕

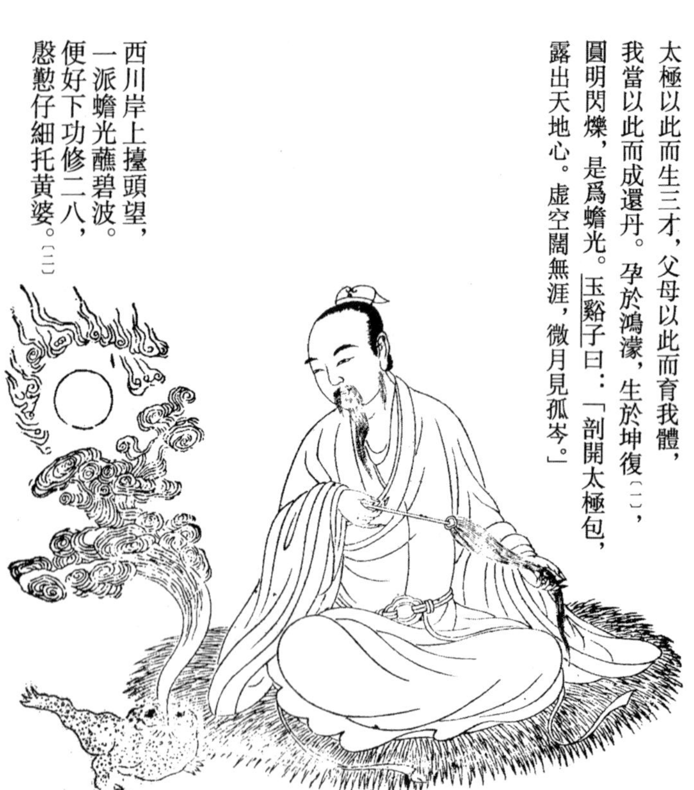

校　注

〔一〕李簡易玉谿子丹經指要長生久視之書云：「太極以此而生三才，父母以此而育我體，我當以此而成我真。孕於洪濛，生於坤癸，杳冥恍惚，悟者自得。」

〔二〕蕭廷芝金丹大成集云：「西川岸上抬頭望，無限蟾光蘸碧波。便好下功修二八，更須子細托黄婆。」

蟾光説

太虚寥廓，皓月粲然，雪浪飜騰，金蟆吐耀。人見月之所以明，而曰金精盛則月明焉。孰知金之所以生者，自月而産也。人見金之産於月，而不知月之明本出於日也。月者，喻元性也。水，喻坎宫也。金蟆者，喻一點真陽之竅也。元性喻月，性之用也。性之初見，圓陀陀，光爍爍，狀似流星。盖氣質之性稍息，而元陽真性就見，如雲開則月現，霧散則暘輝。纔見此物分明，便是元氣産矣，速急採取。譬之見賊便捉，毋令再逸。收歸於鼎器之中，則一點元氣蟾光，終不可得而出矣。〔一〕

校　注

〔一〕青華秘文蟾光論云：「太虚寥廓，皓月粲然，雪浪翻騰，金蟆吐耀。人見月之所以明而曰金精，精盛則月明焉。孰知金丹之所以生者，性也。水者，喻坎宫也。金蟆者，喻一點真陽之竅也。元性，喻月性之用也。性之初見如星大，圓陀陀，光爍爍，未足以見性。但氣質之性稍息，而元性略見，如雲開則月見，頃合則亦然耳。至於不時時存之則可没，與見未見時無以異也。故金丹之士，纔見此物分明，便是元氣産矣，遂以而用之。譬之見賊便捉，毋使再逸。然以之收於鼎器之中，而一點元氣之真，終乎不可得出矣。」

降龍圖（二）

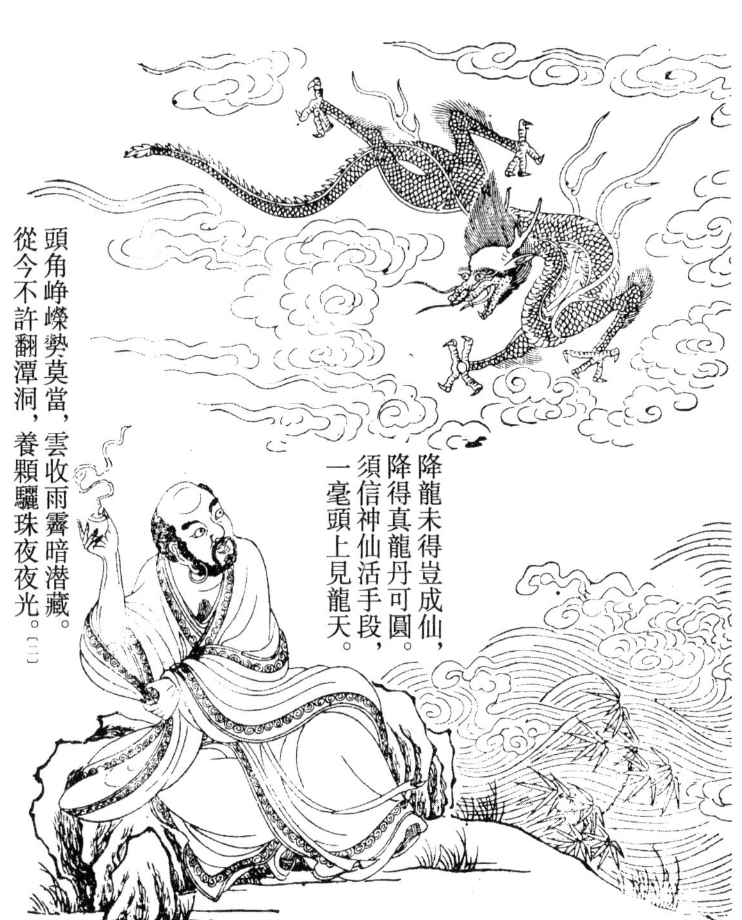
降龍未得豈成仙，
降得真龍丹可圓。
須信神仙活手段，
一毫頭上見龍天。
頭角崢嶸勢莫當，雲收雨霽暗潛藏。
從今不許翻潭洞，養顆驪珠夜夜光。[二]

校注

〔一〕原未有題，據原書目録補。

〔二〕此二首爲陳致虚金丹大要金丹五事之降龍詩。

降龍説

離日爲汞，中有己土，强名曰龍。其形獰惡，主生人殺人之權，專成佛成仙之道。威能變化，感而遂通，雲行雨施，品物流行。乾之九二，見龍在田，利見大人。子曰：「龍德而正中也。」世人不悟此龍生生之功，每服其害。若人悟而畏之，調而馭之，則能降此獰惡之龍，而積至精之汞。降之者，制其心中真火。火性不飛，則龍可制，而有得鉛之時，故曰：「不積汞何以取其鉛？不降龍無以伏其虎。」且真鉛真汞，未易相投，而真虎真龍，亦難降伏〔一〕。學道者若能了得這箇字，其他事皆末務也。

校注

〔一〕參考陳致虚與得陽子夏彦文。其云：「然而三千之行，煉己甚難。若不勤行此煉己之功，孰敢行於半時之事？且真龍真虎未易降伏，而真鉛真汞豈得相投？不積汞何以取其鉛？不降龍無以伏其虎。故離中己土，强名曰龍。其形獰惡，主生人殺人之權。煉己者，降此獰惡之龍，而積至精之汞。降之者，制其心中真火。火性不飛，則龍可制，而有得鉛之時，是曰『龍從火裹出』也。」。

伏虎圖

採藥尋真到虎溪，溪中虎正作雄威。
被吾制伏牽歸舍，出入將來當馬騎。

降龍伏虎也無難，
降伏歸來玉鎖關。
日月分明烹鼎内，
何憂不作大還丹。

入虎穴尋虎酪酥，其中滋味勝醍醐。
有人做到這些處，方是乾坤大丈夫。〔一〕

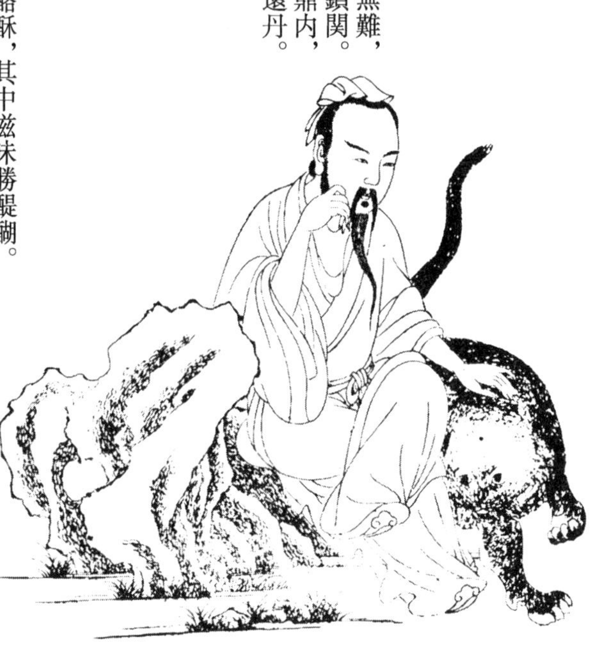

校注

〔一〕「採藥」「入虎」二首爲陳致虚金丹大要金丹五事之伏虎詩，「降龍」一首爲醒眼詩第三十一首。

伏虎説

坎月爲鉛，中有戊土，强名曰虎。其形猖狂，雖能傷人殺人，却藴大乘氣象，舉動風威，叩之則應，含弘光大，品物資生。文王重易曰：「履虎尾，不咥人，亨。」又曰：「履道坦坦，幽人貞吉。」孔子曰：「素履之往，獨行願也。」若人悟而畏之，馴而調之，則能伏此猖狂之虎，以産先天之鉛。伏之者，伏身中真水。水源至清，則虎可伏，而無咥人之害。故歷代聖師以降龍爲煉己，以伏虎爲持心。是以純陽翁云：「七返還丹，在人先須，煉己待時。」紫陽翁云：「若要脩成九轉，先須煉己持心。」皆此義也。〔一〕

校注

〔一〕參考陳致虚與得陽子夏彦文。其云：「坎中戊土，强名曰虎。其形猖狂，專成仙作佛之道。煉己伏此猖狂之虎，以産先天之鉛。伏之者，伏身中之水。水源至清，則虎可伏，而無傷人之理，故曰『虎向水中生』也。是故歷代師真以降龍爲煉己，以伏虎爲持心。是以純陽翁云：『七返還丹，在人先須，煉己待時。』悟真篇云：『若要修成九轉，先須煉己持心。』未行煉己之功，切末求丹採鉛。」

三家相見圖

身、心、意，是誰分作三家？

大道玄微見此圖，分明有象不模糊。先將一二爲之用，三四中當共一都。

肝青爲父，肺白爲母，心赤爲女，脾黃爲祖，腎黑爲子。子五行始，三物一家，都歸戊己。〔一〕

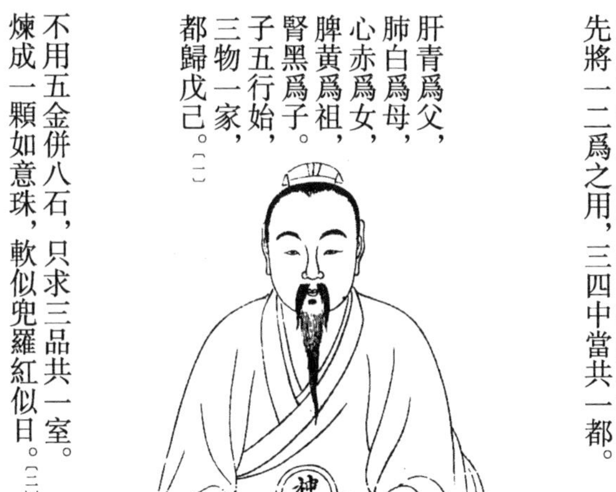

不用五金併八石，只求三品共一室。煉成一顆如意珠，軟似兜羅紅似日。〔二〕

精、氣、神，由我合成一箇。

校注

〔一〕「肝青爲父」諸句出周易參同契。

〔二〕盧文輝性靈詩示王生伯祥云：「休問五金與八石，只求三品共一室。虛空藏裏如意珠，軟似兜羅紅似日。」

三家相見説

身、心、意謂之三家，三家相見者，胎圓也；精、氣、神謂之三元，三元合一者，丹成也。攝三歸一，在乎虛静。虛其心，則神與性合；静其身，則精與情寂；意大定，則三元混一。情合性謂之金木併，精合神謂之水火交，意大定謂之五行全。然而精化爲炁者，由身之不動也；炁化爲神者，由心之不動也；神化爲虛者，由意之不動也。心若不動，則「東三南二同成五」也；身若不動，則「北一西方四共之」也；意若不動，則「戊己還從生數五」也；身、心、意合，則「三家相見結嬰兒」也。〔一〕

校注

〔一〕參考李道純中和集三五指南圖局説。其云：「收拾身心之要，在乎虛静。虛其心則神與性合，静其身則精與情寂，意大定則三元混一。此所謂三花聚，五氣朝，聖胎凝。情合性謂之金木併，精合神謂之水火交，意大定謂之五行全。丹書云：鍊精化氣爲初關，身不動也；鍊氣化神爲中關，心不動也；鍊神化虚爲上關，意不動也。心不動，『東三南二同成五』也；身不動，『北一西方四共之』也；意不動，『戊己還從生數五』也。身心意合，即『三家相見結嬰兒』也。作是見者，金丹之能事畢矣，神仙之大事至是盡矣。」

眼不視而魂在肝，耳不聞而精在腎，舌不動而神在心，鼻不嗅而魄在肺。四者無漏，則精水、神火、魂木、魄金皆聚於意土之中，而謂之和合四象也。

和合四象圖

天三生木，
位居東，
其象爲青龍。

天一生水，
位居北，
其象爲玄武。

金水合處，
木火爲侶。
四者渾沌，
列爲龍虎。〔一〕

青龍降兮蟠白虎，
朱雀騰兮投玄武。
四象和合入中宮，
化作一靈歸紫府。

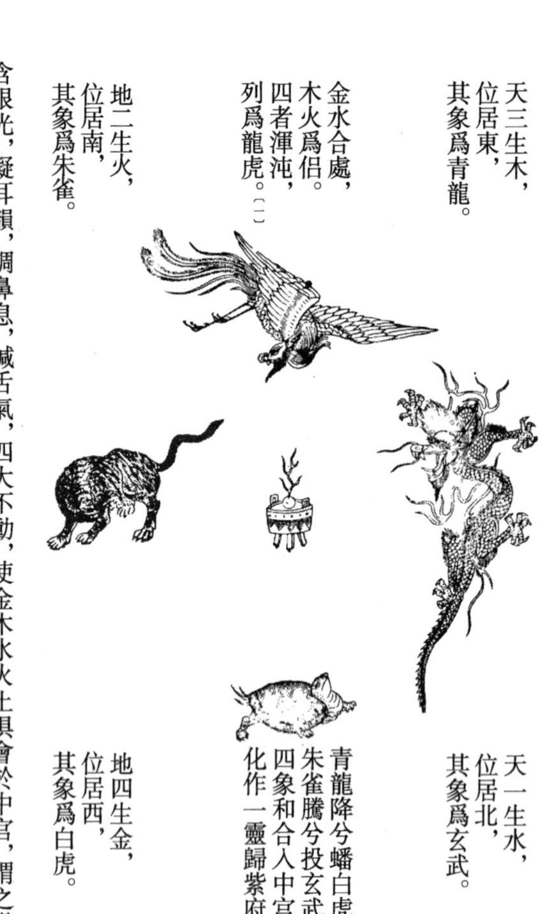

地二生火，
位居南，
其象爲朱雀。

地四生金，
位居西，
其象爲白虎。

含眼光，凝耳韻，調鼻息，緘舌氣，四大不動，使金木水火土俱會於中宮，謂之攢簇五行也〔二〕。故曰：「精神魂魄意，攢簇歸坤位。靜極見天心，自有神明至。〔三〕」

校注

〔一〕「金水合處」諸句出周易參同契。

〔二〕參考金丹四百字序。其云：「以東魂之木，西魄之金，南神之火，北精之水，中意之土，是爲攢簇五行。以含眼光，凝耳韻，調鼻息，緘舌氣，是爲和合四象。以眼不視而魂在肝，耳不聞而精在腎，舌不聲而神在心，鼻不香而魄在肺，四肢不動而意在脾，故名曰五氣朝元。以精化爲氣，以氣化爲神，以神化爲虛，故名曰三花聚頂。以魂在肝而不從眼漏，魄在肺而不從鼻漏，神在心而不從口漏，精在腎而不從耳漏，意在脾而不從四肢孔竅漏，故曰無漏。」

〔三〕參考李道純道德會元。其云：「致虛知妙本，静極見天心。會得箇中意，河沙總是金。」

和合四象説

四象者，青龍、白虎、朱雀、玄武也；五行者，金、木、水、火、土也。龍木生火，同屬乎心。心者，象帝之先靈妙本，有中之真無也。心若不動，則龍吟雲起、朱雀歛翼，而元氣聚矣。虎金生水，同係乎身。身者，歷劫以來清浄身〔一〕，無中之妙有也。身若不動，則虎嘯風生、玄龜潛伏，而元精凝矣〔二〕。精凝氣聚，則金木水火混融於真土之中，而精神魂魄攢簇於真意之内。

真意者，乾元也，乃天地之母、陰陽之根、水火之本、日月之宗、三才之源、五行之祖。萬物賴之以生成，千靈承之以舒慘〔三〕。意若不動，則二物交、三寶結、四象和合、五行攢簇，俱會入中宫，而大丹成矣。故紫陽云「五行全要入中央」，蓋謂此也。

校注

〔一〕「身」，原作「自」，諸本同，依中和集全真活法改。

〔二〕李道純中和集全真活法云：「鍊精之要在乎身，身不動則虎嘯風生、玄龜潛伏，而元精凝矣。鍊氣之要在乎心，心不動則龍吟雲起、朱雀斂翼，而元氣息矣。生神之要在乎意，意不動則二物交、三元混一，而聖胎成矣。」又云：「予所謂身心者，非幻身肉心也，乃不可見之身心也。且道如何是不可見之身心？雲從山上，月向波心。身者，歷劫以來清静身，無中之妙有也。心者，象帝之先靈妙本，有中之真無也。」

〔三〕參考彭曉黑鉛水虎論。其云：「夫黑鉛水虎者，是天地妙化之根，無質而有氣也。乃玄妙真一之精，爲天地之母、陰陽之根、日月之宗、水火之本、五行之祖、三才之元。萬物賴之以生成，千靈禀之以舒慘。」

取坎填離圖

取出坎中畫，補離還復乾。
純陽命本固，靈妙性珠圓。
克念全天理，離塵合上禪。
採鉛知下手，三疊舞胎仙。〔一〕

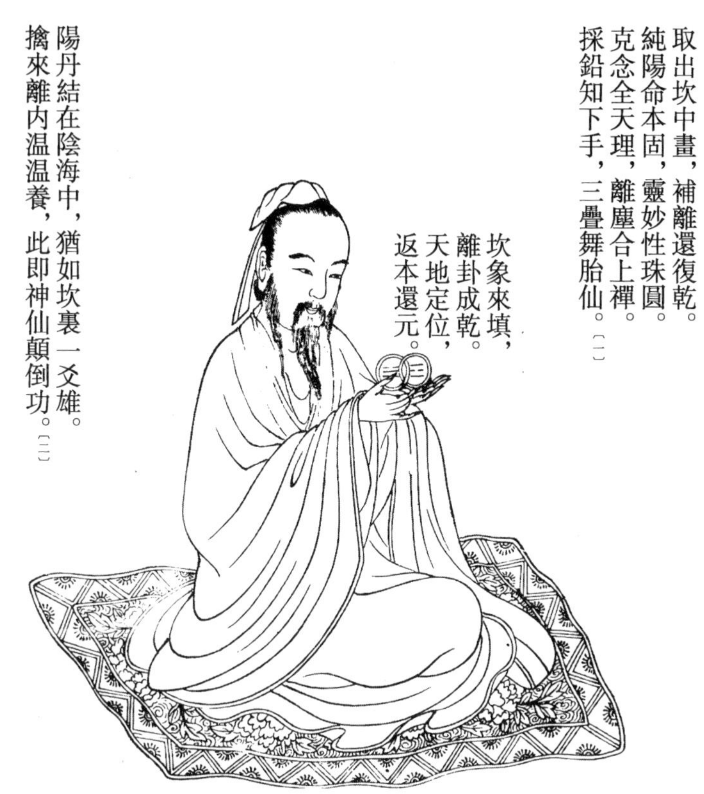

坎象來填，
離卦成乾。
天地定位，
返本還元。

陽丹結在陰海中，猶如坎裏一爻雄。
擒來離内温温養，此即神仙顛倒功。〔二〕

校注

〔一〕參考李道純中和集圖訣。其云：「取出☵中畫，補☲還復乾。純陽命本固，無礙性珠圓。受觸全天理，離塵合上禪。採鉛知下手，三疊舞胎仙。」

〔二〕此詩出自陳致虛金丹大要積功金丹詩。

取坎填離説

鉛汞者，太極初分，先天之炁也；先天炁者，龍虎初弦之炁也〔一〕。虎居北方坎水之中，而坎中陽爻原屬於乾。劫運未交之先，乾因顛蹶馳驟，悮陷於坤，乾之中爻損而成離，離本汞居，故曰「坎内黄男名汞祖」也。龍居南方離火之内，而離中陰爻原屬於坤。混沌擲落之後，坤因含受孳〔二〕育，得配於乾，坤之中爻實而爲坎，坎本鉛舍，故曰「離中玄女是鉛家」也。〔三〕

似此男女異室，鉛汞異爐，陰陽不交，則天地否矣。聖人以意爲黄婆，引坎内黄男，配離中玄女。夫妻一媾，即變純乾，謂之取坎填離，復我先天本體。故悟真篇云：「取將坎内中心實，點化離宮腹内陰。」正此義也。

校注

〔一〕涵蟾子金液還丹印證圖發微云：「真土者，真鉛真汞也；鉛汞者，太極初分，先天之炁也；先天炁者，龍虎初弦之炁也。」

〔二〕「孳」，原作「孽」，據韓抄本、潘本、李本改。

〔三〕參考涵蟾子金液還丹印證圖發微。其云：「坎乃北方正氣，屬水，水爲金子，水返産金，母隱子胎，故虎向水中生也。虎舍在西曰兑，兑金生水，水中産金，是爲真鉛。陰中之陽，外雌而内雄，中含戊土，故曰黄男。雖然鉛是兑宫金水所産，而坎中陽爻原屬於乾。劫運未交之先，乾因顛蹶馳驟，悮陷於坤，乾之中爻損而成離，離本汞居，故曰『坎内黄男名汞祖』也。離乃南方正氣，屬火，火爲木子，火還孕木，子藏母胞，故龍從火裏出也。龍家在東曰震，震木生火，火中産砂，是爲真汞。陽中之陰，内雌而外雄，中含己土，故曰玄女。雖然汞是震宫木火所生，而離中陰爻原屬於坤。混沌擲落之後，坤因含受孳育，得配於乾，坤之中爻實而爲坎，坎本鉛舍，故曰『離中玄女是鉛家』也。若能識真辨僞，知得真鉛真汞根源出處，採而餌歸黄金室内，調水運火，行一時得藥之功，煉十月脱胎之事，工夫自到，真丹自結，生成一味白馬牙也。」

觀音密呪圖

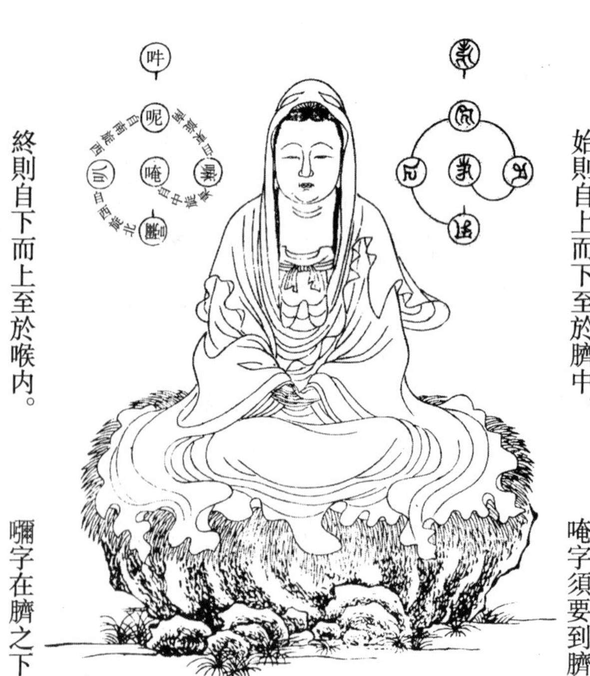

始則自上而下至於臍中，唵字須要到臍，

終則自下而上至於喉內。嚩字在臍之下。

念觀音呪説

此呪是觀音菩薩微妙心印。若人書寫六字大明呪者，即同書寫三藏法寶；若人持念六字大明呪者，即同諷誦七軸靈文。又能開智慧門，能救百難苦。三世業冤，悉皆清浄，一切罪障，盡得消除，解脱生死，安樂法身。

然而念呪亦有密訣。故第一聲，中而唵之，乃以呼吾身毘盧遮那佛也。第二聲，東而嘛之，乃以呼吾身不動尊佛也。第三聲，南而呢之，乃以呼吾身寶生佛也。第四聲，西而叭之，乃以呼吾身無量壽佛也。第五聲，北而咪之，乃以呼吾身不空成就佛也。第六聲，復上返於喉而作吽音者，乃以呼吾身大勢至金剛也。久則五炁歸元，即成就不思議功德，而證圓通也。

九鼎煉心圖

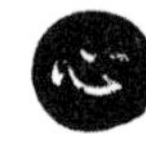

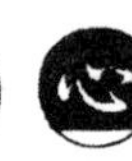
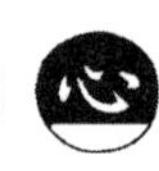

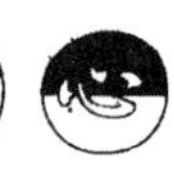
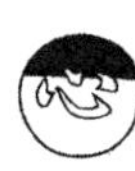
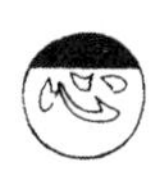
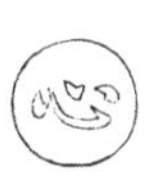
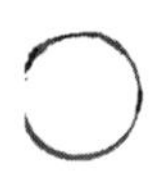

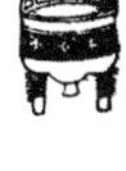
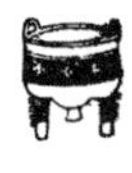
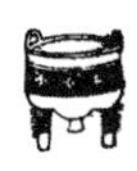
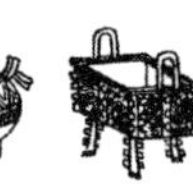
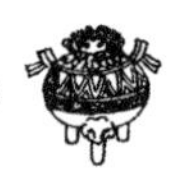
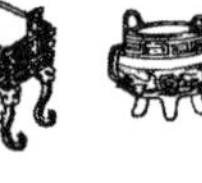
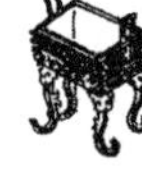
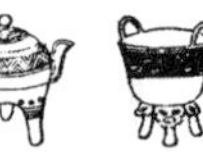
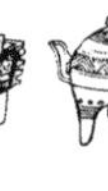
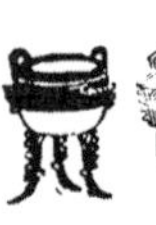

第一轉　揩磨心地煉金丹，止念當爲第一關。念斷自然情識斷，須知水静没波瀾。

第二轉　祖竅開時入杳冥，坎離鉛汞自氤氲。天然真火知時煉，煉出西乾月半痕。

第三轉　外直中通世罕聞，惟求枝葉不求根。油〔一〕從此處徐徐進，一點靈光漸漸明。

第四轉　陽烏海底奮神威，正是金丹四轉時。奪得先天真種子，河車搬運過曹溪。

第五轉　肘〔二〕後金晶飛上來，霞光燦爛顖門開。三花聚頂烹龍虎，珠落黄庭結聖胎。

第六轉　金烏飛入廣寒宫，白虎張威待赤龍。赤龍奮力歸金鼎，掌握神珠照眼紅。

第七轉　十月胎靈已躍然，嬰兒法乳要三年。蟄藏住息温温養，猶龍潭底抱珠眠。

第八轉　陽極陰消丹已成，神光赫赫耀金庭。脱離苦海分胎出，自在崑崙頂〔三〕上行。

第九轉　無丹無火亦無金，颩却鉗鎚没處尋。還我本來真面目，未生身處一輪明。〔四〕

校注

〔一〕「油」，李本作「由」。

〔二〕「肘」，原作「時」，程本、吴本同，據李本改。

〔三〕「項」，原作「頂」，據吴本、程本、潘本、李本改。

〔四〕「未生身處一輪明」，前太極圖中稱其爲度師之語。詳審此九詩，乃丹家正統之説，與今本圭旨九節對照如下：第一轉「止念」對應「涵養本原」。第二轉「祖竅開」對應「安神祖竅」。第三轉「油從此進」對應「添油接命」，「靈光漸明」對應「蟄藏氣穴」。第四轉「採真種」對應「采藥歸壺」。第五轉「肘後金晶」「珠落黄庭」，對應「乾坤交媾」「靈丹入鼎」。第六轉「神珠」對應「兩陽凝合」「長養聖胎」。第七轉「温養」對應「移神内院」。第八轉「離海分胎」對應「嬰兒現形」「出離苦海」。第九轉「真面目」對應「本體虚空」。今本圭旨襲用林兆恩歸復之説、艮背之法、陰陽之丹，混入於靈丹入鼎之前的功夫，又襲用其竅竅光明、極則之説，故有神光遞進、本體虚空之言。也許是爲了照顧其所用三一教之語，也許是未通丹道，今本圭旨處理「長養聖胎」「嬰兒現形」「移神内院」三節具體内容時出現較大的混亂。

九鼎煉心説

日也者，天之丹也，黑而盪之，則日不丹；心也者，人之丹也，物而霾之，則心不丹。故煉丹也者，煉去陰霾之物，以復其心之本體，天命之性之自然也。〔一〕

天命之性，吾之真金也，人人之所必有者；氣質之性，金之濁滓也，上智之所不無者。若以人倫日用之火而日煉之，則氣質之性日除；氣質之性日除，則天命之性自見矣。故五帝、三王，君也，而以君道而日煉其心；伊、傅、周、召，相也，而以相道而日煉其心；孔、曾、思、孟，師也，而以師道而日煉其心。無時而不心在於道，無時而不以道而煉其心。此乃古先大聖大賢爲學之要法，百煉煉心、煉性之明訓也〔二〕。

校注

〔一〕參考三教正宗統論只復性命之本然。其云：「林子曰：『日也者，天之丹也，黑而蕩之，則日不丹；心也者，人之丹也，物而霾之，則心不丹。故煉丹也者，煉之無所以煉，以復其心之本體，天命之性之自然也。』」

〔二〕參考三教正宗統論道業正一篇。其云：「林子曰：『天地之性，吾之真金也，人人之所必有者；氣質之性，金之濁滓也，上智之所不能無者。若以人倫日用之火而日煉之，則氣質之性日除；氣質之性日除，則天地之性自見。故堯、舜之父子也，湯、武之君臣也，周公之兄弟也，仲尼之夫婦也，乃人倫日用之火之最大者，而數聖人者，惟能以其火而日煉之，遂得以動心忍性，而成其盛德大業矣。』」

八識歸元圖

弟兄八個一人痴，獨有一個最伶俐。五個門前做買賣，一個家中作主依。[一]伶俐者，即第六意識也。此識爲五賊之主司，乃輪廻之種子。三界凡夫，無一人不遭此沉溺。故圓覺經云「先斷無始輪廻根本」者，斷此意識也。痴者，指第七傳送識而言。主依者，即第八阿賴耶識是也。此識謂之總報主，投胎時是他先來，捨身時是他後去，故曰「去後來先作主公」。

軒轅稱九鼎　如來標八識　太極歸無極

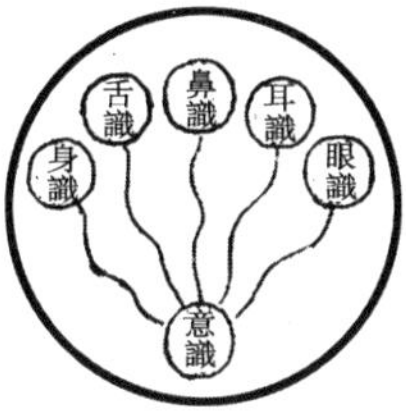

眼識　耳識　鼻識　舌識　身識

意識

第七傳送識

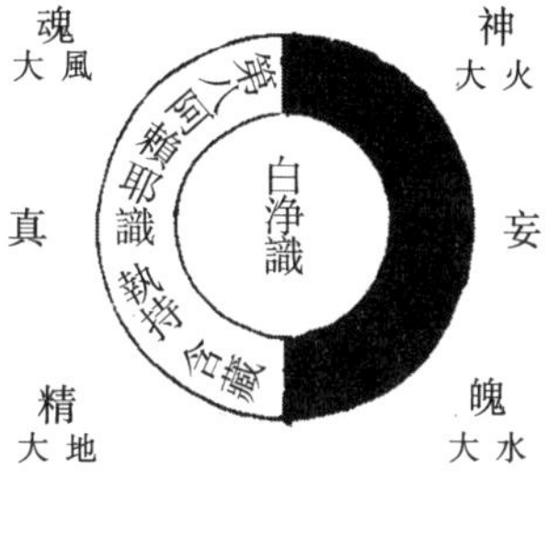

神 火大　妄　魄 水大

白浄識

第八阿賴耶識　執持　含藏

魂 風大　真　精 地大

境屬風（即五識）　六識屬波　七識屬浪　八識屬心海　九識屬湛性

八識者，皆屬無明，色身已上事。外起九識，名曰白浄識。不屬無明，不落因果，不假修証，不受一塵，故宗門謂曰：「實際理地，離一切相，建化門中，不捨一法，具足一切。」實而言之，以上八個識屬漸，第九識屬頓，何則然？色身幻化，故假修証。法身無相，猶若虛空，故不假修爲。今以圖像會意，揀妄明真，勿令認賊爲子。

校注

〔一〕鮮于樞困學齋雜録載：「日休八識詩云：『兄弟八個一個癡，其中一個最蹺蹊。五個向外能經紀，止留一個看家計。浩浩三藏不可窮，淵深七浪景爲風。受薰持種根身立，去後先來作主翁。不動地邊才捨藏，金剛道後畢然空。大圓鏡智成無漏，普照十方塵刹中。』」

八識歸元説

釋氏謂人之受生，必從父精母血，與前生之識神，三相合而後成胎。精氣受之父母，神識不受之父母也。蓋從無始劫流來，亦謂之生滅性，故曰「生滅與不生滅和合而成八識」也。蓋造化間有箇萬古不移之真宰，又有箇與時推移之氣運。真宰與氣運合，是謂天命之性。天命之性者，元神也；氣質之性者，識神也。故儒家有變化氣質之言，禪宗有返識爲智之法。今人妄認方寸中有箇昭昭靈靈之物，渾然與物同體，便以爲元神在是。殊不知此即死死生生之本，非不生不滅之元神也。噫！識識易，去識難。若不以天命元神而戰退無明業識，終在生滅場中，未見有出頭日也。

五氣朝元圖

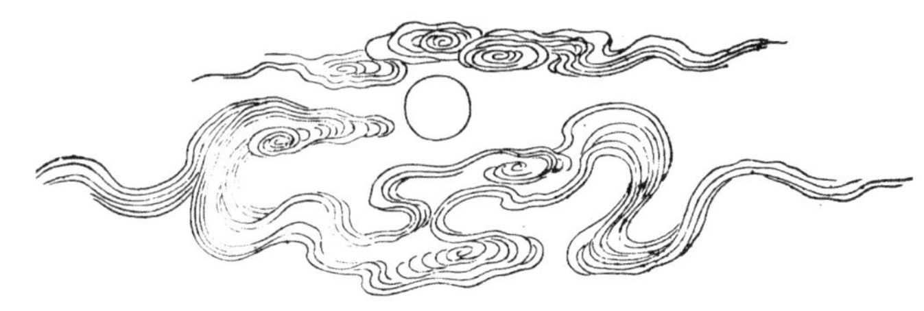

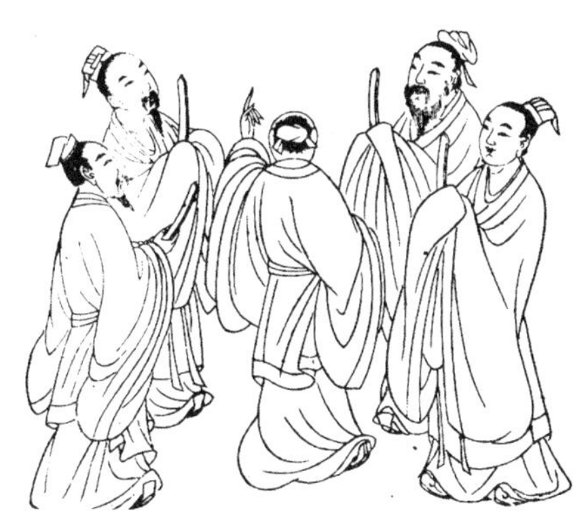

五氣朝元説

一氣初判而列二儀，二儀定位而分五常。五常異地而各守一方，五方異氣而各守一子。青帝之子名龍烟〔一〕，受甲乙木德之三氣；赤帝之子名丹元，受丙丁火德之二氣；白帝之子名皓華，受庚辛金德之四氣；黑帝之子名玄冥，受壬癸水德之一氣；黄帝之子名常存，受戊己土德之五氣。故金得土則生，木得土則旺，水得土則止，火得土則息〔二〕。惟聖人知回機之道，得還元之理。於是攢五簇四，會三合二，而歸一也。

蓋身不動則精固而水朝元，心不動則氣固而火朝元，真性寂則魂藏而木朝元，妄情忘則魄伏而金朝元，四大安和則意定而土朝元。此謂五氣朝元，皆聚於頂也。〔三〕

校注

〔一〕「龍烟」諸名，出黄庭經。

〔二〕白玉蟾金丹大藥訣云：「金得土則生，木得土則旺，水得土則止，火得土則息。」

〔三〕李道純中和集金丹或問云：「或問：『如何是五氣朝元？』曰：『身不動精固，水朝元；心不動氣固，火朝元；性寂則魂藏，木朝元；情忘則魄伏，金朝元；四大安和則意定，土朝元。此之謂五氣朝元也。』」

待詔圖

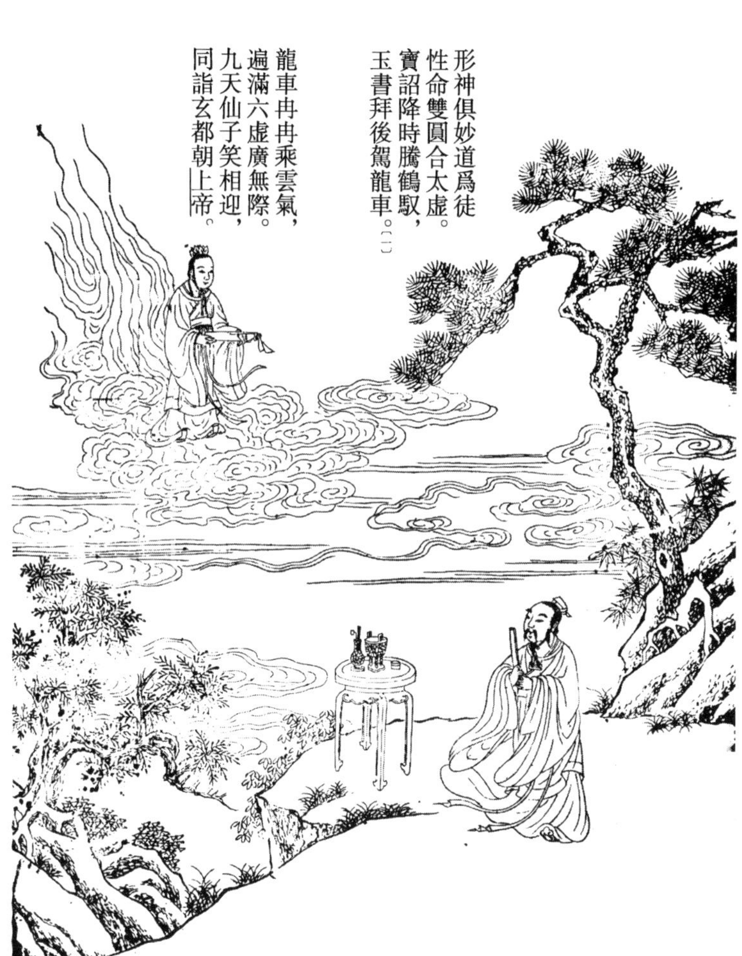

形神俱妙道爲徒
性命雙圓合太虛。
寶詔降時騰鶴馭，
玉書拜後駕龍車。〔一〕
龍車冉冉乘雲氣，
遍滿六虛廣無際。
九天仙子笑相迎，
同詣玄都朝上帝。

校注

〔一〕金液還丹印證圖朝元詩云：「形神俱妙道爲徒，性命雙圓合太虚。寶詔降時騰鶴馭，玉書拜後駕龍車。仙官烜赫誰論貴，濁世熬煎且免居。積德勤求終有遇，問君何事獨躊躇？」

待詔説

九年面壁之後，靈臺瑩潔，覺海圓明，性命混融，形神俱妙。與天地合德，與太虛同體，此時丹道已成，而積功累行不可缺也〔一〕。蓋道之與德，猶陰之與陽；行之與功，猶目之與足。鍾離翁云：「有功無行如無足，有行無功目不全。功行兩圓足目備，誰云無分作神仙？」

是以古仙上聖，金丹事成，温養事畢，遊戲人間，和光混俗，隨力建功，隨方解縛，扶危拯厄，救劫匡時，普度群迷，接引後學，道上有功，人間有行〔二〕。功行滿足，潛伏俟時，只待天書降詔，玉女來迎，駕霧騰雲，直入三清聖境〔三〕。如張紫陽翁悟真篇云：「德行脩逾八百，陰功積滿三千。寶符降召去朝天，穩駕瓊輿鳳輦。」

校注

〔一〕涵蟾子注金液還丹印證圖朝元詩云：「九年面壁之後，靈臺瑩徹，覺海圓明，形神俱妙，與道合真。彼時性命混融，與太虚同體耳。功積三千，行累八百，遊戲人間，潛伏俟時，天書詔拜，龍車鳳輦，駕入雲端，陞爲天官，世間誰能及此之貴？」

〔二〕俞琰周易參同契發揮云：「然温養事畢，更當潛伏人間，積功累德，以開度群迷，方可翩然而往。是故朱靈根囑皇甫履道接引後學，金華洞仙戒揚虚白不得幽棲，鈐功濟群品乃仙去，豈容獨善其身哉？」

〔三〕參考鍾吕傳道集論真仙。其云：「吕曰：『所謂天仙者，何也？』鍾曰：『地仙厭居塵境，用功不已而得超脱，乃曰神仙。神仙厭居三島而傳道人間，道上有功，而人間有行，功行滿足，受天書以返洞天，是曰天仙。既爲天仙，若以厭居洞天，效職以爲仙官：下曰水官，中曰地官，上曰天官。於天地有大功，於今古有大行，官官升遷。歷任三十六洞天，而返八十一陽天；歷任八十一陽天，而返三清虚無自然之界。』」

飛昇圖

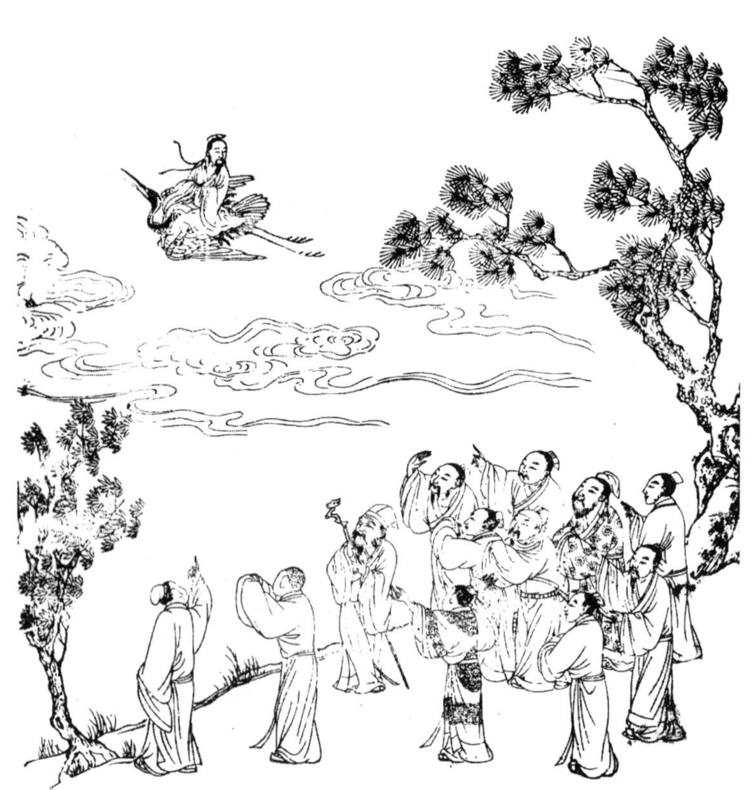

飛昇説

仙有五等，佛有三乘，脩持功行不齊，所以超脱稍異。飛昇冲舉者上也，坐化尸解者次也，投胎奪舍者又其次也。乘龍上昇者，如黄帝、茅濛、王玄甫、韋善俊是也；駕雲上昇者，如楊羲、李笈、藍采和、孫不二是也；控鯉上昇者，如子英、琴高是也；驂鸞上昇者，如子晉、鄧郁是也；跨鶴上昇者，如桓闓、屈處静是也；御風上昇者，如葛由、武夷君是也；拔宅飛昇者，如何侯、尹喜、淮南王、許旌陽是也；白日冲舉者，如蔡瓊、馮長、馬成子、浮丘伯是也。

嘗考列仙等傳，始知從古至今，成仙者十萬餘人，拔宅者八千餘處〔一〕。所以純陽翁於景福寺壁間題一聯云：「莫道神仙無學處，古今多少上昇人。」

校注

〔一〕紫陽真人悟真直指詳説三乘秘要云：「嘗觀總仙集序，以爲自昔冲舉者十萬餘人，拔宅者八千餘家。」

性命雙脩萬神圭旨亨集

目録

涵養本原圖

秘密藏、腔子裏、硃砂鼎、赤龍精、神明之舍、道義之門、真汞、丹元、神水、日魂、主翁、天君、靈臺、靈關、何思何慮之天、不識不知之地；

菩提本性本如如，萬法通兮透太虛。
自有靈明開般若，機緘露處現真如。[一]

真心一點原於此，無生無滅無終始。
精神合道自長生，道馭精神真不死。

作如是觀清淨種，

百千法門，同歸方寸。
河沙妙德，盡在心源。

照無色界幾千塵。[三]

三點如星布，橫鈎似月斜。[二]
披毛從此出，作佛也由他。

心源
性海

衆妙應須無以觀，更將有向竅門看。
可名物母明明説，兩顆明珠轉玉盤。[四]

默默無言微更微，無言之內有真機。
自家竅妙自家會，萬里青天一鶴飛。

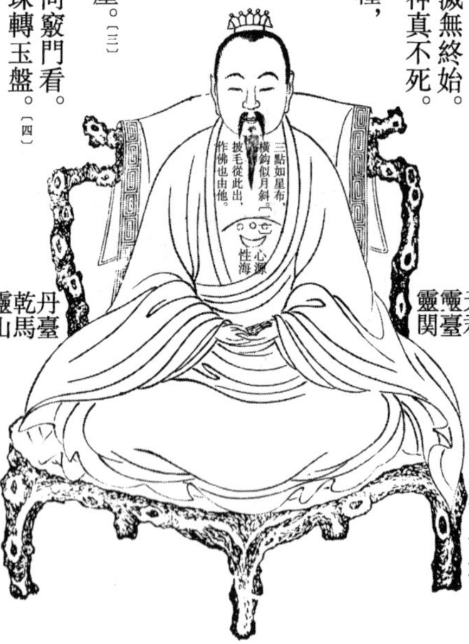

千聖一心，萬古一道。

天君泰然，百體從令。[五]

止其所、自在處、光明藏、天玄女、靈明一竅、活潑潑地、丹臺、乾馬、靈山、赤水、守靈、姹女、朱汞、靈府、玉液、金烏、虛靈不昧之神、色空不二之一。

校注

〔一〕此詩出自陳致虛金丹大要道德經轉語。

〔二〕白玉蟾偃月爐圖云：「三點如星勢，横鉤似月斜。」

〔三〕中峰明本和馮海粟梅花詩百詠云：「巖谷幽栖獨煉神，山靈有意共成真。半枝殘雪定中衲，一片野雲方外人。作如是觀清淨種，照無色界幾千塵。天機尚欲寒消息，未遣野猿啼破春。」

〔四〕此詩出自盧文輝性靈詩。

〔五〕范浚香溪集心箴云：「君子存誠，克念克敬。天君泰然，百體從令。」

性命雙脩萬神圭旨第一節口訣　涵養本原　救護命寶

内附退藏沐浴、玉液錬形二法。

欲脩長生，須識所生之本；欲求不死，當明不死之人〔一〕，故曰「認得不死人，方纔人不死」。那不死的人，道家呼爲鐵漢，釋氏唤作金剛，即世人本來妙覺真心是也。此心靈靈不昧，了了常知，其體不生不滅，其相無去無來。究之於先天地之先，莫知其始；窮之於後天地之後，莫知其終。高而無上，廣不可極；淵而無下，深不可測。乾坤依此而覆載，日月依此而照臨，虚空依此而寬廣，萬靈依此而變通。三教大聖教人脩道，是脩這箇；成仙作佛，也是這箇；戴角披毛，也是這箇。聖凡二路，由此而分。出生死，再無別途；登涅槃，唯此一法。然世間萬彙，未有一物不被無常所吞。獨有這箇，無生滅可縛，無色相可窺，端端正正、停停當當、分分曉曉的，而人自不悟其所本來也。

不悟者何？爲有妄心。何謂妄心？蓋爲一切衆生從無始已來，迷却真心，不自覺知，故受輪轉，枉入諸趣。原夫真心無妄，性智本明，妙湛元精，由妄瞥起，俄然晦昧，則失彼元精，粘湛發知，故轉智爲識，形中妄心，名之曰識。

心本無知，由識故知；性本無生，由識故生。生身種子，萌蘖於兹，開有漏華，結生死果。今人妄認方寸中有箇昭昭靈靈之物，渾然與物同體，便以爲元神在是。殊不知此即死死生生之識神，劫劫輪迴之種子耳。故景岑云：「學道之人不悟真，只爲從前認識神。無量劫來生死本，痴人喚作本來人。」嗟夫！世人以奴爲主而不知，認賊爲子而不覺。是以世尊教人先斷無始輪迴根本者，此也。此根既斷，則諸識無依，復我元初常明本體。

然而大道茫茫，當從何處下手？是以齊襟必舉領，整網要提綱。昔尹師指出脩行正路一條，教人打從源頭上做起。若源頭潔浄，天理時時現前，識念自然污染不得。譬如杲日當空，魍魎滅跡。此一心地法門，是古今千聖不易之道。故老子曰：「若夫脩道，先觀其心。」觀心之法，妙在靈關一竅。

人自受生感氣之初，禀天地一點元陽，化生此竅，以藏元神。其中空空洞洞，至虛至明，乃吾人生生主宰。真所謂有之則生，無之則死，生死盛衰，皆由這箇。儒曰靈臺、道曰靈關、釋曰靈山，三教同一法門，總不外此靈明一竅。釋教曰：「佛在靈山莫遠求，靈山只在汝心頭。人人有箇靈山塔，好向靈山塔下脩。〔二〕」論其所也。玄教曰：「大道根莖識者稀，常人日用孰能知？爲君指出神仙窟，一竅彎彎似月眉。〔三〕」論其形也。

蓋此竅乃神靈之臺，秘密之府，真净明妙，虛徹靈通，卓然而獨存者也。衆生之本原，故曰心地；諸佛之所得，故曰菩提；交徹融攝，故曰法界；寂净常樂，故曰涅槃；不濁不漏，故曰清净；不妄不變，故曰真如；離過絶非，故曰佛性；護善遮惡，故曰總持；隱覆含攝，故曰如來藏；超越玄秘，故曰密嚴國；統衆德而大備，爍群昏而獨照，故曰圓覺。其實皆一竅也。背之則凡，順之則聖。迷之則生死始，悟之則輪迴息。〔四〕

欲息輪迴，莫若體乎至道；欲體至道，莫若觀照本心。欲照本心，應須普眼虛鑒〔五〕，常教朗月輝明，每向定中慧照〔六〕，時時保得此七情未發之中，時時全得此八識未染之體。外息諸緣，内絶諸妄。含眼光，凝耳韻，調鼻息，緘舌氣，四肢不動，使眼耳鼻舌身之五識，各返其根，則精神魂魄意之五靈，各安其位。

二六時中，眼常要内觀此竅，耳常要逆聽此竅，至於舌準，常要對着此竅。運用施爲，念念不離此竅；行住坐卧，心心常在此竅。不可刹那忘照，率爾相違。神光一出便收來，造次弗離常在此〔七〕，即子思所謂「不可須臾離者」是也。先存之以虛其心，次忘之以廓其量。隨處隨時，無碍自在，正合龍虎經云「至妙之要，先存後忘」，此又口訣中之口訣也。

然要迸除六識，尤在知所先後。意雖爲六識之主帥，眼實爲五賊之先鋒，故古德云：「心是樞機，目爲盜賊〔八〕。欲伏其心，先攝其目。」蓋弩之發動在機，心之緣引在目。機不動則弩住，目不動則心住。陰符經曰：「機在目。」道德經曰：「不見可欲，而心不亂。」魯論曰：「非禮勿視。」朱子曰：「制於外，所以養其中也。」金笥寶籙曰：「眼乃神遊玄牝門，抑之於眼使歸心。」眼守此竅不離，即如來正法眼，合涅槃心之秘旨。故楞嚴經云：「作是觀者，名爲正觀；若他觀者，名爲邪觀。」又觀經觀心品云：「三界之中，以心爲主。能觀心者，究竟解脱；不能觀者，畢竟沉淪。」道德首章云「常有欲以觀其徼」者，觀此竅也；「常無欲以觀其妙」者，觀此竅中之妙也。昔黄帝三月内觀者，觀此也。太上亦曰：「吾從無量劫來，觀心得道，乃至虛無。」觀心非易，止念尤難，是以念頭起處，係人生死之根。古仙云：「大道教人先止念，念頭不住亦徒然。」圓覺經云：「居一切時，不起妄念。於諸妄心，亦不息滅。住妄想境，不加了知。於無了知，不辨真實。」起信論云：「心若馳散，即便攝來，令住正念。」「念起即覺，覺之即無。脩行妙門，唯在於此。〔九〕」虛靖天師云：「不怕念起，只怕覺遲。念起是病，不續是藥。〔一〇〕」

當知妄念起於識根，觸境成妄，非實有體。在衆生時，智劣識强，但名爲識；當佛地時，智强識劣，但名爲智。秖轉其名，不轉其體〔一一〕。初一心源，廓然妙湛，由知見立知，妄塵生起，故有妄念。若知見無見，則智性真浄，復還妙湛，洞徹精了，而意念銷〔一二〕。意念既銷，自六識而下，莫不皆銷，即文殊所謂：「一根既返元，六根成解脱。」既無六根，則無六塵；既無六塵，則無六識；既無六識，則無輪迴種子；既無輪迴種子，則我一點真心獨立無依，空空蕩蕩，光光浄浄，而萬劫常存，永不生滅矣。

此法直指人心，一了百當。何等直截，何等簡易！但能培養本原，觀照本竅，久則油然心新，浩然氣暢〔一三〕，凝然不動，寂然無思，豁然知空，了然悟性〔一四〕，此所謂「皮膚剥落盡，一真將次見」矣。

工夫至此，自然精神朗發，智慧日生，心性靈通，隱顯自在。自然有一段清寧闔闢之機，自然有一段飛躍活動之趣，自然有一點元陽真炁從中而出。降黄庭，入土釜，貫尾閭，穿夾脊，上冲天谷，下達曲江，流通百脉，溉灌三田，驅逐一身百竅之陰邪，滌蕩五臟六腑之濁穢。如服善見王之藥，衆病咸消；若奏獅子筋之絃，群音頓絶，所以云：「一心療萬病，不假藥方多。〔一五〕」是知一切諸聖，皆從此心方便門入，得成祖佛，爲人天之師。凡夫不能證者，由不識自心故，故曰：「海枯終見底，人死不知心。〔一六〕」六道群蒙皆此門出，歷千劫而不返，一何痛哉！所以諸佛驚入火宅，祖師特地西來，乃至千聖悲嗟，皆爲不達唯心出要道耳〔一七〕。

如寶藏論云：「夫天地之内，宇宙之間，中有一寶，秘在形山。識物靈照，内外空然，寂寞難見，其謂玄玄。巧出於紫微之表，用在於虛無之間。端化不動，獨而無雙。聲出妙響〔一八〕，色吐華容。窮覩無所，寄號空空。唯留其聲，不見其形。唯留其功，不見其容。幽顯朗照，物理虛通。森羅寶印，萬像真宗。其爲也形，其寂也冥。本淨非瑩，法爾圓成。光超日月，德越太清。萬物無作，一切無名。轉變天地，自在縱橫。恒沙妙用，混沌而成。誰聞不喜，誰聞不驚？如何以無價之寶，隱於陰入之坑？哀哉哀哉！其爲自輕。悲哉悲哉！晦何由明？其寶也，煥煥煌煌，朗照十方，闃寂無物，應用堂堂。應聲應色，應陰應陽。奇物無根，妙用常存。瞬目不見，側耳不聞。其本也冥，其化也形，其爲也聖，其用也靈，可謂大道之真精。其精甚靈，萬有之因。凝然常住，與道同倫。」

天下最親，莫過心也。百姓日用而不知心，如魚在海而不知水。故佛經云：一切衆生，從曠劫來，迷倒本心，不自覺悟。妄認四大爲身，緣慮爲心。譬如百千大海不認，但認一小浮漚〔一九〕。以此迷中復迷，妄中起妄，隨境流轉，寓目生情，取捨萬端，無時暫暇。致使起惑造業，循環六道，密網自圍，不能得出。究竟冥初，皆一妄迷真之咎耳。故靈潤曰：「妄情牽引何時了，辜負靈臺一點光。〔二〇〕」夫靈臺一點光者，即真如靈知心也。最玄最妙，通聖通靈。極高明，極廣大。化萬法之王，爲群有之體。竪徹三界，横亘十方。自混沌未闢之前，而已曾有；雖天地既壞之後，而未嘗無。一切境界，皆是心光。若人識得心，大地無寸土，故曰「三界唯心」。

迷人心外求法，至人見境是心。境是即心之境，心是即境之心。對境不迷，逢緣不動，能所互成，一體無異。若能達境唯心，便是悟心成道。覺盡無始妄念，攝境歸心，出纏真如，離垢解脱，永合清净本然，則不更生山河大地諸有爲相。如金出鑛，終不更染塵泥；似木成灰，豈有再生枝葉〔二一〕？一得永得，盡未來際，永脱樊籠，長居聖域矣。

雖然，此最上一乘大道，若根器利者，一超直入如來地。若根器鈍者，將如之何？必由下學而上達的工夫，漸次引入法門可也。使之行一步，自有一步效驗；升一級，自有一級規模。亦是「行遠自邇，登高自卑」之意。

若不知入門下手工夫，安能遽到了手極則地位？若未能盡心，而安能知性？未能明心，而安能見性？夫明心盡心之要者，時以善法扶助自心，時以赤水潤澤自心，時以境界净治自心，時以精進堅固自心，時以忍辱坦蕩自心，時以覺照潔白自心，時以智慧明利自心，時以佛知見開發自心，時以佛平等廣大自心〔二二〕。故知明心是生死海中之智楫，盡心是煩惱病中之良醫。若昧此心，則永劫輪迴而遺失真性；若明此心，則頓超生死而圓證涅槃。始終不出此心，離此心別無玄妙矣。後面雖有次第工夫，不過是成就這箇而已。

噫！莫看易了。至人難遇，口訣難聞。故張平叔云：「只爲丹經無口訣，教君何處結靈胎？」殊不知經中口訣自載，大都秘母言子，不肯分開説破，使人湊泊不來。況多爲譬辭隱語，使學者眩目惑心，以致中途退步。余甚憫之，今將丹經梵典中之口訣，一一拈出，留與後人，爲破昏黑的照路燈，辨真僞的試金石。

太玄真人云：「父母生前一點靈，不靈只爲結成形。成形罩却光明種，放下依然徹底清。」〔二三〕

空照禪師云：「這箇分明箇箇同，能包天地運虚空。我今直指真心地，空寂靈知是本宗。」〔二四〕

自然居士云：「心如明鏡連天浄，性似寒潭止水同。十二時中常覺照，休教昧了主人翁。」〔二五〕

智覺禪師云：「菩薩從來不離真，自家昧了不相親。若能静坐回光照，便見生前舊主人。」〔二六〕

三茅真君云：「靈臺湛湛似冰壺，只許元神在裏居。若向此中留一物，豈能證道合清虛？」〔二七〕

天然禪師云：「心本絶塵何用洗，身中無病豈求醫。欲知是佛非身處，明鑑高懸未照時。」〔二八〕

主敬道人云：「未發之前心是性，已發之後性是心。心性源頭參不透，空從往迹費搜尋。」〔二九〕

無心真人云：「妄念纔興神即遷，神遷六賊亂心田。心田既亂身無主，六道輪迴在目前。」

高僧妙虚云：「惺惺一箇主人翁，寂然不動在靈宫。但得此中無掛礙，天然本體自虚空。」〔三〇〕

太乙真人云：「一點圓明等太虚，只因念起結成軀。若能放下回光照，依舊清虚一物無。」〔三一〕

華嚴經頌云：「有數無數一切劫，菩薩了知即一念。於此善入菩提行，常勤脩習不退轉。」

海月禪師云：「六箇門頭一箇關，五門不必更遮攔。從他世事紛紛亂，堂上家尊鎮日

安。」〔三二〕

水庵禪師云：「不起一念須彌山，特立當頭着眼看。拈一縷絲輕絆倒，家家門底透長安。」〔三三〕

大潙智頌云：「真佛無爲在我身，三呼三應太惺惺。若人不悟元由者，塵劫茫茫認識神。」

無垢子偈云：「五蘊山頭一段空，同門出入不相逢。無量劫來賃屋住，到頭不識主人翁。」〔三四〕

惟寬禪師云：「勸君學道莫貪求，萬事無心道合頭。無心始體無心道，體得無心道也休。」〔三五〕

志公和尚云：「頓悟心原開寶藏，隱顯靈蹤現真相。獨行獨坐常巍巍，百億化身無數量。」〔三六〕

獃堂禪師云：「應無所住生其心，廓徹圓明處處真。直下頂門開正眼，大千沙界現全身。」

指玄篇云：「若得心空苦便無，有何生死有何拘？一朝脱下胎州襖，作箇逍遥大丈夫。」〔三七〕

段真人云：「心内觀心覓本心，心心俱絶見真心。真心明徹通三界，外道天魔不敢侵。」〔三八〕

張遠霄云：「不生不滅本來真，無價夜光人不識。凡夫虛度幾千生，雜在鑛中不能出。」〔三九〕

薛道光云：「妙訣五千稱道德，真詮三百頌陰符。但得心中無一字，不參禪亦是工夫〔四〇〕。」

無垢子云：「學道先須識自心，自心深處最難尋。若還尋到無尋處，方悟凡心即佛心。」〔四一〕

逍遥翁云：「掃除六賊浄心基，榮辱悲歡事勿追。專炁致柔窺内景，自然神室産摩尼。」

弄丸集云：「天機奥妙難輕吐，顔氏如愚曾氏魯。問渠何處用工夫？只在不聞與不覩。」〔四二〕

張三峰云：「真心浩浩無窮極，無限神仙從裏出。世人躭着小形骸，一顆玄珠迷不識。」〔四三〕

解迷歌云：「欲要真精無漏泄，須浄靈臺如朗月。靈臺不浄神不清，晝夜工夫休斷

絶。」〔四四〕

北塔祚云：「切忌隨他不會他，大隨此語播天涯。真浄性中纔一念，早是千差與萬差。」

横川珙云：「洞水無緣會逆流，見他苦切故相酧。西來祖意寔無意，妄想狂心歇便休。」

草堂禪師云：「斷臂覓心心不得，覓心無得始安心。心安後夜雪庭際，滿目瑶花無處尋。」

佛國禪師云：「心心即佛佛心心，佛佛心心即佛心。心佛悟來無一物，將軍止渴望梅林。」

華嚴經偈云：「若人欲識佛境界，當浄其意如虚空。遠離妄想及諸取，令心所向皆無礙。」

寶積經頌云：「諸佛從心得解脱，心者清浄名無垢。五道鮮潔不受染，有解此者成大道。」〔四五〕

圓悟禪師云：「佛佛道同同至道，心心真契契真心。廓然透出威音外，地久天長海更深。」

世奇首座云：「諸法空故我心空，我心空故諸法同。諸法我心無別體，秖在而今一念中。」

張拙秀才云：「光明寂照遍河沙，凡聖元來共一家。一念不生全體現，六根纔動被雲遮。」

中峰禪師云：「從來至道與心親，學到無心道即真。心道有無俱泯絶，大千世界一閑身。」〔四六〕

張無夢云：「心在靈關身有主，氣歸元海壽無窮〔四七〕。」

白沙先生云：「千休千處得，一念一生持。」

彭鶴林云：「神室即是此靈臺，中有長生不死胎。」

永明延壽云：「有念即生死，無念即泥洹。」〔四八〕

胡敬齋云：「無事時不教心空，有事時不教心亂。」

道玄居士云：「一出便收來〔四九〕，既歸須放下。」

羅念菴云：「毋以妄念戕其心，毋以客氣傷元氣。」

莎衣道人云：「心若在腔子裏〔五〇〕，念不出揔持門。」

白樂天云：「自從苦學空門法，消盡平生種種心。」

淨業禪師云：「動不忘於觀照，静不忘於止息。」〔五一〕

韜光集云：「心在是念亦在是，動如斯静亦如斯。」

冲妙云：「身不動而心自安，心不動而神自守。」

徐無極云：「性從偏處克將去，心自放時收拾來。」

佛印云：「一念動時皆是火，萬緣寂處即生春。」

陶弘景云：「脩心要作長生客，煉性當如活死人。」〔五二〕

無着禪師云：「明即明心空寂，見即見性無生。」〔五三〕

華嚴經云：「若能諦觀心不二，方見毘盧清淨身。」〔五四〕

華嚴頌云：「始從一念終成劫，悉依衆生心想生。」

馬丹陽云：「若能常守彎彎竅，神自靈明氣自充。」

丘長春云：「當時一句師邊得，默默垂簾仔細看。」〔五五〕

慧日禪師云：「一念照了，一念之菩提也；一念宴息，一念之涅槃也。」〔五六〕

已上數語，皆成仙作聖之要，入道入德之門也。昔阿難多聞摠持，積歲不登聖果，息緣返照，暫時即證無生〔五七〕。盖凡夫之心，終日趣外，逾遠逾背。惟返照者，檢〔五八〕情攝念，攝念安心，安心養神，養神歸性，即魏伯陽所謂「金來歸性初，乃得稱還丹」是也。咦！「鍊

鑛成金得寶珍，鍊情歸性合天真。相逢此理交談者，千萬人中無一人。」〔五九〕

校注

〔一〕參考危大有道德真經集義。其云：「吴氏曰：『欲修長生，要識所生之本；欲求不死，當明出入之機。』」

〔二〕「佛在靈山」偈語出自金剛經科儀。

〔三〕「大道根莖」詩出自蕭廷芝金丹大成集。按：白玉蟾偃月爐圖有「三點如星勢，横鉤似月斜」之句，馬丹陽金玉集有「一鉤三毒」的説法。蕭廷芝金丹大成集天心圖又有「鉤横偃月，三點台星。斗杓斡運，虎嘯龍吟」之句。

〔四〕永明延壽心賦注云：「神靈之臺，秘密之府。」又云：「所謂真浄明妙，虚徹靈通，卓然而獨存者也。衆生之本原，故曰心地；諸佛之所得，故曰菩提；交徹融攝，故曰法界；寂静常樂，故曰涅槃；不濁不漏，故曰清浄；不妄不變，故曰真如；離過絶非，故曰佛性；護善遮惡，故曰總持；隱覆含攝，故曰如來藏；超越玄秘，故曰密嚴國；統衆德而大備，鑠群昏而獨照，故曰圓覺。其實皆一心也。背之則凡，順之則聖。迷之則生死始，悟之則輪迴息。」

〔五〕心賦注云：「心之一法，名爲普法。欲照此心，應須普眼虚鑒，寂照靈知。」

〔六〕涵蟾子注金液還丹印證圖詩云：「又須抱元九載，以空其心。心田掃盡，無留纖翳。性海澄清，莫容一物。常教朗月輝明，每向定中慧照。」

〔七〕李簡易玉谿子丹經指要云：「回光返照便歸來，造次弗離常在此。」

〔八〕金丹正理大全群仙珠玉集成谷神賦云：「心是樞機，目爲盜賊。」

〔九〕宗密禪源諸詮集都序云：「知之一字，衆妙之門……若得善友開示，頓悟空寂之知。知且無念無形，誰爲我相人相？覺諸相空，心自無念。念起即覺，覺之即無。修行妙門，唯在此也。」

〔一〇〕三十代天師虚靖真君語録云：「瞥起是病，不續是藥。不怕念起，惟恐覺遲。」

〔一一〕延壽心賦注云：「在衆生時，智劣識强，但名爲識。當佛地時，智强識劣，但名爲智。祇轉其名，不轉其體。」

〔一二〕戒環妙法蓮華經解云：「當知彼無明者，非實有體。初一心源，廓然妙湛，由知見立知，妄塵瞥起，故有無明。若知見無見，則智性真浄，復還妙湛，洞徹精了，名無明滅。」

〔一三〕晁迥法藏碎金録云：「吾今佚老，自謂方知身心世，洞見大空佛道儒，會歸真理，浩然氣暢，但保太和之和，油然心新，當成至樂之樂，以兹度日，豈曰虚生？」

〔一四〕晁迥法藏碎金録云：「予嘗作願成四勝深心偈，云：『豁然悟空，了然見性。凝然不動，寂然無思。』今又以此四句偈，自爲己説，用之爲法要焉。豁然悟空者，照破幻蘊情累，不留苦惱也。了然見性者，洞曉相續有情，都是一真法界也。凝然不動者，任其外緣所觸，如八風之吹妙高山也。寂然無思者，如晏海澄湛，絶識浪之騰躍也。四法純熟，其利甚博。」

〔一五〕延壽心賦注云：「服善見王之藥餌，衆病咸消；奏師子筋之琴弦，群音頓絶。善見王藥能治衆病，心之妙藥，亦復如是，能治諸法，故偈云：『一丸療萬病，不假藥方多。』又云：『以師子筋爲琴弦，其音一奏，群音斷絶，況説一心能收萬法。』」

〔一六〕延壽心賦注云：「夫真如一心，圓信難解。且如在家凡夫、出家外道，皆是背覺合塵，不識自心境界，故云：『海枯終見底，人死不知心。』」

〔一七〕延壽宗鏡録云：「如古德云：六道群蒙，自此門出，歷千劫而不反，一何痛矣！所以諸佛驚入火宅，祖師特地西來，乃至千聖悲嗟，皆爲不達唯心出要道耳。」

〔一八〕「響」，諸本原作「嚮」，據文意改。

〔一九〕淨源華嚴普賢行願脩證儀云：「一切世間諸所有物，皆即菩提妙明真心。一切衆生從無始來迷却此心，妄認四大爲身，緣慮爲心。譬如百千箇澄清大海不認，但認一浮漚耳。」

〔二〇〕參祖堂集雪峰和尚云：「苦屈世間錯用心，低頭曲躬尋文章。妄情牽引何年了，辜負靈臺一點光。」

〔二一〕延壽心賦注云：「若十方諸佛二覺俱圓，已具出纏真如等，無有妄想塵勞，永合清淨本然，則不更生山河大地諸有爲相等。如金出礦，終不染於塵泥；以木成灰，豈有再生枝葉？」

〔二二〕華嚴經入法界品云：「是故，善男子！應以善法扶助自心，應以法水潤澤自心，應於境界淨治自心，應以精進堅固自心，應以忍辱坦蕩自心，應以智證潔白自心，應以智慧明利自心，應以佛自在開發自心，應以佛平等廣大自心，應以佛十力照察自心。」

〔二三〕王元暉太上老君説常清靜經注載：「太玄真人云：『一點圓明等太虛，只因念起結成軀。若能放下迴光照，依舊清虛一物无。父母生前一切靈，不靈只爲結成形。成形罩却光明種，放下依然徹底清。』」

〔二四〕參考盧文輝性靈詩這箇。其云：「這箇分明箇箇同，能包天地運虚空。我今直指真如地，喚醒後人瞽與聾。」

〔二五〕抱一子三峰老人丹訣云：「心如朗月連天浄，性似寒潭止水同。十二時中長覺照，休教昧了主人翁。」

〔二六〕松溪道人無垢子（何道全）摩訶般若波羅蜜多心經注云：「菩薩從來不離身，自家昧了不相親。若能静坐回光照，便見生前舊主人。」

〔二七〕王元暉太上老君説常清静經注載：「三茅君云：『靈臺湛湛似冰壺，只許元神在裏居。若向此中留一物，豈能證道合清虚？』」王珪泰定養生主論論衰老云：「虚靖天師云：『靈臺皎潔似冰壺，只許元神在裏居。若向此中留一物，平生便是不清虚。』」

〔二八〕「心本絶塵」詩出自景德傳燈録福州龜山智真禪師之語。

〔二九〕此詩爲盧文輝性靈詩心性。

〔三〇〕彭致中鳴鶴餘音浪淘沙云：「一箇主人翁，住在靈宫，無形無影亦無蹤。鐵眼銅睛覷不見，體似虚空。

出入不通風，天地難籠。被吾擒在藥爐中。運起周天三昧火，煅鍊真容。」

〔三一〕「一點圓明」詩王元暉太上老君説常清静經注引爲太玄真人作。

〔三二〕何道全摩訶般若波羅蜜多心經注云：「六箇門頭一箇關，五門不必更遮攔。從他世事紛紛亂，堂上家尊鎮日安。」

〔三三〕本條及以下大潙智、猷堂禪師、北塔祚、横川珙、草堂禪師、佛國禪師諸詩偈出自禪宗頌古聯珠通集。

〔三四〕「五藴山頭」偈佛典中常有。

〔三五〕景德傳燈録龍牙和尚居遁頌云：「夫人學道莫貪求，萬事無心道合頭。無心始體無心道，體得無心道亦休。」

〔三六〕「頓悟心原」詩宗鏡録謂志公作，實爲慧思禪師所作。景德傳燈録衡嶽慧思禪師載：「師示衆曰：『道源不遠，性海非遥。但向己求，莫從他覓。覓即不得，得亦不真。』偈曰：『頓悟心源開寶藏，隱顯靈通現真相。獨行獨坐常巍巍，百億化身無數量。縱合偪塞滿虚空，看時不見微塵相。可笑物兮無比況，口吐明珠光晃晃。尋常見説不思議，一語標名言下當。』」

〔三七〕何道全摩訶般若波羅蜜多心經注云：「若得心空苦便無，有何生死有何拘？一朝脱下胎用襖，作箇逍遥大丈夫。」

〔三八〕參考龔居中福壽丹書玄修篇之後附修丹摘要以心觀心詩：「以心觀心覓本心，心心俱絶見真心。真心既絶歸三境，外道天魔不敢侵。」

〔三九〕王元暉太上老君説常清静經注載：「前真云：『不生不滅本來真，無價夜光人不識。凡夫虚度幾千生，雜在鑛中不能出。』」李簡易玉谿子丹經指要：「前輩有詩云：『無價夜光人不識，凡夫虚度幾千生。』」

〔四〇〕高峰大師語録云：「偈曰：『紅塵堆裏學山居，寂滅身心道有餘。但得胸中憎愛盡，不參禪亦是工夫。』」

〔四一〕延壽宗鏡録云：「古德頌云：『學道先須細識心，細中之細細難尋。箇中尋到無尋處，方信凡心是佛心。』」

〔四二〕此詩爲盧文輝性靈詩不睹不聞。

〔四三〕參考盧文輝性靈詩小形骸。其云：「無限精神從裏得，金剛不壞無窮極。世人躭着小形骸，一顆玄珠迷不識。」

〔四四〕「欲要真精」詩出自宋先生了明篇解迷歌。

〔四五〕延壽宗鏡録云：「般舟三昧經偈云：『諸佛從心得解脱，心者無垢名清淨。五道鮮潔不受染，有解此者成大道。』」

〔四六〕參考唐釋智印道頌：「從來至道與心親，參到無心道亦真。心道有無俱泯絶，大千沙界一閑身。」

〔四七〕三十代天師虚靖真君語録大道歌云：「道不遠，在身中，物則皆空性不空。性若不空和氣住，氣歸元海壽無窮。」

〔四八〕延壽心賦注云：「所以經頌云：『有念即生死，無念即泥洹。』」

〔四九〕三十代天師虚靖真君語録大道歌云：「神若出，便收來，神返身中氣自回。如此朝朝還暮暮，自然赤子産真胎。」

〔五〇〕朱子語類云：「程子曰：『心要在腔子裏。』」

〔五一〕晁迥法藏碎金録云：「内省吾心，動不忘於觀照，静不忘於止息。今自覺動多而静少，觀多而止少，然不陷於邪觀惡慧、昏住癡禪者也。」

〔五二〕參考程以寧南華真經注疏「無古今，而後能入於不死不生」句注云：「丹經云：『欲求長生不死客，鍊性當如活死人。』」

〔五三〕景德傳燈録荷澤大師顯宗記云：「知即知心空寂，見即見性無生。」

〔五四〕延壽心賦注云：「華嚴經頌云：『一一微塵中，能證一切法。如是無所礙，周行十方國。』又云：『於一微塵中，一切國土曠然安住。』古德云：一切不思議事，於一切處悉能普現，其唯一毗盧清淨法身之應用耳。此法身者即是心也，心是法家之身。所以言：『若能諦觀心不二，方見毗盧清淨身。』」

〔五五〕俞琰周易參同契發揮云：「甯玄子詩云：『慇懃好與師資論，不在他途在目前。』又云：『當時一句師邊得，密密垂簾仔細看。』」

〔五六〕晁迥法藏碎金録云：「一念照了，一念之菩提也；一念妄息，一念之涅槃也。三心日夕趣向依止欲，念念常然，故或默或語，而匪疾匪徐。夫如是，雖曰微細善緣，儻積習純熟，何憂失之淪墜哉！」

〔五七〕宗密禪源諸詮集都序云：「況阿難多聞總持，積歲不登聖果，息緣反照，暫時即證無生。」

〔五八〕「檢」，原作「撿」，據韓抄本、潘本、李本改。

〔五九〕晁説之晁氏客語載：「晁太傅迥謝事燕居，獨處道院，不治他務。戒家人無輒有請，惟二膳以時而進，既畢即徹，若祭享然。子宗慤擢正字，易章服詣謝，公亦不顧。其夫人嘗密覘之，但見瞑目端坐，鬚髮摇風，凝然若木偶。嘗有詩云：『煉礦成金得寶珍，煉情成性合天真。相逢此理交談者，千百人中無一人。』」

洗心退藏圖

艮其背不獲其身，聖人以此洗心退藏於密；

紅紅白白水中蓮，出污泥中色轉鮮。莖直藕空蓬又實，脩行妙理恰如然。

時時溉灌，常教玉樹氣回根；日日栽培，不使金花精脱蔕。〔一〕

道乃天地心，愚痴不解尋。破衣要縫補，須用水磨針。〔二〕

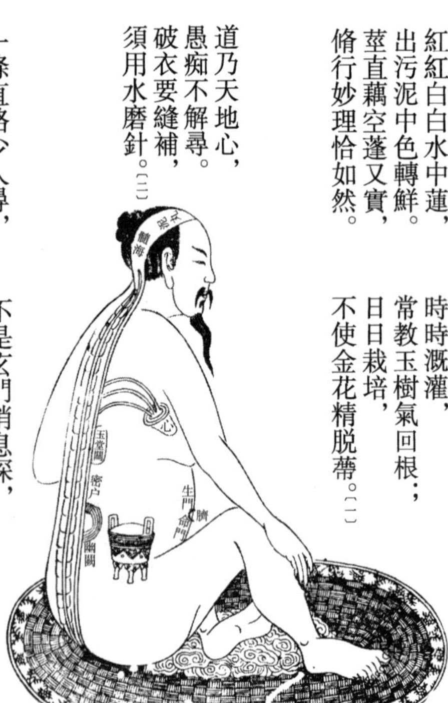

一條直路少人尋，尋到山根始入門。坐定更知行炁主，真人之息自深深。〔三〕

不是玄門消息深，高山流水少知音。若能尋着來時路，赤子依然混沌心。〔四〕

行其庭不見其人，聖人以此齋戒神明其德。〔五〕

校注

〔一〕蕭廷芝金丹大成集讀參同契作云：「月不自明，由日以受其明；日之有耀，因月以發其元。互爲室宅，交顯精神，長教玉樹氣回根，不使金花精脱蔕。」

〔二〕九天應元雷聲普化天尊玉樞寶經集注載：「讚曰：『道乃天地心，愚癡不解尋。破衣要縫補，須用水磨針。』」

〔三〕「紅紅白白」「一條直路」二首爲陳致虚所作，出自金丹大要積功卷醒眼詩五十首之四十一及四十二，「紅紅白白」爲原詩，「一條直路」原作：「一條直路少人尋，風虎雲龍自嘯吟。坐定更知行氣主，真人之息又深深。」

〔四〕參考王守仁天泉樓夜坐和蘿石韻。其云：「莫厭西樓坐夜深，幾人今夕此登臨。白頭未是形容老，赤子依然混沌心。隔水鳴榔聞過棹，映牕殘月見踈林。看君已得忘言意，不是當年只苦吟。」

〔五〕此聯集易經語而成。

退藏沐浴工夫

易之「洗心退藏於密」這句話頭，唐宋神仙謂之沐浴，近代諸人標爲艮背，揔只是這箇道理，這箇竅妙。原夫心屬乎火，而藏之以背之水者，洗之之義也；心居乎前，而藏之以背之後者，退之之義也〔一〕。故初機之士，降伏其心，束之太緊，未免有煩燥火炎之患，是以暫將心火之南而藏背水之北，水火互相交養〔二〕，自然念慮不生，即白玉蟾所謂「洗心滌慮爲沐浴」是也。然沐浴雖爲洗心之法，艮背雖有止念之功，二理是則是矣，皆未到實際之地〔三〕。此向上一着，千聖秘而不傳，後世學徒所以罕聞罕遇。人若明得此竅，真可以奪神功、改天命。

古仙有言曰：「夾脊雙關透頂門，脩行徑路此爲尊。〔四〕」以其上通天谷，下達尾閭，中通心腎，召攝靈陽，救護命寶。此非脩行徑路而何？吾人未有此身，先有此息，此身未滅，此息先滅，此又非脩行正路而何？

原人受生之初，在胞胎内，隨母呼吸，受氣而成，此縷與母聯屬，漸吹漸開，中空如管，通氣往來，前通於臍，後通於腎，上通夾脊、泥丸，至山根而生雙竅，由雙竅下至準頭，而成鼻之兩孔，是以名曰鼻祖。斯時，我之氣通母之氣，母之氣通天地之氣，天地之氣通太虛之氣，竅竅相通，無有隔閡。及乎氣數滿足，裂胞而出，剪斷臍蔕，囮地一聲，一點元陽落於立命之處〔五〕。自此後天用事，雖有呼吸往來，不得與元始祖氣相通。人生自幼至老，未有一息駐於其中。三界凡夫，塵生塵滅，萬死萬生，只爲尋不着來時舊路耳。

太上立法，教人脩煉而長生者，由其能奪天地之正氣；人之所以能奪天地之正氣者，由其有兩孔之呼吸也。所呼者，自己之元氣從中而出；所吸者，天地之正氣從外而入。

人若根源牢固，呼吸之間，亦可以奪天地之正氣而壽綿長。人若根源不固，精竭氣弱，所吸天地之正氣隨呼而出，身中元氣不爲己之所有，反爲天地所奪〔六〕。何也？蓋爲呼吸不得其門而入耳。

一切常人呼吸，皆從咽喉而下，至中脘而回，不能與祖氣相連，如魚飲水而口進腮出，即莊子所謂「衆人之息以喉」是也。若是至人呼吸，直貫明堂而上，至夾脊而流入命門，得與祖氣相連，如磁吸鐵，而同類相親，即莊子所謂「真人之息以踵」是也。踵者，其息深深之義。既得深深，則我命在我，而不爲大冶陶鑄矣。

今之人，有調息、數息、抑息、閉息，皆是隔靴搔癢，不得到於玄竅。此竅初凝，就生兩腎，次生其心。其腎如藕，其心如蓮，其梗中通外直，拄地撑天。心腎相去八寸四分，中餘一寸二分，謂之腔子裏是也，乃心腎往來之路，水火既濟之鄉〔七〕。

欲通此竅，先要存想山根〔八〕，則呼吸之氣漸次通夾脊，透混元，而直達於命府，方纔子母會合，破鏡重圓，漸漸擴充，則根本完固，救住命寶，始可言其脩煉。按了真子曰：「欲點常明燈，當用添油法。」尹師曰：「涵養本原爲先，救護命寶爲急。」又曰：「一息尚存，皆可復命。」

人若知添油之法，續盡燈而復光明，即如得返魂之香，點枯荄而重茂盛，所以云「油乾燈滅，氣絶身亡」。然非此竅，則不能添油；非添油，則不能接命〔九〕；命不接，則留性不住；性不住，忽一旦無常到來，則懵懵然而去矣。故吕公曰：「嗇精宜及早，接命莫教遲。」果然是接之則長生，不接則夭死。蓋人稟天地氣數有限，不知保養，自暴自棄，如劉海蟾云：「朝傷暮損迷不知，喪亂精神無所據。細細銷磨漸漸衰，耗竭元和神乃去。〔一〇〕」闔闢之機一停，呼吸之氣立斷。嗚呼！生死機關，其速如此，世人何事而不肯回心向道耶？

況此着工夫，最是簡易，不拘行住坐卧，常操此心，退藏夾脊之竅，則天地之正氣可扯而進，與己混元真精凝結丹田，以爲超生之本。蓋以天地無涯之元炁，而續我有限之形軀，不亦易乎〔一一〕？

學者只要認定此竅，守而不離，久久純熟，則裏面皎皎明明，如月在水相似，自然散其邪火，銷其雜慮，降其動心，止其妄念。妄念既止，真息自現，真念無念，真息無息。息無則命根永固，念無則性體恒存。性存命固，息念俱銷，此性命雙脩之第一步也。

嗟乎！人生如無根之樹，全憑氣息以爲根株〔一二〕。一息不來，命非己有。故欲脩長生者，必固其氣。氣固則身中之元氣不隨呼而出，天地之真氣恒隨吸而入。久之，胎息定，鄞鄂成，而長生有路矣。

此段當與第三節蟄藏氣穴同看。

校注

〔一〕參考林子全集艮背行庭。其云：「易曰『洗心退藏於密』，何謂也？林子曰：『洗也者，洗之也。心屬乎火，而藏之以背之水者，洗之之義也。退也者，退之也。心居乎前，而藏之以背之後者，退之之義也。』」又參考九序之「艮背」。其云：「其一曰艮背，以念止念以求心。易曰『艮其背』。背字從北從肉，北方水也，而心屬火，若能以南方之火而養之於北方之水焉，易之所謂『洗心退藏於密』者是也。其曰『以念而止念』者，蓋以内念之正而止外念之邪也。然聖人貴無念，而内念雖正，是亦念也，豈程子所謂内外兩忘邪？此蓋以妄離妄，以幻滅幻，而古先聖人所相傳受之心法也。故必先忘其外，而後能忘其内者，學之序也。」

〔二〕參考三教正宗統論心聖直指艮背心法。其云：「林子曰：『若夫以心之火之南而藏之於背之水之北，豈惟水不能幹，火不能滅，而亦且能交相養而互相用者，其神之所爲乎？』」

〔三〕參考三教正宗統論心聖直指艮背心法。其云：「林子曰：『艮背之功，以念止念之心法也。』」又云：「然背之真去處也，元不隨身而動，猶天之北辰也，亦元不隨天而轉矣。」又云：「人之一身，固獲艮背以爲用矣。若精神命脈之以和以調，視聽持行之以運以用，而艮背則但止其所而已，夫何爲哉？獨不觀之天乎？天之全體，亦獲北辰以爲用矣。若日月星辰之以照以臨，雨風露雷之以鼓以潤，而北辰則但居其所而已。」又云：「初學之士，先須念三教先生四箇字……念三教先生者，初從口念，而至於背之腔子裏，久則念念只在於背。念念只在於背，則心常在背矣。念即心也，念起於心而非心之外，復有能念也。」又參考權實艮背權實。其云：「洪生問曰：『艮背之教，豈非出於易乎？』林子曰：『然。夫艮背之言雖出於易，而余竊之以接初學之士者，殆非易之所謂真實義也。』『敢問易之真實義？』林子曰：『艮其背者，盎於背也，象曰君子思不出其位，而孟子所謂立天下之正位者，艮背之要旨，入門之大法也。而余每竊之以爲教者，庶或有信而從之矣。要之，欲人都從背上做工夫，而念念皆歸於背，以收拾此放心，望門而入之一法也。』洪生曰：『文誼嘗竊窺夫子之教，或以艮背爲止念之功，或以艮背爲降伏之法，亦惟存乎其人爾，豈非釋氏所謂權實二用也？』林子曰：『然。余或以易之艮背而與初學者道也，只從念之路頭上做工夫者，其權乎？余或以易之艮背而與上達者道也，又從心之實地上做工夫者，其實乎？然念雖起於心，而心之實地，則本無念也。心本無念，而反爲念之所奪者，此止念之功不可以已也。』」

〔四〕劉希岳朗然子進道詩云：「夾脊雙關至頂門，修行徑路此爲根。華池玉液頻須嚥，紫府元君遣上奔。常使氣衝關節透，自然精滿谷神存。一朝得到長生地，須感當初指教人。」首聯陳虛白規中指南引作「夾脊雙關透頂門，修行逕路此爲尊」。

〔五〕白玉蟾陰陽升降論云：「人之有生，稟大道一元之氣，在母胞繫，與母同呼吸。及乎降誕之後，剪去臍蔕，一點元陽棲於丹田之中。」

〔六〕參考鍾呂傳道集論鍊形。其云：「所呼者，自己之元氣，從中而出……所吸者，天地之正氣，自外而入。根源牢固，元氣不損，呼吸之間可以奪天地之正氣。以氣鍊氣，散滿四大。清者榮而濁者衛，悉皆流通；縱者經而橫者絡，盡得舒暢。寒暑不能爲害，勞苦不能爲虞，體輕骨健，氣爽神清，永保無疆之壽，長爲不老之人。苟或根源不固，精竭氣弱，上則元氣已泄，下則本宮無補，所吸天地之氣，浩浩而出，八十一丈元氣，九九而損，不爲己之所有，反爲天地所取，何能奪於天地之正氣？積而陰盛陽衰，氣弱而病，氣盡而死，復入輪迴。」

〔七〕下文第二節口訣云：「天之極上處，距地之極下處，相去八萬四千里，而天地之中，適當四萬二千里之中處也。若人身一小天地也，而心臍相去亦有八寸四分，而中心之中，適當四寸二分之中處也。」則此處所説腔子在心腎之間，而非臍後命府，實即第二節所説之祖竅，故與文末所説「此段當與第三節蟄藏氣穴同看」牴牾。

〔八〕山根，在兩目間。按：傳統説法，兩目爲日月，故有存想兩目之光者。又有存想眉間者，以之爲丹田。大約在元代，法家以兩目眉心爲日月斗，演出存想光華之法，如道法會元卷七十二雷霆默朝内旨「舌拄上腭目視頂」句注云：「泥丸乃萬神之府，舌爲火官，應心，心乃北斗。面南看，斗口在心，五爲康貞，居兩眉中，乃天罡也。合左日右月，作用三光，吞啗交滚於眉中，兩目倒插，回光下照中宫。良久，復歸兩腎，凝神聚炁。然破軍星上指頂心，則一五七，直如筆，直射入泥丸。法師兩目上視頂中亦然。再吸兩腎日月之光，復昇至兩目，合光上朝泥丸，即默朝上帝之法也。後昇夾脊雙關，次降前面雙目眉中天罡三光，下照玄關。左腎離日，右腎坎月。月中乾金而生白光，金乃月華也。月華者，坎戊月精。月精者，乾金也。金乃陽龍也，陽龍者即元精也。」卷二百四十四玉清靈寶無量度人上道玉清大洞帝一靈出神上道調伏放弄四字口訣又云：「自赤天存神已定，在此不拘行住坐卧，但於暗室中静定，兩目微開，一線視鼻，覺漸次有光直至眉中間洞房穴，係神出入之地，亦名鵲橋，入去上頂泥丸宫，凝然大定於頂門，收入玄關而止。」此後，山根逐漸受到重視。存想山根，又與回光之法結合，所謂「兩目垂簾，回光自照」。邵康節曰：「天之神發乎日，人之神發乎目。」霞外雜俎云：「人身元神出入目中，五藏精華亦聚於目。」尹志平北遊録云：「人之光明不可散失，光明大則性大，光明小則性小，以此光明照察他人，真僞無遺，還能迴光自照，則光明都在於己。惟有志之士能把握，不至散失。」又云：「禪家有一説，一婦人乘車過門，一僧偶見之，竚目凝視，其車遂增重。蓋其精神已被車載得去也。玉陽大師有言更親切，云：『着物太深者，至滅其性。』師父亦曾説：『人尸上實精英，棺槨多年，化爲魍魎。』豈不是有光明邪？」又云：「人能以志帥氣，不令耗散，則化成光明，積之成大光明。」其後遂有邱祖語録回光之説，再演成金華宗旨，後又被金蓋山繼承發揮，成爲醫世之功。

〔九〕按：明朝中晚期，社會上多有添油接命之説，流行最廣的是橐籥進氣之法，醫家也採其説。醫家如嘉靖元年（一五二二）成書的韓氏醫通同類勿藥章已載進氣之説，韓懋説：「參同契云『同類易施功，非種難爲巧』，雖云丹法，移之治病，雅有神化。予嘗考古今養生家千條萬訣，莫要於『人壞人補』之一語，即内經『形不足者，温之以氣』也。漫述數端，勿藥有喜，庶醫之完技云。凡肩背、肢節、骨腕、筋會之處注痛，多屬痰凝氣滯。不拘男女，但取神旺氣長者，令以口對患處，隔絹綿進氣，不呵不吹，極力努氣使入透，覺暖至熱，又易一人，以愈爲度……腎虚腰痛，令少陰掌心摩擦，每至萬餘，或令進氣於腎俞之穴。丹田冷者，亦摩擦而進於臍輪，其功尤烈。」又如李時珍本草綱目人氣謂：「下元虚冷，日令童男女以時隔衣進氣臍中，甚良。凡人身體骨節痺痛，令人更互呵熨，久久經絡通透。又鼻衄金瘡，噓之能令血斷。時珍曰醫家所謂元氣相火，仙家所謂元陽真火，一也。天非此火不能生物，人非此火不能有生，故老人虚人，與二七以前少陰同寢，藉其薰蒸，最爲有益。杜甫詩云『暖老須燕玉』，正此意也。但不可行淫，以喪寶促生耳。近時術家令童女以氣進入鼻竅、臍中、精門，以通三田，謂之接補。此亦小法，不得其道者，反以致疾。按謝承續漢書云：『大醫史循宿禁中，寒疝病發，求火不得，衆人以口更嘘其背，至旦遂愈。』」龔廷賢壽世保元卷十收録之療病槖籥圖、神仙接命秘訣兩節專論此術。丹法中混入此説，目前資料顯示大約在明宣德年間（一四二六—一四三五），魯至剛錦身機要中已有，但不用銀鉛器皿，不用龍虎（童男女），而彼此相吹。此吹氣開關法，錦身機要卷下「虎吹龍笛」載：「笛無孔竅不須横，就便輕吹氣自通。直使箇中一二物，泥丸頂上覺生風。志剛曰：『笛不吹，氣不入；氣不入，路不通；路不通，丹不行。自吹不得，故令彼吹，使氣入路通而丹行也，方可煉之。覺顖門氣透，泥丸風生，此吹笛之驗矣。』」其「降龍丹」注有「栽葱入鼻，開孔竅之不通」之語，略可知其開竅用葱管。魯至剛，毘陵（今常州）人，其臨爐機要序於宣德六年（一四三一）九月三日，故知其活動時間在宣德前後。陸西星三藏真詮（書所記事在一五四七至一五七二年間）載：「予問：『巽風常向坎中吹？』曰：『風有谷，風有道。』再叩之，曰：『俟再言。』……先生一日言：『風道乃任督二脈，彼此吹之，引風而入其道，即是開關展竅。其槖籥，以葱爲之。』」將葱管稱作槖籥，彼此相吹。別家又有器皿槖籥之説，如任拱辰嘉靖二十九年（一五五〇）刻託名陳摶之房中玄機中萃纂要云：「調神功夫，名曰煉補火候。用先天精氣，清秀美色紅白年十六七者，每月依後開日期氣數，以銀或錫造成槖籥，使之呵氣入管，量到，我即收上泥丸，下歸丹田。行至六箇月，顔老還童，發白變黑。久久行之，乃見先天之神功妙用也。古語曰『竹破還須竹補宜』『以氣補氣，壽永天地』，諸經之説同也。上補自鼻，中補自臍，下補自腎。依日期，自下而上曰返，自上而下曰還。此補炁先天之妙用，又曰接命。」則將銀錫打作槖籥了。約在一五四四年，孫教鸞得安某之傳，據其子孫汝忠所作金丹真傳來看，其開關進氣之法，亦是此槖籥之術（仇兆鰲得其開關訣云：

若問開關一着，須明琴劍兩般。惟將一穴透泥丸，蹬開九竅三關。一氣周流復始，頓教改變容顏。往來上下任盤旋，從此河車運轉）。考察接補之說，其實源自陰丹，唐代王屋真人口授陰丹秘訣靈篇「玄牝之門通且和」句注云：「此補之道也，所謂陰陽相合，更相補養。夫玄爲鼻，主入炁；牝爲口，主出炁。出炁與命門入炁相應，一出一翕，相續不斷，暢極即止，亦無定數。諸炁不泄，凝結爲精，精既補焉，何疾之有？」是說口鼻與命門相應，陰陽事中呼吸可以補養。其「欲求此生壽無極，陰户初開别消息」句注云：「夫長生之術，如接樹焉，以命續命者也。然則接樹之法，雖以枝接之，至於妙用之要，假元炁陽和之力。續命之法，有同於此。夫陰門初開，必有血候，初正腠理始通，陰陽相感，此時也者，將有孕也。夫將成後人之命，而續我前命，事既相類，理亦昭然。唯於此時，要在勿泄。然自古道者相傳，皆言施之於人則生子，存之於己則生身，此之謂矣。」已言接命之方，猶如接樹。北宋張伯端改造其說，棄形用炁，演成取坎填離之術，創作出名著悟真篇。元代陳致虛張揚悟真之說，並引素問「精不足者補之以味，形不足者補之以炁」之語，於參同契分章注中發揮道：「只此一語，盡露金丹。及文王重伏羲之易曰『西南得朋』，此又露補炁之方。孔子又曰『同聲相應，同氣相求』，此又指補炁之類。老子則曰『玄牝之門，是爲天地根』，此却明補炁之門。參同契歷歷指示藥物鼎爐、斤兩火候、金炁相胥，真人潛深淵之誨最明且切。復於下篇法象比喻，聖聖相傳，其揆一也。故金液九還大丹，無非補其一炁耳。然補陰必用陽，補陽必用陰。本乎太極之炁，借名金丹。」陳致虛所言彼家接命之術，對後世影響頗大。丹家或沿用其說，或改造其語以爲己用。進氣術至現代，則謂專用童男女進氣，稱作三家之法。添油續燈之喻，唐代已經出現，如孫思邈孫真人備急千金要方說：「所以善攝生者，凡覺陽事輒盛，必謹而抑之，不可縱心竭意以自賊也。若一度制得，則一度火滅，一度增油；若不能制，縱情施瀉，即是膏火將滅，更去其油，可不深自防？」又如胎息神會內丹七返訣說：「是以人之存者，神也。神之存者，炁也，精也。炁衰則神弱，炁壯則神强。儻使神衰炁弱，宅豈能全？治炁養神，切須固守，以至魂飛魄落，則追悔何爲？立招傷敗。此可喻之於燈。燈以油爲母，母若既盡，燈何存焉？」至宋代翁葆光始有「油盡燈滅，髓竭身亡」之語。金晶論利用傳統精、髓之說，謂：「金晶者，上朝離宫，而過入於華池，爲之津液，下降丹田，却成其汞。汞者是血，血傳入骨爲髓，如油盡燈滅，髓盡人亡。故云欲要不老，還晶補腦；若要身强，烹液納堂。」則在油燈論中移植進了還精補腦之說。元代李鵬飛三元延壽參贊書中說「油盡燈滅，髓竭人亡；添油燈壯，補髓人强」，又說：「年高之時，血氣既弱，覺陽事輒盛，必慎而抑之，不可縱心竭意。一度不泄，一度火滅；一度火滅，一度添油。若不制而縱情，則是膏火將滅，更去其油……黄庭經云：『急守精室勿妄泄，閉而寶之可長活。』」則說節欲爲添油補髓。又佛典以燈爲慧之喻，故以戒爲添油，如達磨大師破相論云：「長明燈者，即正覺心也。覺之明瞭，喻之爲燈。是故一切求解脱者，以身爲燈臺，心爲燈炷，增諸戒行，以爲添油。智慧明達，喻如燈火常燃。」王重陽重陽全真集云：「多收慧草廣添油，一點明燈在裏頭。照見五門皆洞達，教公拍手笑無休。」大約亦是此意。明代以後，添油接命浸衍爲一說，亦衍生出接命藥方。圭旨所言添油接命，運用傳統道家氣論，改造彭曉之說，別開生面，頗有精到之處。又按：圭旨存山根、通夾脊、達命府之添油接命說，後世演爲補虧之法，詳張松谷丹經指南補虧正法與張百熹補天髓。哈他瑜伽中有用鉛條開陰莖孔道而吹氣入尿道者（讓人想起陸西星破僞論中所說「用鉛劍以開關」之語），據不死與自由——瑜伽實踐的西方闡釋說：「在尿道對液體的吸收和排出的情況中，讓・菲約紮認爲，這種現象可以用吹氣進入膀胱來解釋。他的解釋立足於赫特瑜伽燈論(Ⅲ，86)中的一段文字上：『用一箇好的管子，小心的，輕輕的把一股氣吹向雷電之洞中[vajra＝尿道](按：此節王志成哈達瑜伽之光中翻譯爲「建議通過一根管子努力把空氣吹進尿道中。爲了空氣的運行，應該非常緩慢地吹」)。』梵文評注提供了這種操作的細節：『用鉛作一根小棍，要光滑，十四指的長度，練習使它進入尿道中。第一天插入一指寬。第二天，兩指寬……如此類推，逐漸增加。當插入到二十指寬時，尿道就清潔了。製作一箇類似的小棍，有一兩指長的彎曲部分，上面有一箇洞，把它插進去十二指寬。要把兩指長的彎曲部分留在外面，洞口向上。然後用一箇象寶石匠用來吹火的吹管一樣的吹管，把它的末端插入帶孔兩指長的彎曲部分，把管子的頂端插入尿道十二指的長度，然後開始吹氣。就這樣，這箇管道的清潔就順利完成了。然後，要實踐用尿道吸水。』」並有回攝精液之術，不知哈他瑜伽與橐籥進氣方術有無技術上的交流。

〔一〇〕「朝傷暮損」詩出自曹文逸靈源大道歌，群仙珠玉集成等題爲海蟾作。

〔一一〕參考彭曉周易參同契分章通真義。其云：「喻修還丹全因元氣而成，是將無涯之元氣，續有限之形軀。無涯之元氣者，天地陰陽長生真精，聖父靈母之氣也。有限之形軀者，陰陽短促濁亂，凡父母之氣也。故以真父母之氣，變化凡父母之身，爲純陽真精之形，則與天地同壽也。」

〔一二〕此句出自白玉蟾勸道文。

玉液煉形圖

小小壺中別有天，鐵牛耕地種金蓮。這般寶物家家有，因甚時人不學仙。〔一〕

妙用如江河，周流無窮已。長養玄谷芝，灌溉瑶池水。〔二〕

煉液如泉曾有訣，安心是藥更無方。積氣開關通大道，一渠流轉入〔三〕瓊漿。

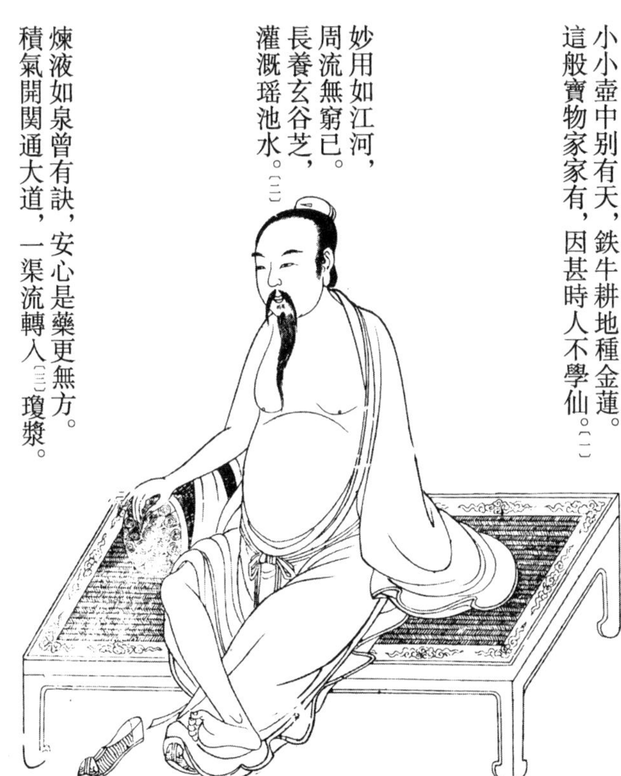

校　注

〔一〕此詩出自蕭廷芝金丹大成集七言絶句。

〔二〕此詩爲施肩吾静中吟之一。

〔三〕「入」，原作「八」，據韓抄本改。

玉液錬形法則

初學之人，平素勞碌，乍入圜中，一旦安逸，逸則四肢不運動，安則百節不流通。以致脉絡壅塞，氣血凝滯，此通關蕩穢之法不能無也。

此法先用行氣主宰，照在玄膺一竅。此竅可通氣管，即黄庭經所謂「玄膺氣管受精符」是也。少頃，則津液滿口，如井水然，微漱數遍，徐徐以意引下重樓，漸達膻中、尻〔一〕尾、中脘、神闕，至氣海而止。就從氣海分開兩路，至左右大腿，從膝至三里，下脚背及大拇指，又轉入湧泉，由脚跟脚彎循大腿而上至尾閭，合做一處，過腎堂、夾脊雙關，分送兩肩、兩膀、兩臂至手背。由中指轉手掌，一齊旋廻。過手腕，由胸傍歷腮後，從腦灌頂，復下明堂、上腭，以舌迎之，至玄膺而止。此爲一轉畢。稍停，又照前行功，則壅滯之處漸次疏通，不惟貫穿諸經，亦能通達諸竅，即心印經所謂「七竅相通，竅竅光明」是也。盖吾人靈明一竅，六合而內，六合而外，本無不周，本無不照。其不能然者，爲形所礙耳。直要鍊到形神俱妙，方纔與道合真。

夫行氣用眼者，何也？故施肩吾曰：「氣是添年藥，心爲使氣神。若知行氣主，便是得仙人。〔二〕」昔人謂「目之所至，心亦至焉〔三〕；心之所至，氣亦至焉〔四〕」，斯言近之矣。鍊形用液者，何也？道家謂之蕩穢。玉液是津，玉池是口。黄庭内景云：「口爲玉池太和官，漱咽靈液灾不干，體生光華炁香蘭，却滅百邪玉鍊顔，審能脩之登廣寒。」盖液中有氣，氣中有液，液氣相生，日充月盛，爲金液之基，作潤身之寶。况能穿關透節，無處不到。古歌曰：「華池神水頻吞嚥，紫府元君直上奔。常使氣通關節透，自然精滿谷神存。〔五〕」夫玄膺一竅，乃是津液之海，生化之源，溉灌一身，皆本於此。故太上云：「舌下玄膺生死岸，子若遇之昇天漢。」法華經頌云：「白玉齒邊流舍利，紅蓮舌上放毫光。喉中甘露涓涓潤，心内醍醐滴滴涼。〔六〕」此乃小玉液煉形法也。

人之孔竅所以通乎其虚，達乎其氣，而周流於一身之内焉。一或有所蔽塞，則爲瘀痰、爲壅血，而一身脉絡不能相通，便生疾病〔七〕。今以此法日行三、五次，但得氣血流通，百脉和暢。病既去矣，止而勿行。此與「退藏救護」是爲表裏，二段並行而不相悖。

夫涵養本原雖是去情識，實除生滅心。心無生滅，身無生滅，定矣。欲除生滅心，必自無念始。無念之積習純熟，足可致無夢；無念之静定純熟，足可致無生。無夢乃現在之大事也，無念乃末後之大事也。無生則不造，無夢則不化，不造不化即不生不滅也。〔八〕

夫學道之士，不患不成，惟患不勤。苟能專精而勤，未有學而不得也。設使立志不堅，信道不篤，朝爲而夕改，始勤而中輟，悦於須臾，厭於持久，欲望與天齊壽，不亦難乎？内觀經云：「知道易，信道難；信道易，行道難；行道易，得道難；得道易，守道難。」若使不難，則滿市皆神仙矣，安足爲異耶？〔九〕

蓋脩道者，如農夫之去草一般，務拔其根，則吾心天真種子自然發生矣〔一〇〕。況此一字法門〔一一〕，徹首徹尾，甚易行，甚有驗。小而試之，可以却病延年；大而用之，可以超凡入聖，在學者用功深淺何如耳〔一二〕。

校　注

〔一〕「尻」，諸本同，疑當作「鳩」。

〔二〕此詩蕭廷芝金丹問答引爲三茅真君作，陳致虚金丹大要引爲茅真君靖中吟。

〔三〕俞琰玄學正宗云：「目之所至，心亦至焉，故内鍊之法，以目視鼻，以鼻對臍，降心火入於氣海，蓋不過片餉功夫而已。」

〔四〕張介賓景岳全書云：「蓋心之所至，氣必至焉。心有疑懼，心不至矣。心有不至，氣亦不至矣。」又，儒者多有志、氣之論。

〔五〕此詩爲朗然子劉希岳詩。

〔六〕金剛般若波羅蜜經感應傳陸翁載：「豈不見仁宗皇帝御讚蓮經云：『六萬餘言七軸裝，無邊妙義内含藏。溢心甘露時時潤，灌頂醍醐滴滴凉。白玉齒邊流舍利，紅蓮舌上放毫光。假饒造罪如山嶽，只消妙法兩三行。』」

〔七〕參考三教正宗統論導河迂談。其云：「林子曰：『七竅也者，所以通乎其虚，達乎其氣，而周流一身之内焉。一或有所蔽塞，則爲瘀痰，爲壅血，而一身之内不相聯屬矣。』」

〔八〕參考李道純中和集教外名言。其云：「今之學者，爲情識之所奪也。欲去情識，先除生滅心。心無生滅，身無生滅，定矣。去生滅心，必自無念之積習純熟，足可致無夢；無念之静定純熟，足可致無生。無夢乃見在之大事也，無念乃末後之大事也。無生則不造，無夢則不化，不造不化即不生不滅也。非高上之士，其孰能與於此？」

〔九〕參考俞琰周易參同契發揮。其云：「若知者能立志，立志者能絶俗，絶俗者能專精，專精者能勤久，未有學而不得者也。世降俗末，去聖逾遠，學者每以躁競之心涉希静之塗，意速而事遲，望近而應遠，皆莫能相終。夫既立志不堅，信道不篤，朝爲而夕改，始勤而中輟，悦於須臾，厭於持久，乃欲與天地齊年，不亦愚乎？内觀經云：『知道易，信道難；信道易，行道難；行道易，得道難；得道易，守道難。』若使不難，則滿市皆神仙矣，安足爲異耶？」

〔一〇〕參考三教正宗統論初學篇。其云：「坐忘論曰：『愛欲思慮，是心荆棘；荆棘未除，嘉苗不茂。』故初學之士，當如耨者之去草，務拔其根，則吾心天然之種子，自然發生矣。」

〔一二〕參考三教正宗統論分摘性空宗旨。其云：「古人曰：『收拾此心，歸於一處，唤作萬法歸一，又名一字法門。』」

〔一三〕參考三教正宗統論天人一氣。其云：「或問：『去病作聖，則固有同與？』林子曰：『心法一也，非惟足以去病，亦且足以作以聖。非惟足以作聖，亦且足以位天地、育萬物。』」「又問：『心之用，至於如是其大與？』林子曰：『心之分量本如是，而非大也。故即此心法以去病，即此心法以作聖，非有二也。特其去其所以害我尺寸之膚，澄其所以穢我清明之躬者，而有大小之别爾。即此心法以養其氣而充乎其體，即此心法以養其氣而塞乎天地，非有二也。特其充滿於一身之内，流行於宇宙之間，而有遠近之殊爾。』」

安神祖竅圖

儒而聖，道而玄，釋而禪，而妙用總持，都歸一貫；

天地靈根、不動道場、玄牝之門、不二法門、真主人、舍利子、真一處、祖氣穴、混沌竅、元始祖炁、至善之地、呼吸之根、甚深法界、自然體、極樂國、戊己門、西南鄉、摠持門。

如如不動空中住，無生無滅無來去。
聖師曾向我叮嚀，此是孔顏真樂處。

一靈妙有，法界圓通。
離種種邊，允執厥中。[一]

這箇竅，絶中邊。無内外，上下圓。東西合，南北全。會此意，便成仙。

藏心於淵，美厥靈根。
中理五炁，混合百神。

性蔽其源學失真，異端投隙害弥深。
推原氣稟由無極，只此一圖傳聖心。[二]

法王城　玄関　空中　真土　欛柄　黄庭

規中　黄中　無極　正位　丹扃

坎離交媾之鄉、千變萬化之祖。

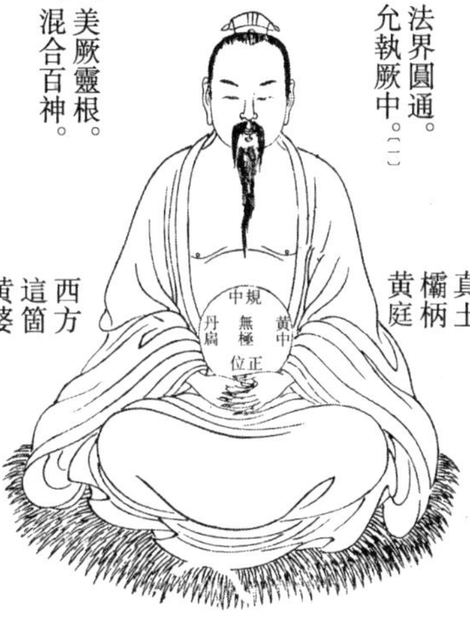

西方　這箇　黄婆　中黄　净土　華光藏

生死不相関之地、鬼神覷不破之機。

黑白相符、先天地主、黄中通理、虛無之谷、蓬萊島、歸根竅、守一壇、如意珠、虛空藏、造化泉窟、宇宙主宰、既濟鼎器、凝結之所、衆妙門、復命関、希夷府、懸胎鼎、寂滅海。

上而天，中而人，下而地，而化機參兩，豈外中庸。[三]

校注

〔一〕參考三教正宗統論三教會編要略卷六。其云：「施肩吾，師事吕洞賓，傳受後隱西山，嘗授其徒李文英十六字曰：『一靈妙有，法界圓通。離種種邊，允執厥中。』世罕知之。」

〔二〕此詩爲朱熹太極圖詩。

〔三〕參考三教正宗統論聯句。其云：「上而天，下而地，中而人，天地人三才都歸真我；聖而儒，玄而道，禪而釋，儒道釋三教只此一心。」又參考性靈詩林子午尼氏讚其五。其云：「寂然不動感遂通，天地日月屬包籠。妙用總持歸一貫，化機參兩有中庸。」

性命雙脩萬神圭旨第二節口訣　安神祖竅　翕聚先天

內附法輪自轉、龍虎交媾二法。

祖竅真際，舉世罕知，不得師傳，儼似暗中射垜。蓋祖竅者，乃老子所謂「玄牝之門」也。悟真篇云：「要得谷神長不死，須憑玄牝立根基。」所以紫陽言脩鍊金丹，全在玄牝，于四百字序云：玄牝一竅，而採取在此、交媾在此、烹煉在此、沐浴在此、温養在此、結胎在此，至於脱胎神化，無不在此〔一〕。脩煉之士，誠能知此一竅，則金丹之道盡矣，所謂「得一而萬事畢」者是也。

然而丹經大都喻言，使學者無所歸着。前輩指爲先天主人、萬象主宰、太極之蒂、混沌之根、至善之地、凝結之所、虛無之谷、造化之源、不二法門、甚深法界、歸根竅、復命關、中黄宫、希夷府、摠持門、極樂國、虛空藏、西南鄉、戊已門、真一處、黄婆舍、守一壇、浄土、西方、黄中、正位、這箇、神室、真土、黄庭，種種異名，難以悉舉。然此一竅，在身中求之，非口、非鼻、非心、非腎、非肝肺、非脾胃、非臍輪、非尾閭、非膀胱、非谷道、非兩腎中間一穴、非臍下一寸三分、非明堂泥丸、非關元氣海，然則果何處耶〔二〕？純陽祖師云：「玄牝玄牝真玄牝，不在心兮不在腎。窮取生身受氣初，莫怪天機都洩盡。〔三〕」

且以生身之理言之，父母一念將媾之際，而圓陀陀、光爍爍，先天一點靈光撞於母胞，如此○而已。儒謂之仁，亦曰無極；釋謂之珠，亦曰圓明；道謂之丹，亦曰靈光。皆指此先天一氣、混元至精而言，實生身之原、受氣之初、性命之基、萬化之祖也。及父母交罷，精血包羅於外，如此◎而已，即吾儒所謂太極是也。由是而五臟，由是而六腑，由是而四肢百骸，由是而能視能聽、能持能行，由是而能仁能義、能禮能智，由是而能聖能神、能文能武。究竟生身本原，皆從太極中那一些兒發出來耳。〔四〕

參同契曰：「人所稟軀，體本一無。元精雲布，因炁託初。」炁一凝定，玄牝立焉。上結靈關，下結氣海。靈關藏覺靈性，氣海藏生氣命〔五〕。性命雖分龍虎二弦，而性命之根則揔持於祖竅之内。故老子曰：「玄牝之門，是謂天地根。」何以謂之玄牝之門，而曰天地根也？豈非吾身之天地，吾身之玄牝耶？吾身天地之根，吾身玄牝之根耶？吾身玄牝之門，吾身天地之門耶？而天地之門之所從出者，獨不有所謂先天地生而爲天地之根乎？故天地之根，乃天地之所由以分天而分地也。而玄牝之門之所從出者，獨不有所謂先玄牝生而爲玄牝之根乎？故玄牝之根，乃玄牝之所由以分玄而分牝也〔六〕。何以謂之玄也？豈非從有名之母中發出來也？何以謂之玄之又玄？豈非從無名之始中發出來也？無名之始，釋氏指爲不二法門。子思曰：「其爲物不二，則其生物不測。」莊子曰：「昭昭生於冥冥，有倫生於無形。」

而欲悟性以見性者，其將求之昭昭而有倫乎？抑亦求之冥冥而無形乎？冥冥無形，莫窺其眹，吾儒所謂無聲無臭，釋氏所謂威音王已前是也。然則何以謂之王？而其所以主張威音者，太極也，故謂之王。余於是而知學仙、學佛者，但覓其王之所在而尊之爾。既尊王矣，而又且併其王而無有之，是遡太極而還於無極也〔七〕。無極者，真中也，故曰「聖聖相傳在此中」。此中就是堯舜允執之中、孔子時中之中、子思未發之中、易之黄中通理之中、度人經之中理五炁之中、釋迦之空中之中、老子之守中之中。

然中字有二義：若曰中有定在者，在此中也；若曰中無定在者，乾坤合處乃真中也。

以其可得而允執也，故曰有定在。然豈特在此一身之內爲然也？是雖一身之外，而遍滿天地，亦皆吾心之中也。又豈特在此天地之內爲然也？是雖天地之外，而遍滿虛空，亦皆吾心之中也〔八〕。易曰：「周流六虛。」然周流於六虛之外，而非不足；退藏於一身之竅，而非有餘〔九〕，故曰「一竅能納太虛空中」〔一〇〕。

道經云：天之極上處，距地之極下處，相去八萬四千里，而天地之中，適當四萬二千里之中處也。若人身一小天地也，而心臍相去亦有八寸四分，而中心之中，適當四寸二分之中處也〔一一〕。此竅正在乾之下，坤之上，震之西，兑之東，八脉九竅，經絡聯輳，虛閑一穴，空懸黍珠，是人一身天地之正中，乃藏元始祖炁之竅也〔一二〕。

若知竅而不知妙，猶知中而不知一。昔人有言曰：「心是地而性是王，竅是中而妙是一。」一有數種，有道之一，有神之一，有氣之一，有水之一，有數之一〔一三〕，有一貫之一，有協一之一，有精一之一〔一四〕，有惟一之一，有守一之一，有歸一之一。歸一者，以其一而歸乎其中也；守一者，以其一而守乎其中也。有中則有一，一而非中，則非聖人之所謂一也；有一便有中，中而非一，則非聖人之所謂中也。故孔子之一，以其中之一而貫之也；堯舜之中，以其一之中而執之也〔一五〕。

伏羲氏之河圖而虛其中者，先天也，乃吾身祖竅之中也。孔子曰「先天而天弗違」，老子曰「無名天地之始」，即釋氏所謂「茫乎無朕，一片太虛」是也。神禹氏之洛書而實其中者，後天也，乃吾身祖竅之一也。孔子曰「後天而奉天時」，老子曰「有名萬物之母」，即道家所謂「露出端倪，一點靈光」是也〔一六〕。然而河圖中矣，中而未始不一；洛書一矣，一而未始不中。中包乎一，一主乎中，豈非精微之妙理、無爲之神機耶？

道德經曰：「多言數窮，不如守中。」洞玄經曰：「丹書萬卷，不如守一。」一者，生生不息之仁也。中庸曰：「脩道以仁。」論語曰：「天下歸仁。」禮記曰：「中心安仁。」周易曰：「安土敦仁。」

予嘗譬之菓實之仁，中有一點者，太極也；而抱之兩者，一陰一陽也。易曰：「易有太極，是生兩儀。」故易也者，兩而化也；太極也者，一而神也〔一七〕。以此一點之神，而含養於祖竅之中，不得勤，不得怠，謂之「安神祖竅」，非所以復吾身之乾元乎？以此一點之仁，而敦養於坤土之中，而勿忘，而勿助，謂之「安土敦仁」，非所以立吾身之太極乎？又若蓮子之屬，中有一條而抱之兩片者，非所謂一以貫之邪？一而二，二而三，三生萬物〔一八〕。故張紫陽云：「道是虛無生一炁，便從一炁產陰陽。陰陽再合成三體，三體重生萬物昌。」

昔文始先生問於老子曰：「脩身至妙至要，載於何章？」老子曰：「在於深根固蔕，守中抱一而已。」「何謂守中？」曰：「勤守中，莫放逸，外不入，內不出，還本源，萬事畢。〔一九〕

故老子所謂守中者，守此本體之中也；儒之執中者，執此本體之中；釋之空中者，本體之中本洞然而空也。老子所謂抱一者，抱此本體之一也；釋之歸一者，歸此本體之一也；儒之一貫者，以此本體之一而貫之也。惟精惟一者，易之所謂「精義入神」者是也；允執厥中者，記之所謂「王中心無爲，以守至正者」是也。夫曰王中心者，蓋以一點之仁主此中心之中，而命之曰王，所謂天君者是也。夫何爲哉？以守至正而已矣。命由此立，性由此存〔二〇〕。此兩者同出異名，原是竅中舊物。如今復返竅中，則蒙莊所謂「南海之儵，北海之忽，相遇於混沌之地」矣。

脩丹之士，不明祖竅，則真息不住，而神化無基；藥物不全，而大丹不結。蓋此竅是摠持之門、萬法之都，亦無邊傍，更無内外。不可以有心守，不可以無心求。以有心守之則着相，以無心求之則落空〔二一〕。若何可也？受師訣曰：「空洞無涯是玄竅，知而不守是工夫。〔二二〕」常將真我安止其中，如如不動，寂寂惺惺，内外兩忘，渾然無事，則神戀氣而凝，命戀性而住，不歸一而一自歸，不守中而中自守。中心之心既實，五行之心自虛，此老子「抱一守中、虛心實腹」之本旨也。

張紫陽云：「虛心實腹義俱深，只爲虛心要識心。」

劉海蟾云：「中央神室本虛閑，自有先天真氣到。」〔二三〕

呂純陽云：「守中絕學方知奧，抱一無言始見佳。」

徐佐卿云：「儵忽遨遊歸混沌，虎龍蟠踞入中黃。」

正陽翁云：「要識金丹端的處，未生身處下工夫。」〔二四〕

如如居士云：「坤之上，乾之下，中間一寶難酬價。」〔二五〕

李清庵中和集云：「兩儀肇判分三極，乾以直專坤闢翕。天地中間玄牝門，其動愈出静愈入。」

王玉陽雲光集云：「谷神從此立天根，上聖强名玄牝門。點破世人生死穴，真仙於此定乾坤。」〔二六〕

譚處端水雲集云：「陰居於上陽居下，陽氣先升陰氣隨。配合虎龍交媾處，此時如過小橋時。」〔二七〕

河上公過明集云：「杳杳冥冥開衆妙，恍恍惚惚葆真竅。斂之潛藏一粒中，放之瀰漫六合表。」〔二八〕

張紫陽悟真篇云：「震龍汞自出離鄉，兑虎金生在坎方。二物總因兒產母，五行全要入中央。」

張景和枕中記云：「混元一竅是先天，内面虛無理自然。若向未生前見得，明知必是大羅仙。」

葛仙翁玄玄歌云：「乾坤合處乃真中，中在虚無甚空闊。簇將龍虎竅中藏，造化樞機歸掌握。」

羅公遠弄丸集云：「一竅虚無天地中，纏綿秘密不通風。恍惚杳冥無色象，真人現在寶珠中。」〔二九〕

天來子白虎歌云：「玄牝之門鎮日開，中間一竅混靈臺。無關無鎖無人守，日月東西自往來。」

張鴻濛還元篇云：「天地之根始玄牝，呼日吸月持欛柄。隱顯俱空空不空，尋之不見呼之應。」〔三〇〕

高象先金丹歌云：「真一之道何所云，莫若先敲戊己門。戊己門中有真水，真水便是黄芽根。」

丁野鶴逍遥遊云：「三教一元這箇圈，生在無爲象帝先。悟得此中真妙理，始知大道祖根源。」〔三一〕

蕭紫虚大丹訣云：「學人若要覓黄芽，兩處根源共一家。七返九還須識主，工夫毫髮不容差。」

李靈陽祖竅歌云：「箇箇無生無盡藏，人人本體本虚空。莫道瞿曇名極樂，孔顔樂亦在其中。」

陳致虚轉語偈云：「一者名爲不二門，得門入去便安身。當年曾子一聲唯，悮了閻浮多少人。」

薛紫賢虚中詩云：「天地之間猶橐籥，橐籥須知鼓者誰。動静根宗由此得，君看放手有風無。」

吕祖純陽文集云：「陰陽二物隱中微，只爲愚徒自不知。實實認爲男女是，真真説做坎離非。」〔三二〕

李道純無一歌云：「道本虚無生太極，太極變而先有一。一分爲二二生三，四象五行從此出。」

壽涯禪師語録云：「陀羅門啓妙難窮，佛佛相傳只此中。不識西來真實義，空穿鐵屐走西東。」〔三三〕

馬丹陽醉中吟云：「老子金丹釋氏珠，圓明無欠亦無餘。死户生門宗此竅，此竅猶能納太虚。」

曹文逸大道歌云：「借問真人何處來，從前元只在靈臺。昔年雲霧深遮蔽，今日相逢道眼開。」

劉長生仙樂集云：「一竅虚空玄牝門，調停節候要常温。仙人鼎内無他藥，雜鑛銷成百煉金。」〔三四〕

李道純中和集云：「乾坤闔闢無休息，離坎升沉有合離。我爲諸君明指出，念頭復處立丹基。」

劉海蟾見道歌云：「函谷關當天地中，往來日月自西東。試將寸管窺玄竅，虎踞龍蟠氣象雄。」

無心昌老秘訣云：「自曉谷神通此道，誰能理性欲脩真。明明説向中黄路，霹靂聲中自得神。」

玉蟾白真人云：「性之根，命之蔕，同出異名分兩類。合歸一處結成丹，還爲元始先天氣。」〔三五〕

緣督趙真人云：「虚無一竅正當中，無生無滅自無窮。昭昭靈靈相非相，杳杳冥冥空不空。」

紫陽張真人金丹序云：「此竅非凡竅，乾坤共合成。名爲神氣穴，内有坎離精。」

瑩蟾李真人道德頌云：「闔闢應乾坤，斯爲玄牝門。自從無出入，三界獨稱尊。」

司馬子微云：「虛無一竅號玄關，正在人身天地間。八萬四千分上下，九三六五列循環。大包法界渾無迹，細入塵埃不見顏。這箇名爲祖炁穴，黍珠一粒正中懸。」〔三六〕已上口訣，皆發明祖竅之妙。

老子曰：「天地之間，其猶橐籥乎。」莊子曰：「樞得其環中，以應無窮。」坤曰：「正位居體。」鼎曰：「正位凝命。」艮曰：「君子思不出其位。」而孟子亦曰：「立天下之正位。」惟此正位也，以言乎其大，則足以包羅乎天地而無外，故謂之廣居，而大道從此出矣〔三七〕。毛詩曰：「秉心塞淵。」太玄經曰：「藏心於淵，美厥靈根。」參同契曰：「真人潛深淵，浮游守規中。」曰塞曰藏，潛而守之之義也。然而浮游二字，不可不知也。浮游者，優游也，即孟子之所謂「勿忘勿助」也，釋氏所謂「應如是住，如是降伏其心」，亦此義也〔三八〕。

校注

〔一〕「採取在此」諸句出自陳虛白規中指南玄牝。金丹四百字序原句爲：「能知此之一竅，則冬至在此矣、藥物在此矣、火候亦在此矣、沐浴亦在此矣、結胎在此矣、脱體亦在此矣。」

〔二〕參考陳虛白規中指南玄牝。其云：「悟真篇云：『要得谷神長不死，須憑玄牝立根基。真精既返黄金室，一顆明珠永不離。』夫身中一竅，名曰玄牝，受炁以生，實爲神府，三元所聚，更無分别，精神魂魄，會於此穴，乃金丹返還之根，神仙凝結聖胎之地也。古人謂之太極之蒂、先天之柄、虛無之宗、混沌之根、太虛之谷、造化之源、歸根竅、復命關、戊己門、庚辛室、甲乙户、西南鄉、真一處、中黄房、丹元府、守一壇、偃月爐、朱砂鼎、龍虎穴、黄婆舍、鉛爐土釜、神水華池、帝一神室、靈臺絳宫，皆一處也。然在身中而求之，非口、非鼻、非心、非腎、非肝、非肺、非脾、非胃、非臍輪、非尾閭、非膀胱、非谷道、非兩腎中間一穴、非臍下一寸三分、非明堂泥丸、非關元氣海。然則何處？」

〔三〕此之「玄牝」，原指兩腎中間。諸真内丹集要引純陽吕真人玄牝歌云：「玄牝之門號金母，先天先地藏真土。含元抱一賴生成，一氣綿綿亘今古。華池神水天地根，鍊之餌之命長存。自古神仙無别法，皆因玄牝立其根。玄牝之門人罕識，想腎存心謾勞力。神仙破盡諸旁門，往往愚迷猶自執。借問如何是玄牝，嬰兒初生先兩腎。兩腎中間一點明，逆爲丹母順成人。一陽萌處急下手，黑中取白無中有。一時辰内管丹成，九載三年徒自守。世人若識真玄牝，不在心兮不在腎。窮取生身受氣初，莫怪天機都泄盡。」故通常以此爲吕洞賓所作。但是，俞琰席上腐談稱「托古人之名爲之者」。碧虚子親傳直指云：「此氣未受形之先，在胎中先受此氣，後生兩腎兩目，由此生心肝脾肺，九竅四肢，次第而成，人象具足。此氣正在空虚之間，名玄牝之門，先師玄牝歌自可詳見。今世人宰豬羊，見兩腎之間，腰脊去處，有一空膜之中，有氣呼吸彭亨，直至肉冷方息者是也。」則玄牝歌似乎乃白玉蟾所作。董思靖道德真經集解云：「朱真人云：『玄牝之門號金母，先天先地藏真土。含元抱息乃生成，一炁虚無亘今古。』又云：『時人要識真玄牝，不在心兮不在腎。窮取生身受炁初，莫怪天機都漏盡。』吕純陽云：『玄牝之門不易言，從來此處會坤乾。呼爲玉室名通聖，號曰金坑理會玄。用似日魂投月魄，來如海脉湧潮泉。機關識破渾閑事，萬里縱横一少年。』」戴起宗紫陽真人悟真篇注疏云：「鮑真人玄牝歌曰：『兩腎中間一點明。』」

則玄牝歌又有朱真人、鮑真人作之說。按：臍下兩腎之間動氣，難經稱其爲人之性命，十二經之根本。楊玄操引玉歷經（或老子中經）注曰：「臍下腎間動氣者，丹田也……在臍下三寸，方圓四寸，附着脊脉兩腎之根。其中央黄，左青右白，上赤下黑。」將煉養與醫學統合，其後醫家、丹家多沿用其說。如王執中鍼灸資生經說「關元，乃丹田也。諸經不言，惟難經疏云：『丹田在臍下三寸，方圓四寸，着脊樑兩腎間』」，葉士表悟真注謂「兩腎中間，混元一穴是也」。道樞黄庭篇更將其稱爲玄關，云：「腎堂者，玄關也。心腎合爲一脈，其白如綿，其連如環，其中廣一寸有二分，包一身之精粹，是爲九天真一靈和之妙氣，至精活命之深根者也。」李簡易丹經指要發揮說：「黄庭内景經云：『兩腎水王對生門，出入日月呼吸存。』是一身上下之正中，樞轄經緯，前向臍，後對腎，有如混沌。心腎合爲一脈，其白如綿，其連如環，廣一寸二分，包一身之精粹，元氣係之於此。修真之士，採鉛投汞，一點落於此中，所謂立基一百日是也。此基既成，方名玄牝。」李簡易後學王珪修學内煉，「未及一月，丹道即驗，所謂金光遍體，瓊樓絳闕，龍虎嬰姹，須臾恍惚，分明呈現」，依其實踐基礎與醫學理論，而作泰定養生主，其論衰老云：「夫二五之精，妙合而凝。兩腎之間，白膜之内，一點動氣，大如箸頭，鼓舞變化，開闔遍身，薰蒸三焦，消化水穀，外御六淫，内當萬慮。」此說爲明清醫家襲用。趙棣華中西醫結合探臟腑一書中以爲此命門（丹田）即腎上腺，頗有見地。按：此玄牝命門之說，源自煉養家内視曆藏之術。

〔四〕參考林子全集性命仁丹神丹。其云：「或問：『幾希性命之仁，非世所稱丹心一點炯炯而不昧者乎？然而何以謂之神丹？』林子曰：『幾希即是性命，性命即是神丹。故惟此幾希性命而於子宫，即是我之神丹也。由是而五臟，由是而六腑，由是而四肢百骸，由是而能視能聽、能持能行，由是而能仁能義、能禮能智，由是而能聖能神、能文能武，其可得而擬議乎？其可得而測量乎？』」又參考林龍江先生十札袁太史宗道原柬。其云：「蓋父母媾精，一點落於子宫，吾身之至寶，吾身之真丹也。而此丹何其靈與？由是而五臟六腑，由是而四肢百骸，由是而能視能聽，能持能行，四端俱足，萬善皆備，而大而化，而聖而不可知，都從子宫之一點發出來爾。」

〔五〕參考三教正宗統論行庭心法。其云：「林子曰：『人未生以前，未有性命，未有此一點靈光。至始生之時，天乃命之以性，即有此一點靈光者，繼善而成性也。即此一點靈光，易謂之太極，而性命未始分也。至太極而陰陽焉，則性命分矣。性則寄之於内肉團心裏，即名神；命則寄之於臍於腎，即名曰氣曰精。』」

〔六〕參考三教正宗統論道德經釋略。其云：「『何以謂之玄牝之門，而曰天地根也？』林子曰：『吾身之天地，吾身之玄牝也。吾身天地之根，吾身玄牝之根也。吾身玄牝之門，吾身天地之門也。易曰闔户謂之坤，闢户之謂乾。余於是而知天有天之門，地有地之門，而天地之門之所從出者，獨不有所謂先天地生而爲天地之根乎？故天地之根乃天地之所由以分天而分地也。猶玄有玄之門，牝有牝之門，而玄牝之門之所從出者，獨不有所謂先玄牝生而爲玄牝之根乎？故玄牝之根乃玄牝之所由以分玄而分牝也。然則天地之根也，其在於玄之門乎？其在於牝之門乎？抑亦在於玄牝之門乎？知道者自能識之。』」

〔七〕參考三教正宗統論見性篇。其云：「或問：『釋氏所謂威音王已前者，何義也？』林子曰：『儒者所謂無聲無臭，太虚是也。』『然則何以謂之王也？』林子曰：『其所以主張威音者，太極乎？故謂之王。余於是而知學佛者，但覓其王之所在而尊之爾，即尊王矣，而又且併其王而無有之。太極本無極者，太虛也。』」

〔八〕參考三教正宗統論心聖分合統論。其云：「林子曰：『中有定在者，在此中也；而曰中無定在者，乾坤合處乃真中也。以其可得而允執也，故曰有定在。然豈特在此一身之内爲然也？是雖一身之外，而遍滿天地，亦皆吾心之中也。又豈特在此天地之内爲然也？是雖天地之外，而遍滿虛空，亦皆吾心之中也。易曰周流六虛，余亦曰此心滿六虛。』」

〔九〕參考三教正宗統論中一緒言。其云：「性如子曰：『道通天地，而天地之外非大也；道蘊一竅，而一竅之内非小也。故周流於六虛之外，而非不足；退藏於一人之身，而非有餘。而其所以退藏於一人之身者，乃其所以周流於六虛之外也。』」

〔一〇〕何道全摩訶般若波羅蜜多心經注云：「萬竅都因一竅通，一竅能納太虛空。若還拿住玄中竅，擺手皆歸大道中。」

〔一一〕參考林子全集九序之「安土敦仁」。其云：「其四曰安土敦仁，以結陰丹。天之極上處，距地之極下處，相去八萬四千里，而天地之間，適當四萬二千里之中處也。若人身一小天地也，而心臍相去亦有八寸四分，而天地之間，適當四寸二分之中處也。其曰土者何也？東木、西金、南火、北水，而中央土也。苟能以吾心一點之仁而安於土中以敦養之，水火既濟，乃結陰丹。」

〔一二〕陳虛白規中指南云：「老子曰：『多言數窮，不如守中。』正在乾之下，坤之上，震之西，兑之東，坎離水火交媾之鄉。人一身天地之正中，八脉九竅，經絡聯輳，虛閑一穴，空懸黍珠，不依形而立，惟道體以生。似有似無，若亡若存，無内無外，中有乾坤，黄中通理，正位居體。」

〔一三〕參考三教正宗統論分摘玄宗大道上。其云：「老子曰『聖人抱一爲天下式』，吕知常曰『一者人之真性也』。道書言一，亦有數種，有道之一，無一之一也；有神之一，真一之一也；有氣之一，一氣之一也；有水之一，天一生水之一也；有數之一，一爲生數之根也。若抱一之一者，乃神之一，真一之一也。」

〔一四〕參考林子全集儒經訊釋。其云：「林子曰：『一貫之一，協一之一，精一之一，德惟一之一，所以行之者一之一，同邪非邪？』」

〔一五〕參考林子全集道統中一經。其云：「三一教主言：『禪門而空□歸丨者，以其丨而歸乎其□也；玄門而守□得丨者，以其丨而守乎其□也。至於堯、舜之□，孔子之丨，亦復如是。余於是而知有□則有丨，丨而非□，則非聖人之所謂丨也；有丨則有□，□而非丨，則非聖人之所謂□也。故孔子之丨，以其□之丨而貫之也；堯、舜之□，以其丨之□而執之也。』」又云：「三一教主言：『三尼道統，不言□則言丨者，何也？蓋言丨，則□即在於丨，而丨也者，所以貫乎其⊟矣。言□，則丨即在於□，而⊟也者，所以得乎其丨矣。』」

〔一六〕參考林子全集道統中一經。其云：「林子曰：『虚其○者，無極也，先天之學也，以效吾身之河圖也，故能超出於虚空之外，孔子曰先天而天弗違。實其●者，太極也，後天之學也，以效吾身之洛書也，亦能充塞於天地之間，孔子曰後天而奉天時。』」又參考河圖洛書虚實奇偶。其云：「林子曰：『河圖之虚其中者，釋氏則謂之○，所謂能會這箇麽者是也；洛書之實其中者，道家則謂之⊙，所謂一點靈光是也。』」

〔一七〕參考林子全集道統中一經。其云：「三一教主言：『果實之仁，○有一點者，太極也；而抱之兩者，一陰一陽也。易曰：易有太極，是生兩儀。故易也者，兩而化也；太極也者，●而神也。而無極也者，未始

●也，先天也。』」

〔一八〕參考林子全集道統中一經。其云：「若蓮子之屬，□有一丨，而抱之以兩者，非所謂丨以貫之邪？一而二，二而三，三生萬物。故曰得其一，成事畢。」

〔一九〕參考三教正宗統論道德經釋略。其云：「文始先生問老子曰：『道德經脩身至妙至要，在於何章？』老子曰：『在於守中抱一，深根固蒂。』曰：『何謂守中？』老子曰：『中者，中宮也。原夫赤子在母胎中，臍蒂與母臍蒂相連，暗注母炁，母呼亦呼，母吸亦吸，綿綿十月，炁足神備，脱蒂而生。亦由菓之受氣既足，脱蒂而下也。臍間深入三寸，謂之中宮，亦曰黃庭，男子謂之炁海，婦人謂之子宮。吾昔受之於太上大道君口訣曰：「勤守中，莫放逸，外不入，內不出，還本源，萬事畢。」勤守中、莫放逸者，一意以守炁海，不可須臾離也；外不入、內不出者，令往來之息，兀然注於中宮炁海之內，勿使息之出入也；還本源者，臍間乃一萬三千五百息之源，五臟六腑生炁之本，以息還歸本源，以神馭之，使息住息定者，此至聖至神之道。非天下真仙之才，其孰能與於此也？』」

〔二〇〕參考林子全集河圖洛書吾身河洛。其云：「故曰王中心無爲、以守至正者是也。夫曰王中心者，蓋以主此中心之中，而命之曰王，所謂天君者是也。夫何爲哉？以守至正而已矣。命由此立，性由此存。」

〔二一〕參考陳虛白規中指南玄牝。其云：「徑寸之質，以混三才。在腎之上，〔處〕心之下，彷彿其內，謂之玄關。不可以有心守，不可以無心求。以有心守之，終莫之有；以無心求之，終見其無。若何可也？蓋用志不分，乃凝於神。但澄心絶慮，調息令勻，寂然常照，勿使昏散。候氣安和，真人入定，於此定中，觀照內景，纔若意到，其兆那萌。」

〔二二〕「空洞無涯是玄關」之説，又見袁黄攝生三要養神，其云：「老子曰綿綿若存，謂之曰存，則常在矣；謂之曰若，則非存也。故道家宗旨，以空洞無涯爲元竅，以知而不守爲法則，以一念不起爲功夫。檢盡萬卷丹經，有能出此者乎？」又明文海袁黄答嚴天池問調息書云：「就老氏而言，則必取先天一竅，然後調息以守之。而其最上最真之道，則非有作有軌也。以空洞無涯爲元竅，以知而不守爲法則，以綿綿若存爲節度，以一念不起爲工夫。藥物之老嫩浮沉，火候之文武進退，皆於直息中辯驗。足下試檢盡萬卷丹經，有能出此者乎？」

〔二三〕陳致虚金丹大要上藥云：「金丹歌曰：『身譬屋兮屋譬身，却將居者比精神。』又云：『中央神室本虚閑，自有先天真氣到。』」

〔二四〕参考李西月重編張三丰先生全集先天鼎器云：「一從識破鴻濛竅，認得乾坤造化爐。不用神功調水火，自然靈氣透肌膚。朝朝黄鶴藏金鼎，夜夜銀蟾灌玉壺。要識金丹端的事，未生身處下功夫。」

〔二五〕龔居中福壽丹書玄修篇之後附修丹摘要玄關問答載：「師問曰：『虚無在何處？』答曰：『虚無不離方寸。』師問曰：『方寸在處何？』『坤之上，乾之下，中間一竇難酬價。』」按：此語原爲宋仁宗贊達摩之語。蔣一葵堯山堂外紀卷四十五載：「少林寺有達磨面壁庵，壁上有達磨身影透入，人有屢磨之不能去，仁宗嘗作一贊云：『坤之上，乾之下，中間一竇難酬價。十萬里來作證明，面壁九年不説話。如何贊，如何畫，一回提起一回怕。』」

〔二六〕陳致虚金丹大要道德經轉語谷神不死章第六云：「谷神無始立天根，上聖强名玄牝門。點破世人生死窟，神仙只此定乾坤。」

〔二七〕蕭廷芝金丹大成集七言絶句云：「陰居於上陽居下，陽氣先升陰後隨。配合虎龍交媾處，此時如過小橋時。」

〔二八〕此詩爲盧文輝性靈詩之老子清尼氏讚其四。

〔二九〕王惟一道法心傳玄牝云：「一竅虚無天地根，綿綿密密不通風。恍惚杳冥包有象，真人出現寶珠中。」

〔三〇〕李通玄悟真集歎不識性命歌云：「真空性，真空性，無色無聲難視聽。隱顯虚空空弗空，尋之不見呼之應。」

〔三一〕龔居中福壽丹書玄修篇之後附修丹摘要載：「三教一元太極○，這一圈○，生生無名象帝先。悟得此中真妙訣，始知大道祖根源。」

〔三二〕魯至剛采機機要云：「陰陽二物隱中微，只爲愚徒自不知。實實認爲男女是，真真説做坎離非。要將此理深深究，莫把斯言淺淺析。知了愈加宜謹慎，訴人必定被他譏。」

〔三三〕此詩爲盧文輝性靈詩之真實義。

〔三四〕此詩爲盧文輝性靈詩之答人問玄牝二首其一。

〔三五〕天來子青龍歌云：「性之根，命之蔕，同出異名分兩類。合歸一處結成丹，還爲元始先天氣。命之蔕，性之根，元始巍巍太上尊。取來鍊作長生藥，一粒教君性命存。」

〔三六〕龔居中福壽丹書玄修篇之後附修丹摘要大道正宗載：「虚無一竅號玄關，正在人身天地間。八萬四千分上下，九三二八列循環。大包宇宙渾無數，細入微塵不見顔。真箇懸胎金鼎器，分明指出在形山。」

〔三七〕參考三教正宗統論分内集自序。其云：「林子曰：『身也者，身也，體也。乾爲首，坤爲腹，腹亦體也。

坤曰正位居體，鼎曰正位凝命，艮曰君子思不出其位，而孟子亦曰立天下之正位。惟此正位也，以言乎其大，則足以包羅乎天地而無外，故謂之廣居，而大道從此出矣。』」

〔三八〕參考三教正宗統論中一緒言。其云：「道書曰：『真人潛深淵，浮游守規中。』劉燿問：『何謂也？』性如子曰：『深淵者，吾身之真去處也。潛而守之，即易之洗心退藏於密也。詩曰秉心塞淵。太玄經曰藏心于淵。曰塞曰藏，潛而守之之義也。然而浮游二字，不可不知也。浮游者，優游也，即孟子之所謂勿忘勿助也。而釋氏所謂應如是住、如是降伏其心者，不由此而可以類推乎？』」

法輪自轉圖

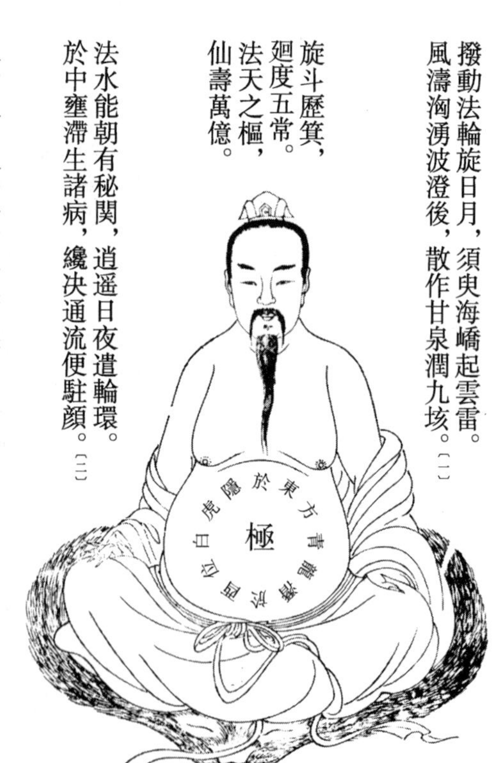

接三陰之正氣於風輪，其專精之名曰太玄；棲三陽之正氣於水樞，其專精之名曰太一。太一，正陽也；太玄，正陰也。陽之正氣其色赤，陰之正氣其色黑。水，陽也，而其伏爲陰；風，陰也，而其發爲陽。上赤下黑，左青右白，黃潛於中宮，而五運流轉，故有輪樞之象焉。

撥動法輪旋日月，須臾海嶠起雲雷。
風濤洶湧波澄後，散作甘泉潤九垓。〔一〕

旋斗歷箕，
廻度五常。
法天之樞，
仙壽萬億。

法水能朝有秘關，逍遥日夜遣輪環。
於中壅滯生諸病，纔决通流便駐顔。〔二〕

水涵太乙之中精，故能潤澤百物而行乎地中；風涵太玄之中精，故能動化百物而行乎天上。上赤之象，其宮成離；下黑之象，其宮成坎。夫兩端之所以平者，以中存乎其間故也。〔三〕

校注

〔一〕此詩出自蕭廷芝金丹大成集七言絶句。

〔二〕此詩出自韓逍遥内指通玄秘訣。

〔三〕參考子華子陽城胥渠問。其云：「子華子曰：『接三陰之正氣於風輪，其專精之名曰太玄；棲三陽之正氣於水樞，其專精之名曰太一。太一，正陽也；太玄，正陰也。陽之正氣其色赤，陰之正氣其色黑。水，陽也，而其伏爲陰；風，陰也，而其發爲陽。上赤下黑，左青右白，黄潛於中宫而五運流轉，故有輪樞之象焉。水涵太一之中精，故能潤澤百物而行乎地中；風涵太玄之中精，故能動化百物而行乎天上。上赤之象，其宫成離；下黑之象，其宫成坎。夫兩端之所以平者，以中存乎其間故也。』」

法輪自轉工夫

三教法門，同途異轍，迹雖分三，理則一也。如此着工夫，釋家謂之法輪，道家謂之周天，儒家謂之行庭。

易曰：「艮其背，不獲其身；行其庭，不見其人。無咎。」行庭者，天行健之之行也。天之行也，日一周天，何其健與！若吾身亦一小天地者，周天之行健也。易曰：「天行健，君子以自强不息。」然吾身中之黄庭，太極立焉，而天則旋乎其外，而往來之不窮矣。艮曰

「時止則止」，太極立焉；「時行則行」，周天行焉。又不觀之繫辭乎？繫辭曰：「日月相推，而明生焉。」又曰：「寒暑相推，而歲成焉。」又曰：「屈伸相感，而利生焉。」此行庭之心法也。〔一〕

何爲立極〔二〕？即前所謂心中之仁，安於中心之中，而爲土中者，以敦養之，自有消息真機，而心身性命相爲混合矣。一屈一伸，一往一來，真有若日月之代明，寒暑之錯行，其殆天運之自然，是亦吾身之一天地也。始而有意，終於無意〔三〕。

起初用意引氣旋轉，由中而達外，由小而至大，口中默念十二字訣曰：「白虎隱於東方，青龍潛於西位。」一句一圈，數至三十六遍而止。及至收回，從外而旋內，從大而至小，亦念訣曰：「青龍潛於西位，白虎隱於東方。」亦數三十六遍，復歸太極而止，是爲一周天也。久則不必用意，自然璇璣不停，法輪自轉，真箇有歇手不得處。

全陽子云：「與日月而周回，同天河而輪轉。輪轉無窮，壽命無極。〔四〕」鳴道集云：「安閑自得長生道，晝夜無聲轉法輪。」韓逍遥云：「法輪要轉常須轉，只在身中人不見。駕動之時似日輪，日輪向我身中轉。」又云：「法輪轉得莫停留，念念不離輪自轉。」〔五〕當其轉也，滃然如雲霧之四塞，颯然如風雨之暴至，恍然如晝夢之初覺，渙然如沉痾之脱體。精神冥合，如夫婦之交接；骨肉融和，如澡浴之方起〔六〕。易曰：「黄中通理，正位居體，美在其中，而暢於四肢。」斯言信矣。

校注

〔一〕參考林子全集艮背行庭。其云：「『夫曰庭矣，而又曰行其庭也，敢問行之之義？』林子曰：『行也者，行之也，天行健之之行也。天之行也，日一周天，何其健與！若吾身亦一小天地者，周天之行健也。易曰天行健，君子以自强不息。然吾身之庭，太極立焉，而天則旋乎其外，而往來之不窮矣。艮曰時止則止，太極立焉；時行則行，周天行焉。又不觀之繫辭乎？繫辭曰日月相推而明生焉，又曰寒暑相推而歲成焉，又曰屈伸相感而利生焉，此行庭之心法也。』」又云：「或問：『行庭者，中心之中也，而曰天地之間者，何義也？』林子曰：『人之首，崑崙山也。四肢，四海也。腹中，國也。腹爲中國，而北則恒山，南則衡山，東則泰山，西則華山，而腹之中，中國之中也，嵩山對峙乎其中矣，故曰土中。易曰乾爲首，坤爲腹，又曰正位居體，體亦腹也。坤屬土，又曰行其庭，亦坤之土也。然而何者謂之天地之間乎？知天地則知吾身矣。然而何者謂之吾身天地之間乎？心臍相距八寸四分，是乃吾身天地之間。中心之中者，庭之中也，獨不觀之雞子乎？雞子之中黄者，土中也，天地之間也。易曰黄中，是亦中黄之義也。中黄之中有一點者，雞子之太極也，故中國之中曰土中，而吾身之中亦曰土中；雞子之中曰黄中，而吾身之中亦曰黄中。』」

〔二〕參考林子全集艮背行庭。其云：「『易曰君子思不出其位，敢問何者之謂位？豈非其所止之位者中歟？』林子曰：『背之中，位也；庭之中，亦位也。故思不出於背之中也，位之以存心矣；思不出於庭之中也，位之以立極也。』」

〔三〕參考林子全集艮背行庭。其云：「或問：『行庭心法，豈不有所謂真實工夫之可言邪？願夫子教我也。』林子曰：『余今請試言其方，須先以五行之心安於中心之心，而爲土中者，以敦養之，自有消息真機，而心身性命相爲混合矣。一屈一信，一往一來，真有若日月之代明，寒暑之錯行，其殆天運之自然，是亦吾身之一天地也。始而有意，終於無意。』」又云：「或問：『行其庭行矣，而曰時止則止，太極立焉者，何也？豈行其庭也，而有止之之功乎？』林子曰：『止之者，所以行之也，故止也者。艮乎其中者，吾身一太極也；行也者，環乎其外者，吾身一周天也。』」

〔四〕參考俞琰周易參同契發揮。其云：「此道至簡至易，於一日十二時中，但使心長馭氣，氣與神合，形乃長存。與日月而周回，同天河而輪轉。輪轉無窮，壽命無極。」又云：「施棲真三住銘序云：『與日月而周回，同天河而輪轉。輪轉無窮，壽命無極。謂大丹之道與天道相參合也。』」

〔五〕韓逍遥、丘處機轉法輪之詩，俱見俞琰周易參同契發揮。按：諸詩言轉法輪，雖借佛語，而實言氣液升降，即如西山群仙會真記所説「肘後飛金晶，自尾閭穴起，從下關過中關，中關過上關，自上田至中田，中田至下田，而曰大河車也」，却非於腹内轉動。圭旨此説，與西山群仙會真記的小河車相似，所謂「自腎炁傳肝炁，肝炁傳心炁，心炁傳肺炁，肺炁傳腎炁」。而華陽子此説，本於鍾呂傳道集，所謂「五行巡還，周而復始。默契顛倒之術，以龍虎相交而變黄芽者，小河車也」。

〔六〕俞琰周易參同契發揮「金砂入五内，霧散若風雨」句注云：「金砂之升鼎也，穿兩腎，導夾脊，過心經，入髓海，衝肺腧，度肝歷脾，復還於丹田。當其升時，滃然如雲霧之四塞，颯然如風雨之暴至，恍然如晝夢之初覺，涣然如沉疴之脱體，精神冥合如夫婦之交接，骨肉融和如澡浴之方起，是皆真景象也，非譬喻也。」

龍虎交媾圖

龍呼於虎，虎吸龍精。兩相飲食，俱相貪併。

虎在西兮龍在東，東龍西虎各争雄。若解相吞歸一處，神仙頃刻不勞功。〔一〕

白面郎君騎白虎，青衣女子跨青龍。鉛汞鼎邊相見後，一時関鎖在其中。〔二〕

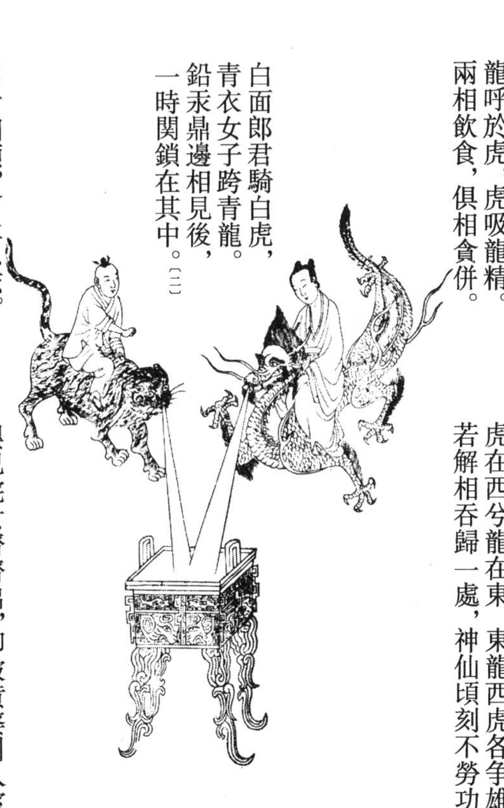

男女相須，含吐以滋。雌雄錯雜，以類相求。〔三〕

嬰兒姹女齊齊出，却被黄婆引入室。雲騰雨施片時間，不覺東方紅日出。

校注

〔一〕俞琰周易參同契發揮云：「指玄三十九章云：『若解相吞歸一處，神仙頃刻不勞功。』」

〔二〕蕭廷芝金丹大成集贈鄒峰山歌云：「白面郎君騎白虎，青衣女子跨青龍。牛斗河邊相見後，一時關鎖在中宫。」

〔三〕「龍呼於虎」「男女相須」諸句出參同契。

龍虎交媾法則

夫人也，坎離交則生，分則死，此理之必然，無一人不如此者。盖離☲爲陽而居南，外陽而内陰也，謂之真汞；坎☵爲陰而居北，外陰而内陽也，謂之真鉛。故紫陽真人云：「日居離位反爲女，坎配蟾宫却是男。」此言坎之男、離之女，猶父之精、母之血也，日之烏、月之兔也，砂之汞、鉛之銀也，天之玄、地之黄也。此數者，皆指示龍虎二氣也〔一〕。參同契曰：「離己日光，坎戊月精。」故離之己象龍之弦氣也，坎之戊象虎之弦氣也。夫戊與己是黄庭真土之體，因太極一判，分居龍虎二體之中〔二〕。

脩丹之士若欲返其本，復其初，使龍虎歸於鼎中，情性合於竅内，當用「龍從火裏出，虎向水中生」之二訣。則炎烈火中出飛龍之矯矯，泓澄水底躍走虎以躭躭。始得龍虎相交，向鴻濛而潛歸混沌；繼則夫妻合體，從恍惚而竟入虛無〔三〕。共至黄房，互相吞啖，兩情留戀，二氣交加，有如天地之搆精，日月之交光，盤旋於祖竅之間，自然復此先天未判之氣，而成混元真一之精，爲大藥之根元，作還丹之基本也。

原夫龍之情性常在於戊，虎之情性常在於己。只緣彼此各有土氣，二土合併而成刀圭，是以坎離交而地天泰，龍虎交而戊己合也。戊己合爲一體，則四象會合而産大藥也〔四〕。

易曰：「天地絪緼，萬物化醇；男女搆精，萬物化生。」天地以陰陽交媾而生物，丹法以陰陽交媾而生藥，蓋未有不交媾而可以成造化者也。玉芝書云：「玄黄若也無交媾，争得陽從坎下飛？」是乃作丹之大端，脩仙之第一義也〔五〕。若天地之氣不絪緼，則甘露不降；坎離之氣不交併，則黄芽不生；龍虎二弦之氣不會合，則真一種子不産〔六〕。真一種子不産，則將何者爲本柄，而凝成金液大丹耶？

然交媾之理有二：有内交者，有外交者。坎離龍虎交，内交也，産藥也；乾坤子午交，外交也，結丹也〔七〕。此二法天淵不同，學者宜細辨之。張紫陽云：「既驅二物歸黄道，争得金丹不解生？」是此義也。吕純陽云：「二物會時爲道本，五行全處得丹名。」是此義也。陳抱一云：「戊己乍交情性合，坎離纔媾虎龍降。」是此義也。張用成云：「虎躍龍騰風浪粗，中央正位産玄珠。」是此義也。張平叔金丹四百字云：「龍從東海來，虎向西山起。兩獸戰一場，化作一泓水。」亦此義也。

夫龍虎交媾者，乃三元合一之法也，所以會乾坤、交坎離、簇陰陽、合性命，使二者復變而爲一。以至九宫、八卦、七政、六位、五行、四象、三才之生於二者，莫不皆歸於一矣。一者，「有物混成，先天地生」是也。大哉一乎！以其流行謂之炁，以其凝聚謂之精，以其妙用謂之神〔八〕。始因太極一判，分居二體之中，日遠日疎，卒至危殆。是以聖人則天地之要，知變化之源，取精於水府，召神於靈關，使歸玄牝竅中〔九〕，得與祖炁聚會，三家相見，合爲一體。先則凝神於混沌，次則寂照含虚空，抱一無離，是爲返本還元之妙道也。

書曰：「人心惟危，道心惟微。惟精惟一，允執厥中。」蓋言心與精而爲一，而會歸於黄中之中，而允執之者，此堯、舜之所以開道統之傳，而爲萬古聖學之宗也。〔一〇〕

校　注

〔一〕戴起宗紫陽真人悟真篇注疏云：「離屬火爲陽而居南，所反爲女者，外陽而内陰也，謂之真汞。坎爲陰而居北，所以反爲男者，外陰而内陽也，謂之真鉛。故仙翁曰：『日居離位反爲女，坎配蟾宫却是男。不會箇中顛倒意，休將管見事高談。』此言坎之男、離之女，猶父之精、母之血也，日之烏、月之兔也，砂之汞、鉛之銀也，天之玄、地之黄也，此數者皆指示龍虎初弦二氣也。」

〔二〕戴起宗紫陽真人悟真篇注疏云：「參同契曰：『離己日光，坎戊月精。』故離之己象龍之弦氣也，坎之戊象虎之弦氣也。夫戊與己，是真土之一體，分居龍虎二體之中，故曰彼此懷真土也。」

〔三〕龍虎精微論云：「炎烈火中，出飛龍之矯矯；泓澄水底，躍走虎以眈眈……故得龍虎相交，向鴻濛而有象；夫妻合體，從恍惚以成形。」

〔四〕戴起宗紫陽真人悟真篇注疏云：「只緣彼此各有土氣，二土乃合併而成刀圭，是以龍虎交則戊己合也。戊己合爲一體，則四象合而成丹也。」

〔五〕俞琰周易參同契發揮云：「天地以陰陽交媾而生物，丹法以陰陽交媾而生藥。蓋未有不交媾而可以成造化者也。玉芝書云：『玄黄若也無交媾，争得陽從坎下飛？』是乃作丹之大端，修仙之第一義也。」

〔六〕戴起宗紫陽真人悟真篇注疏云：「天地之氣氤氲，甘露自降；坎離之氣交併，黄芽自生；龍虎二弦之道交接，真一之氣自結。」

〔七〕按：圭旨内交産藥、外交結丹之説，大約源自規中指南之坎離交媾、乾坤交媾，規中指南云：「夫坎離交姤，亦謂之小周天，在立基百日之内見之。水火升降於中宫，陰陽混合於丹鼎，雲收雨散，炁結神凝，見此驗矣……夫乾坤交姤，亦謂之大周天，在坎離交姤之後見之。蓋藥既生矣，於斯出焉。」其乾坤交媾引詩云：「内亦交時外亦交，三關通透不須勞（此句周易參同契發揮引爲指玄三十九章，云：『外若交時内亦交，三關通透不須勞。』）。丹田直至泥丸頂，自在河車幾百遭。」可知乾坤交即後世所謂通任督之功。内交、外交，大約出自悟真内通、外通之説，悟真云：「内藥還如外藥，内通外亦須通。」

〔八〕王守仁答陸原静書云：「夫良知一也，以其妙用而言謂之神，以其流行而言謂之氣，以其凝聚而言謂之精，安可以形象方所求哉？」

〔九〕白玉蟾谷神不死論云：「聖人則天地之要，知變化之源，神守於元宫，氣騰於牝府，神氣交感，自然成真，與道爲一，而入於不死不生。故曰：『谷神不死，是謂玄牝』也。」

〔一〇〕參考林子全集作聖篇。其云：「書曰：『人心惟危，道心惟微。唯精惟一，允執厥中。』蓋言心與精而爲一，而會歸於黄中之中，而允執之者，此堯、舜之所以開道統之傳，而爲萬古聖學之宗也。若孔子一貫之一，亦精一之一也。余於是而知堯之欽欽，此也；孔子之敬敬，此也；中庸之誠誠，此也；易之艮其止、書之安汝止、詩之敬止、禮之毋不敬，無不在此也。」

蟄藏氣穴圖

水鄉鉛、黑虎髓、多寶藏、造化爐、灝氣門、闔闢處、

金華　月魄　靈根　橐籥　氣穴　北海　嬰兒　玄冥　曲江

長胎住息之鄉；

神御氣，氣留神，
不可須臾離也。

混沌生前混沌圓，箇中消息不容傳。
劈開竅內竅中竅，踏破天中天外天。
斗柄逆旋方有象，台光返照始成仙。
一朝撈得潭心月，覷破胡僧面壁禪。〔一〕

静虚非枯寂，中有未發中。
中有亦何有，無之即頑空。

得灝氣之門，所以收其根；
知元神之囊，所以韜其光。
若蚌內守，
若石中藏，
所以爲珠玉之房。〔二〕

不思善，不思惡，箇裏至人活潑潑。
刹那裂破鴻濛殼，迸出一靈真大藥。
大藥出兮光爍爍，頓悟頓脩成妙覺。
覺妙圓通跨鶴歸，勝蓮花界逍遥樂。

常寂而常照，不起寂照想。
常明而常覺，不起明覺想。〔三〕

氣海　土釜　關元

至心無念，至誠無息。
息念雙銷，性命合一。

杳冥府、地黃男、無盡藏、偃月爐、生殺舍、真金鼎、

玄竅　生門　死户　華池　玉兔　蓬壺　育嬰　呆胞　真鉛

安身立命之竅。

心依息，息歸心，
豈容毫髮殊哉。

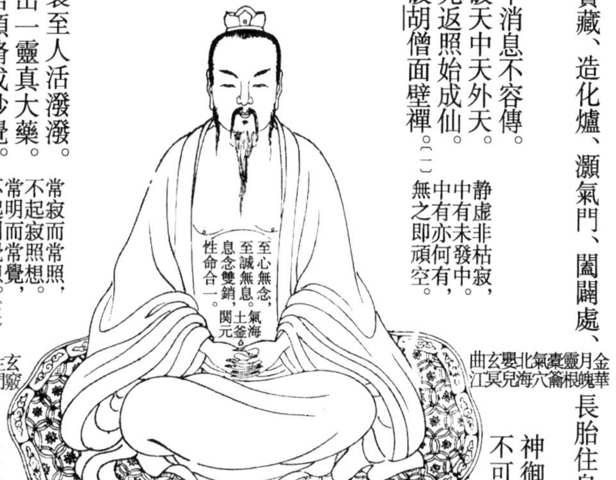

校注

〔一〕此詩見規中指南。「圓」，原作「團」，據韓抄本、潘本、李本及規中指南改。

〔二〕參考三教正宗統論三教會編。其云：「得灝氣之門，所以收其根；知元神之囊，所以韜其光。若蚌内守，若石中藏，所以爲珠玉之房。」

〔三〕此詩出三教正宗統論無生篇。

性命雙脩萬神圭旨第三節口訣　蟄藏氣穴　衆妙歸根

内附行、住、坐、卧四法。

前節言翕聚，乃守中抱一之工夫；此節言蟄藏，則深根固蔕之口訣。翕聚、蟄藏相爲表裏，非翕聚則不能發散，非蟄藏亦不能發生。是此二節一貫而下，兩不相離者也。此訣無它，只是將祖竅中凝聚那點陽神，下藏於氣穴之内，謂之「送歸土釜牢封固」，又謂之「凝神入氣穴」〔一〕。此穴有内外兩竅，外竅喻桃杏之核，内竅譬核中之仁〔二〕。古仙有曰：「混沌生前混沌圓，箇中消息不容傳。劈開竅内竅中竅，踏破天中天外天。」

此竅中之竅，釋尊標爲空不空、如來藏，老君名之玄又玄、衆妙門，海蟾亦曰：「無底曰橐，有孔曰籥，中間一竅，無人摸着。」〔三〕此指竅中之竅而言也。是竅也，爲陰陽之源、神氣之宅、胎息之根、呼吸之祖。胎者，藏神之府；息者，化胎之源。胎因息生，息因胎住〔四〕。而竅中之竅，乃神仙長胎住息之真去處也〔五〕。然天地雖大，亦一胎也。而日月之往來，斗柄之旋轉者，真息也。又不觀三氏之書乎？易經曰：「成性存存，道義之門。」道德經曰：「玄之又玄，衆妙之門。」遺教經曰：「制之一處，無事不辦。」皆直指我之真人呼吸處而言之〔六〕。

然則真人呼吸處，果何處耶？吾昔聞之師曰：藏元精之窅冥府，結胎息之丹元宫，上赤下黑，左青右白，中央黄暈之間，乃真人呼吸之處。正當臍輪之後〔七〕、腎堂之前、黄庭之下、關元之上，即黄庭經所謂「上有黄庭下關元，後有幽闕前命門」是也，廖蟾暉云「前對臍輪後對腎，中間有箇真金鼎」是也〔八〕。

既識此處，即將向來所凝之神，而安於竅中之竅。如龜之藏，如蛇之蟄；如蚌之含光，如蟾之納息。綿綿續續，勿忘勿助。若存而非存，若無而非無。引而收之於無何鄉，運而藏之於闔闢處〔九〕。少焉，呼吸相含，神氣相抱，結爲丹母〔一〇〕，鎮在下田。外則感召天地靈陽之正氣，内則擒制一身鉛汞之英華。如北辰所居，衆星皆拱。久則神氣歸根，性命合一，而大藥孕於其中也。

然凝神調息皆有口訣，不然，恐思慮之神妄交於呼吸之氣，結成幻丹〔一一〕，而反害藥物矣，所以仙翁云：「調息要調真息息，鍊神須鍊不神神。〔一二〕」黄帝陰符經曰：「人知其神之神，不知不神之所以神。」不神者，性也。蓋性者，神之根也。神本於性，而性則未始神。神中炯炯而不昧者，乃是真性也。仙姑大道歌曰：「我爲諸君説端的，命蔕從來在真息。」真息者，命也。蓋命者，氣之蔕也。氣本於命，而命則未始氣。氣中氤氳而不息者，乃是真命也〔一三〕。這箇不神之神，與那箇真息之息，他兩箇方纔是真夫妻、真陰陽、真龍虎、真性命。紐結做一團，混合爲一處，打成作一片，煅煉在一爐。或名之曰牛女相逢，又曰牝牡相從，又曰烏兔同穴，又曰日月同宫，又曰魂魄相投，又曰金火混融，究而言之，不過凝神合氣之法耳〔一四〕。

是以神不離氣，氣不離神，吾身之神氣合，而後吾身之性命見矣；性不離命，命不離性，吾身之性命合，而後吾身未始性之性、未始命之命見矣〔一五〕。崔公入藥鏡曰：「是性命，非神氣。」權而言之則二，實而言之則一。神氣固非二物，性命則當雙脩。然而雙脩之旨，久失其傳，以至玄、禪二門，互争高下。劉海蟾云：「真箇佛法便是道，一箇孩兒兩箇抱。」清和翁曰：「性命雙脩教外傳，其中玄妙妙而玄。簇將元始歸無始，逆轉先天作後天。」此端奥妙，非師罔通，口訣玄微，詳載於後。今姑就諸仙所證者而言之，便於初機而易得悟入也。

按白玉蟾云：「昔日遇師親口訣，只要凝神入氣穴。」氣穴者，内竅也。蟄神於中，藏氣於内，以如來空空之心，合真人深深之息，則心息相依，息調心浄〔一六〕。蓋藴一點真心於炁中，便是凝神入氣穴之法。神既凝定氣穴，常要回光内照。照顧不離，則自然旋轉，真息一降一升，而水火木金相爲進退矣〔一七〕。

仙諺曰：「欲得長生，先須久視。」久視於上丹田，則神長生；久視於中丹田，則氣長生；久視於下丹田，則形長生。〔一八〕夫日月之照于天地間，螺蚌吸之則生珠，頑石蓄之則産玉，何況人身自有日月，豈不能回光内照，結自己之珍珠，産自己之美玉哉〔一九〕？

然而神即火也，氣即水也。水多則火滅，火多則水乾。中年之人，大抵水不勝火者多矣，所以命宜早接，油要早添。添油之法，已載前「救護命寶」之下。今復詳言，則天人一氣之旨盡露矣。

夫天人之際，惟一氣之相爲闔闢，相爲聯屬已爾，而非有二也。故我而呼也，則天地之氣於焉而發而散；我而吸也，則天地之氣於焉而翕而聚。此天人相與之微，一氣之感通者然也。〔二〇〕故天地所以能長且久者，以其呼吸於其内也。人能效天地呼吸於其内，亦可與天地同其長久〔二一〕。

曹仙姑云：「元和内運即成真，呼吸外施終未了。」以口鼻之氣往來者，外呼吸也；乾坤之氣闔闢者，内呼吸也。蕭了真云：「老子明開衆妙門，一開一闔應乾坤。果於罔象無形處，有箇長生不死根。」[二二]此指内呼吸也。張平叔云：「玄牝之門世罕知，休將口鼻妄施爲。饒君吐納經千載，争得金烏搦兔兒。」此斥外呼吸也。外呼吸乃色身上事，接濟後天，以養形體；内呼吸乃法身上事[二三]，栽培先天，以養谷神。

蓋内呼吸之息，原從天命中來，非同類之物，不能相親。是以聖人用伏炁之法，奪先天地之冲和，逆上雙關，前返乎後，以達本根。使母之氣伏子之氣，子母眷戀於其間[二四]，則息息歸根，而爲金丹之母矣[二五]。前輩云：「伏炁不服氣，服氣須伏炁。服氣不長生，長生須伏炁。」[二六]炁之積於下者，無地可透，自然升之而上至髓海；氣之積於上者，無處可奔，自然降之而下至氣海。二氣相接，循環無端。古先達人得濟長生者，良由有此逆用之法也。

此法自始至終丢他不得。起手時有救護補益之功，第二節有流戊就己之功，第三節有添油接命之功，第四節有助火載金之功，第五節火熾而有既濟之功，第六節胎成而有沐浴之功，第七節温養而有乳哺之功。嬰兒救出於苦海，此時到岸不須船，這着功夫方纔無用矣。

且人始生也，一剪肚臍，而幾希性命即落在我之真人呼吸處矣。既之而在於天地之間，又既之而在於肉團之心，又既之而散於耳目口鼻、四肢百骸〔二七〕。日復一日，神馳氣散，乃死之徒也。故神仙以歸伏法度人，必先教之返本。返本者何？以其散之於耳目口鼻、四肢百骸者，而復返之於肉團之心，謂之「涵養本原」；又將以肉團心之所涵養者，而復返之於天地之間，謂之「安神祖竅」；又將以天地間之所翕聚者，而復返之於真人呼吸處，謂之「蟄藏氣穴」〔二八〕。日復一日，神凝氣聚，乃生之徒也。

古仙曰：「屋破脩容易，藥枯生不難。但知歸伏法，金寶積如山。〔二九〕」此時補完乾體，接續氣數，以全親之所生，以全天之所賦。真汞纔有八兩，真鉛始足半斤。氣若嬰兒，心同赤子，陰陽脗合，混沌不分。出息微微，入息綿綿，漸漸入而漸漸柔，漸漸和而漸漸定。久則竅中動息兀然自住〔三〇〕，内氣不出，外氣反進，此是胎息還元之初，衆妙歸根之始也。

呂知常曰：「一息暫停，方可奪天地造化。」程伊川曰：「若非竊造化之機，安能長生？〔三一〕」翁葆光曰：「一刻之功夫，可奪天地一年之氣數。〔三二〕」此三老者，豈虚語哉？蓋胎息妙凝之時，入無積聚，出無分散〔三三〕，體相虚空，泯然入定。定久，内外合一，動静俱無，璇璣停輪，日月合璧。萬里陰沉春氣合，九霄清徹露華凝。妙矣哉，其陰陽交感之真景象歟〔三四〕！斯時也，元精吐華，而乾金出鑛矣。此係重開混沌，再入胞胎〔三五〕，開無漏花，結菩提果，非夙有仙骨者，不能知此道之妙也。

「後有密户前生門，出日入月呼吸存。」此老氏黄庭外景經之口訣也。

「只就真人呼吸處，放教姹女往來飛。」此李長源混元寶章之口訣也。

「内交真炁存呼吸，自然造化返童顔。」此許旌陽醉思仙歌之口訣也。

「西方金母最堅剛，走入壬家水裏藏。」此石杏林還元篇中之口訣也。〔三六〕

「要知大道希夷理，太陽移在月明中。」此薛紫賢復命篇中之口訣也。

「先賢明露丹臺旨，幾度靈烏宿桂柯。」此劉海蟾還金篇中之口訣也。

「兩般靈物天然合，些子神機這裏求。」此陳默默崇正篇中之口訣也。

「古佛之音超動静，真人之息自遊絲。」此釋鑑源青蓮經中之口訣也。

「一息漸隨無念窅，半醒微覺有身浮。」此羅念菴胎息篇中之口訣也。〔三七〕

「出息不隨萬緣，入息不居藴界。」此般若尊者荅東印度國王口訣也。

「水銀實滿葫蘆裏，封固其口置深水。」此蕚緑華氣穴圖中之口訣也。〔三八〕

「萬物生皆死，元神死復生。以神歸氣穴，丹道自然成。」此石杏林之口訣也。

「歸根自有歸根竅，復命寧無復命關。踏破兩重消息子，超凡入聖譬如閑。」此李清庵之口訣也。

「心思妙，意思玄，臍間元氣結成丹。谷神不死因胎息，長生門户要綿綿。」此群仙珠

玉口訣也。〔三九〕

「專氣致柔神久留，往來真息自悠悠。綿綿迤邐歸元命，不汲靈泉常自流。」此海蟾翁口訣也。〔四〇〕

「一身上下定中央，腎前臍後號黃房。流戊作媒將就己，金來歸性賀新郎。」此上陽子口訣也。

「一條直路少人尋，風虎雲龍自嘯吟。坐定更知行氣主，真人之息又深深。」此陳致虛口訣也。

「圓不圓來方不方，森羅天地暗包藏。如今內外兩層白，體在中央一點黃。」此大成集口訣也。〔四一〕

「息調心浄守黃庭，一部渾全圓覺經。悟却此身猶是幻，蒲團坐上要惺惺。」此抱朴子口訣也。

「經營鄞鄂體虛無，便把元神裏面居。息往息來無間斷，聖胎成就合元初。」此陳虛白口訣也。〔四二〕

「諦觀三教聖人書，息之一字最簡直。若於息上做工夫，爲佛爲仙不勞力。息緣達本禪之機，息心明理儒之極，息氣凝神道之玄，三息相須無不克。」此李道純中和集中之口訣也。

校注

〔一〕參考林子全集九序之「凝神氣穴」。其云：「其六曰凝神氣穴，以媾陽丹。兩腎之間，名爲氣穴，竅中之竅，玄之又玄，老子曰『玄牝之門，是謂天地根』。若能以心臍之間之所凝結者，而下藏之氣穴焉，送歸土釜，以牢封固，蓋以俟夫真陽之丹自外而來也。然神即丹也，移丹於土釜，即凝神於氣穴也。」

〔二〕參考三教正宗統論玄譚。其云：「張三峰曰：『神凝於竅中之竅者，譬菓子之仁也。竅中竅者，菓核中之兩片，以抱仁也。外竅者，菓核也。』」

〔三〕李道純道德會元頌云：「無底謂之橐，三孔謂之籥。中間一竅子，無人摸得着。」

〔四〕陳虛白規中指南藥物云：「胎者，藏神之府；息者，化胎之元。胎因息生，息因胎住。胎不得息不成，息不得神無主。」

〔五〕按：林兆恩所説真去處，初指背之腔子，後來才指丹田氣穴。三教正宗統論孟子正義纂下云：「林子曰：『孟子之盎背，易之艮背也。其曰四體不言而喻者，豈其有以命之而動作施爲之際，固有不可得而知者。然盎有盛之之義。孔子曰洗心退藏於密，退而後之者，背也。盎而藏之於背，抑非密歟？故人之始生也，囫地一聲，而一點真陽落乎其中者，則生生不息之仁存焉。此孟子盎背之大旨，聖賢傳授之要法也。』」又曰：「林子曰：『聖人以此洗心退藏於密者，以此真心，退而藏之於我之真去處也。故真去處也者，乃我之真腔子裏也；若以肉團之心，而爲我之腔子裏，殆非退藏於密之真實義也。』」

〔六〕參考三教正宗統論玄譚。其云：「張三峰曰：『胎因息長，息因胎住。而竅中之竅，乃神仙長胎住息之真去處也。然天地雖大，亦一胎也。而日月之往來，斗柄之旋轉者，真息也。又不觀三氏之書乎？易經曰：「成性存存，道義之門。」道德經曰：「玄之又玄，衆妙之門。」遺教經曰：「制之一處，無事不辦。」皆直指我之真去處而言之。』」

〔七〕吕知常道德經講義云：「藏元精於杳冥之府，結胎息於丹元之宫，上赤下黑，左青右白，中央黄暈之間，乃黄庭結寶之處，正當臍間，是謂固蔕也。」

〔八〕俞琰周易參同契發揮云：「何謂真人呼吸處？廖蟾輝三乘内篇云：『前對臍輪後對腎，中央有箇真金鼎。』即真人呼吸處也。」按：此丹田之説，源自氣法，所謂積氣關元而能鬲塞流通。修煉家積氣抑息於關元，小腹中形成一箇氣壓艙，於後熱氣四流，内視中或見紅赤之色，即名丹田。道書所謂「回風混合」，丹家所云「巽風常向坎中吹」，俱可以此術爲釋。

〔九〕吕知常道德經講義云：「蓋綿綿者，不絶如線之謂也。當其玄牝二炁入乎其根，閉極則失之於急，任之則失之於蕩，急則喘而不均，蕩則耗而不聚，皆非正也。欲其綿綿續續，勿令間斷，若存而非存，若無而非無，真息來臻於泰定之中，如龜之藏，如蛇之蟄，如蚌之吞光，如蟾之納息，引而收之於無有之際，運而用之於溟涬之中，未嘗至於勤勞迫切也。」

〔一〇〕俞琰周易參同契發揮云：「少焉，呼吸相含育，兀然自佇，則打成一片，結爲夫婦也。」

〔一一〕青華秘文幻丹説云：「丹有幻丹者，蓋學道之士，不知正理，而妄爲採取交會，故成幻丹。幻丹者，未静心田，遽採一陽。故斯時也，一陽實非真陽也，乃呼吸之氣也；精亦非元精，乃淫泆之精也；神亦非元神，乃情欲之念也。夫人方學道，便欲爲仙，得非欲念乎？以欲念而交會陽生，此幻丹之所以有也。」

〔一二〕李道純中和集述工夫十七首調燮云：「三元大藥意心身，着意心身便係塵。調息要調真息息，鍊神須鍊不神神。頓忘物我三花聚，猛拚機緣五氣臻。八達四通無窒礙，隨時隨處闡全真。」按：重陽分梨十化集虞美人（丹陽繼韻）已有「真息綿綿營養不神神」之句。圭旨發揮不神之神、真息之息甚妙。

〔一三〕參考三教正宗統論中庸正義。其云：「然性命之學始於神氣，神則有炯炯而不昧者在焉，而性空故也；氣則有絪緼而不息者在焉，而命空故也。」

〔一四〕俞琰周易參同契發揮云：「今魏公謂乾剛坤柔，配合相包，言作丹之時，以乾陽下交於坤陰，使呼吸相含，剛柔相當，配爲夫婦，打成一片，則神氣歸根，性命合一，而至藥孕於其中也。或名之曰龍虎交媾，又曰金木交併，又曰龜蛇蟠糾，又曰紅黑相投，又曰天地交泰，又曰玄黄相雜，又曰金土混融，又曰金汞同鼎，又曰金火同爐，又曰赤白相交，又曰日月同宫，又曰烏兔同穴，又曰夫婦歡合，又曰牛女相逢，又曰牝牡相從，又曰魂魄相没，又曰水土同鄉。究而言之，不過心息相依，而陰陽内感，神氣交結爾。」

〔一五〕參考三教正宗統論中一緒言。其云：「性如子曰：『然而神不離氣，氣不離神，吾身之神氣合，而後吾身之性命見矣。性不離命，命不離性，吾身之性命合，而後吾身未始性之性、未始命之命見矣。』」

〔一六〕晃迴法藏碎金録云：「似動不動，真人深深之息；似用不用，如來空空之心。心息相依，息調心浄，混融純熟，名曰精修。」

〔一七〕參考三教正宗統論玄譚。其云：「張三峰曰：『即月即日，即時即刻，都分得春夏秋冬，自然而然也。若能念念在兹，照顧不離，則自有旋轉真息一降一升，而水火木金相爲進退矣。』」

〔一八〕呂知常道德經講義云：「仙諺曰：『欲得長生，先須久視。』久視者，内視也。久視於上丹田，則神長生；久視於中丹田，則氣長生；久視於下丹田，則形長生，故曰長生久視之道。」久視三田之説，又見曾慥道樞修真指玄篇，其云：「静坐忘思，久視於上田，則神長生矣；久視於中田，則氣長生矣；久視於下田，則形長生矣。視者，視之勿離其視之所，心神隨視而止，腎氣應神而傳，自然有形之氣暗藏無象之神，形中有胎，胎中有息，息以神住，神以氣存，此久視之道也。」

〔一九〕俞琰周易參同契發揮云：「夫日月之照於天地間，螺蚌吸之則生珠，頑石蓄之則變玉，何況人身自有日月，豈不能回光自照，結自己之真珠、産自己之真玉哉？」

〔二〇〕參考三教正宗統論心本虚直指。其云：「林子曰：『天人之際，惟一氣之相爲闔闢，相爲聯屬已爾，而非有二也。』或問：『天人異矣，而曰一氣相爲闔闢，相爲聯屬者，何也？』林子曰：『天人豈異邪？故我而呼也，則天地之氣於焉而發而散；我而吸也，則天地之氣於焉而翕而聚……此蓋天人相與之微，一氣之感通者然也。』」

〔二一〕俞琰周易參同契發揮云：「陽升陰降，天地之呼吸也。天地呼吸於其内，是以長久。人能效天地呼吸於其内，亦可與天地同其長久。」

〔二二〕此詩見金丹大成集七言絶句。按：此詩實爲張無夢所作（周易參同契發揮云：「還元篇云：『只於罔象無形處，有箇長生不死根。』」），全詩見道樞鴻濛篇，其云：「老子明開衆妙門，一開一闔應乾坤。只於罔象無形處，有箇長生不死根。密密勤行神暗喜，綿綿常用命長存。忻然了達逍遥地，别得嘉祥及子孫。」

〔二三〕李道純中和集云：「外藥色身上事，内藥法身上事。」

〔二四〕參考三教正宗統論玄譚。其云：「張三峰曰：『此蓋以母之氣伏子之氣，而子母之氣相眷戀於竅中之竅矣，丹其有不成乎？』」

〔二五〕陳虛白規中指南云：「然火候口訣之要，尤當於真息中求之。蓋息從心起，心静息調，息息歸根，金丹之母。」

〔二六〕戴起宗紫陽真人悟真篇注疏云：「經曰：『伏氣不復氣，不服順服氣。服氣不長生，長生須伏氣。』是也。夫真一之氣，混於杳冥恍惚之中，難求難見，聖人以法伏之，故得杳冥中有精，恍惚中有物，變化煅鍊成丹，服歸丹田之中，則萬物化生也。」

〔二七〕參考林子全集性命仁丹結丹。其云：「或問結丹。林子曰：『孔子所謂爲仁也。蓋人之始生也，一剪肚臍，而幾希性命即落於我之真去處矣。既之而在於天地之間，又既之而在於肉團之心，又既之而散於耳目口鼻、四肢百骸。』」

〔二八〕參考林子全集性命仁丹結丹。其云：「故結丹之法，而以其散之於耳目口鼻、四肢百骸者，而復返之於肉團之心，然後方可謂之能有人道。既有人道矣，又將以肉團之心而復返之於天地之間，然後方可謂之能得陰丹。既得陰丹矣，又將以天地之間而復返於我之真去處也，然後方可謂之能得陽丹。既得陽丹矣，又將以我之真去處而復返之於我之本體虛空，虛空粉碎，乃證佛果。」又參考答黄洪憲問。其云：「故結丹之法，乃以其散之於耳目口鼻、四肢百骸者，而復返之於肉團之心，然後方可謂之能有人道。既有人道矣，又將以肉團之心而復返之於天地之間，然後方可謂之能得陰丹。參同契曰『牝雞自卵，其雖不全者』是也。既得陰丹矣，自然於我天地之間而自復返之於我之真去處也，然後方可謂之能得陽丹，而其雖始全，可得而抱矣。既得陽丹矣，自然於我之真去處而復返之於我之本體也，本體本自虛空，虛空粉碎，乃證佛果。今以既得陰丹而復言之，内外交修，煉之而復煉之，而必至於三千功滿，八百行全，以與天地合德，然後能得陽丹也，故曰丹自外來。其曰自外來者，豈非我之真陽從太虛中來邪？」

〔二九〕此詩出自石泰還源篇。

〔三〇〕俞琰周易參同契發揮云：「人能回光返照於此（按：指丹田），出息微微，入息綿綿，勿令間斷，則神氣歸根，漸漸入而漸漸柔，漸漸和而漸漸定。定之之久，則呼吸俱無，藥物當自結也。」又云：「蓋古之修丹者，一念不生，萬法俱忘，澄澄湛湛，惟道是從。於静定之中抱沖和之氣，出息微微，入息綿綿，上至泥丸，下至命門，周流不已，神氣無一刻之不相聚。及其内丹將成，則元氣兀然自住於丹田中，與天地分一氣而治。」

〔三一〕二程遺書載：「又問：『揚子言：聖人不師仙，厥術義也。聖人能爲此等事否？』曰：『此是天地間一賊。若非竊造化之機，安能延年？使聖人肯爲，周孔爲之久矣。』」

〔三二〕黄自如金丹四百字注云：「人能使坎離之運用不至閑散，則一刻之工夫可奪天地一年之數，能要幾多時候？」

〔三三〕「入無積聚，出無分散」句，佛家語，如三藏法數云：「一初禪天定，謂人於欲界中修習禪定之時，忽覺身心凝然，運運而動，如雲如影。又覺徧身毛孔氣息悉皆出入，入無積聚，出無分散，是名初禪天定。」

〔三四〕俞琰周易參同契發揮云：「還丹篇云：『萬里陰沉春氣合，九霄清徹露華凝。』妙矣哉，其陰陽交感之真景象歟！」

〔三五〕圭旨數次提到「重開混沌，再入胞胎」，如此處之「元精吐華，乾金出鑛」，後文之「嬰兒現形」。其謂乾金出鑛爲重開混沌，産坤種乾，乾坤既已交媾，然鼎中有寶非真寶，重結靈胎是聖胎，故催逼靈丹入腹。既靈丹入腹，而太虚中一點真陽，與我之靈丹合而爲一，兩陽乍合，則聖胎初凝。其又謂嬰兒現形，移胎换鼎爲重開一混沌，頗覺其混亂。按：上陽子金丹大要云：「前胎完就，已成真人，則移居上丹，却重整乾坤，再造陰陽，子又生孫，千百億化。紫陽翁曰：『一載一箇兒，箇箇會騎鶴。』泥丸真人曰：『一載胎生一箇兒，子生孫子孫又枝。』於此方是大丈夫也。」丹家原意乃謂移居上丹之後的化身爲「重整乾坤，再造陰陽」，故知圭旨原本不以乾金出鑛爲重開混沌，萬曆間編其書者淆亂其旨，才出現了這種混亂。又按：丹家别解悟真「乾坤交媾罷，一點落黄庭」之句，以爲「丹田直至泥丸頂，自在河車幾百遭」，其初「金木自然混融，水火自然升降。忽然一點大如黍珠，落於黄庭之中」（陳虚白語），於是結胎，故不干「鼎中有寶非真寶，重結靈胎是聖胎」之事。鼎中有寶，乃自身神炁所結之寶；重結靈胎，乃乾坤神炁交結之胎。

〔三六〕此還元篇指張無夢之作，非是託名石泰的還源篇。

〔三七〕羅洪先夜坐其二云：「役役誰能似馬牛，心灰形槁亦莊周。山中減食仍懸榻，春盡登臺更倚樓。一息漸隨無念杳，半醒微覺有身浮。總緣夜氣幾希甚，不是長生判未休。」

〔三八〕李簡易玉谿子丹經指要辯惑論云：「如何是混沌裏面安身？噫！昨夜七星潭底見，分明神劍化爲龍，更待形出箇模樣，與諸人看。咄！水銀實滿葫蘆裏，固塞其口置深水。水銀即我葫蘆意，沉浮任他水猶氣。此處有妙理，達者得真趣。」青華秘文爐鼎圖論釋云：「夫黄庭之在人身上，交會之頃，乃元氣立之際，此時正開而丹落于其中，遂固之，所謂『水銀實滿葫蘆裏，閉塞其口置深水』者也。水銀，鉛汞也；葫蘆，黄庭也；深水者，水猶氣也。閉塞黄庭，隱藏丹母，而置於氣會之地，達者審之，得其趣也。」

〔三九〕此詩爲金丹正理大全群仙珠玉集成所收許真君之醉思仙歌。

〔四〇〕此詩出自文逸曹仙姑大道歌，别題爲劉海蟾至真歌。

〔四一〕參考羅懋登三寶太監下西洋通俗演義第九十五回詩曰：「圓不圓兮方不方，須知造化總包藏。玉爲外面三分白，金作中央一點黄。天地未出猶混沌，陰陽才判始清光。贏於撒發君民樂，勝上天宫覲玉皇。」清代解學士詩話載：「圓不圓來方不方，森羅天地暗包藏。如今内外兩層白，體在中央一點黄。混沌未分光不相，陰陽就裏顯形象。養成羽翼沖霄漢，化作金烏映太陽。」

〔四二〕李簡易無上玉皇心印經云：「經營鄞鄂體虚無，便把元神裏面居。息往息來無間斷，金胎成就合元初。」

袁天綱胎息訣

夫元氣者，大道之根，天地之母，一陰一陽，生育萬物。在人爲呼吸之氣，在天爲寒暑之氣。能改移四時之氣者，戊己也。春在巽，能發生萬物；夏在坤，能長養萬物；秋在乾，能成熟萬物；冬在艮，能含養萬物。故學道者，當取四時正氣，納入胎中，是爲真種。積

久，自得心定、神定、息定。龍親虎會，結就聖胎，謂之真人胎息。〔一〕

校　注

〔一〕參考諸真聖胎神用訣袁天綱胎息訣。其云：「夫陰陽者，天地之真炁，一陰一陽，生育萬物。在人爲呼吸之炁，在天爲寒暑之炁。又云：此兩者能改移四時之炁，此乃戊己，包藏真炁。云：春至在巽，能發生萬物；夏至在坤，能長養萬物；秋至在乾，能成熟萬物；冬至在艮，能含藏萬物。此皆陰陽出没，升降神用，故陽炁出水盛木，陰炁出火盛金。陽生於子，出乎卯；陰生於午，入乎酉。此四仲之辰，皆是天地之門户也。凡大道者，必取四時之正炁。凡修行，動息爲陰，定息爲陽。凡作時，須得心定力定，神定息定，龍親虎會，結就聖胎，名曰真人胎息也。」此爲託名袁天綱者。

太始氏胎息訣

夫道，太虚而已矣。天地日月，皆從太虚中來。故天地者，太虚之真胎也；日月者，太虚之真息也。人能與太虚同體，則天地即我之胎，日月即我之息，太虚之包羅即我之包羅。豈非所謂超出天地日月之外，而爲混虚氏其人歟？〔一〕

校　注

〔一〕參考三教正宗統論中一緒言。其云：「性如子曰：『夫道，太虚而已矣。天地日月，皆從太虚中來。故天地者，太虛之真胎也；日月者，太虛之真息也。人能與太虛同體，則天地即我之胎，日月即我之息，太虛之包羅即我之包羅。豈非所謂超出天地日月之外，而爲混虛氏其人歟？』」

達磨祖師胎息經

胎從伏氣中結，氣從有胎中息。氣入身中爲之生，神去離形爲之死。知神氣可以長生，固守虛無以養神氣。神行則氣行，神住則氣住。若欲長生，神氣相注。心不動念，無來無去，不出不入，自然常住。勤而行之，是真道路。〔一〕

校注

〔一〕此經文通常題作胎息經，而不作達磨祖師胎息經。按：達磨胎息法，參看云笈七籤達磨大師住世留形內真妙用訣及道樞胎息篇。

張景和胎息訣

真玄真牝，自呼自吸。似春沼魚，如百蟲蟄〔一〕。灝氣融融，靈風習習。不濁不清，非口非鼻。無去無來，無出無入。返本還元，是真胎息。

校　注

〔一〕朱熹調息箴云：「鼻端有白，我其觀之。隨時隨處，容與猗移。静極而嘘，如春沼魚。動極而翕，如百蟲蟄。氤氲開闢，其妙無窮。孰其尸之，不宰之功。雲卧天行，非予敢議。守一處和，千二百歲。」

王子喬胎息訣

奉道之士，須審子午卯酉四時，乃是陰陽出入之門户。定心不動謂之曰禪，神通萬變謂之曰靈，智周萬事謂之曰慧，道元合炁謂之曰脩，真氣歸元謂之曰鍊，龍虎相交謂之曰丹，三丹同契謂之曰了。有志於道者，知此根源，依法脩行，自可入於長生大道矣。〔一〕

校　注

〔一〕參考諸真聖胎神用訣陳希夷胎息訣。其云：「夫道化少，少化老，老化病，病化死，死化神，神化萬物。炁化生靈，精化成形，神炁精三化，煉成真仙，故云存精、養神、煉炁，此乃三德之神，不可不知。子午卯酉四時，乃是陰陽出入之門户也。定心不動謂之曰禪，神通萬變謂之曰靈，智通萬事謂之曰慧，道元合炁謂之曰修，真炁歸源謂之曰煉，龍虎相交謂之曰丹，三丹同契謂之曰了。若修行之人知此根源，乃可入道近矣。」此爲託名陳摶者。

許棲巖胎息訣

凡脩道者，常行内觀。遣去三尸，驅除六賊。納氣於丹田，定心於覺海。心定則神寧，神寧則氣住，氣住則胎長矣。胎之長者，由於息之住也。無息不胎，無胎不息。住息長胎，聖母神孩〔一〕。故曰「胎息定而金木交，心意寧而龍虎會」也。〔二〕

校注

〔一〕參考三教正宗統論中一緒言。其云：「王生瑞問長胎住息。性如子曰：『胎之長者，由於息之住也。無息不胎，無胎不息。住息長胎，聖母神孩。道德經所謂實其腹者，此也。』」

〔二〕參考諸真聖胎神用訣玄葫真人胎息訣。其云：「夫大道以空爲本，絶相爲妙，達本元静定太素，納炁於丹田，煉神於金室，定心於覺海。心定神寧，神寧則炁住，炁住則自然心樂。常於百刻之中，含守於真息。又云『神息定而金木交，心意寧而龍虎會』，此内丹之真胎息之用也。」

王方平胎息訣

凡所脩行，先定心炁。心炁定則神凝，神凝則心安，心安則氣升，氣升則境忘，境忘則清静，清静則無物，無物則命全，命全則道生，道生則絶相，絶相則覺明，覺明則神通。經

曰：「心通萬法皆通，心静萬法皆滅。」此我佛如來真定法門者也。學者果能定心氣，凝胎息，則還丹不遠，金液非遥。〔一〕

校注

〔一〕參考諸真聖胎神用訣于真人胎息訣。其云：「凡所修行，先定心炁，心炁定則神凝，神凝則心安，心安則炁昇，炁昇則境空，境空則清静，清静則無物，無物則命全，命全則道生，道生則絶相，絶相則覺明，覺明則神通。經云：『心通萬法皆通，心静萬法皆滅。』此一門如來真定者也。凡修道者，先修心定之法，既得定法，還丹不遠，金液非遥，仙道得矣。」此亦爲託名者。

赤肚子胎息訣

氣穴之間，昔人名之曰生門死户，又謂之天地之根。凝神於此，久之，元氣日充，元神日旺。神旺則氣暢，氣暢則血融，血融則骨强，骨强則髓滿，髓滿則腹盈，腹盈則下實，下實則行步輕健，動作不疲，四體康健，顔色如桃，去仙不遠矣。〔一〕

校注

〔一〕參考諸真聖胎神用訣曹仙姑胎息訣。其云：「且胎息者，非方術之所能爲，爲者則失道遠矣。且人之生也，須以神存炁留道生，神與炁二者相須，乃成性命。虚者通靈而光明，和者周流而柔潤。神安則炁暢，炁暢則血融，血融則骨强，骨强則髓滿，髓滿則腹盈，腹盈則下實，下實則行步輕健，行步輕健則動作不疲。四肢康强，猶國之封域平泰；炁血和盛，猶國之府庫充實。譬人家富，神志和悦，顔色自怡，行步歌舞，仙道近矣。故曰：『今人念佛念道，只要除災救禍，不如志念除妄。』還好麽？達人觀斯而行之，自成胎息者矣。」此爲託名曹希蘊者。

性空子胎息訣

我之本體，本自圓明。圓明者，是我身中天地之真胎也。我之本體，本自空寂。空寂者，是我身中日月之息也。惟吾身之天地有真胎矣，而後天地之胎與我之胎，相爲混合而胎我之胎；惟吾身之日月有真息矣，而後日月之息與我之息，相爲混合而息我之息；惟吾身之本體既虚空矣，而後虚空之虚空與我之虚空，相爲混合而虚空我之虚空。〔一〕

校注

〔一〕參考三教正宗統論中一緒言。其云：「性如子曰：『我之本體，本自圓明。圓明者，是我身中天地之真胎也。我之本體，本自空寂。空寂者，是我身中日月之息也。』」又云：「性如子曰：『惟吾身之天地有真胎矣，而後天地之胎與我之胎，相爲混合而胎我之胎；惟吾身之日月有真息矣，而後日月之息與我之息，相爲混合而息我之息；惟吾身之本體既虚空矣，而後虚空之虚空與我之虚空，相爲混合而虚空我之虚空。』」

幻真先生胎息銘

三十六咽，一咽爲先。吐唯細細，納唯綿綿。坐卧亦爾，行立坦然。戒於喧雜，忌以腥羶。假名胎息，實曰内丹。非只治病，決定延年。久久行之，名列上仙。

已上口訣，舉其大略，餘者載於丹經，不可得而盡述。此蟄藏工夫，其用大矣。謂人之元神藏於氣穴，猶萬物藏於坤土。神入地中，猶天氣降而至於地；氣與神合，猶地道之承於天。參同契曰：「恒順地理，承天布宣。」易曰：「至哉坤元，萬物資生。」〔一〕蓋亥月純坤用事之時，時當草木歸根，蟄虫入户，閉塞成冬。冬雖主藏，然次年發育之功，實胚胎於此〔二〕。蓋一陽不生於復而生於坤，坤雖至陰，然陰裏含陽，大藥之生，實根柢〔三〕於此〔四〕。藥將産時，就與孕婦懷胎相似，保完真種，不敢放肆。慎起居，節飲食，忌酒色，戒惱怒。外不役其形骸，内不勞其心志。至於行住坐卧，各各有方。行則措足於坦途，住則凝神於太虚，坐則調丹田之息，卧則抱臍下之珠〔五〕。故曰：「行住坐卧，不離這箇。」

校注

〔一〕俞琰玄學正宗地承天氣圖云：「易曰：『至哉坤元，天萬物資生，乃順承天。』參同契云：『恒順地理，承天布宣。』愚謂人之元氣藏於腹，猶萬物藏於坤；神入地中，猶天氣降而至於地；氣與神合，猶地道之承天。天地以此而生物，吾身以此而産藥。太玄經云：『藏心於淵，美厥靈根。』與此同旨。」

〔二〕俞琰周易參同契發揮云：「謂作丹之際，正如亥月純坤用事之時。其時萬物歸根，閉塞成冬。冬雖主藏，然一歲發育之功，實胚胎於此。」

〔三〕「柢」，原作「扺」。

〔四〕俞琰周易參同契發揮云：「蓋一陽不生於復而生於坤，坤雖至陰，然陰裏生陽，實爲産藥之川源也。」

〔五〕俞琰周易參同契發揮云：「馬丹陽語録云：學道人行住坐卧，不得少頃心不在道。行則措足於坦途，住則凝神於太虛，坐則匀鼻端之息，卧則抱臍下之珠。久而調息，無有間斷，而終日如愚，方是端的功夫，非干造作行持也。」

行禪圖

「行亦能禪坐亦禪，聖可如斯凡不然。〔一〕」謫人步履之間，不可趨奔太急，急則動息傷胎。必須安詳緩慢而行，乃得氣和心定。或往或來，時行時止，眼視於下，心藏於淵。即王重陽所謂：「兩脚任從行處去，一靈常與氣相隨。有時四大醺醺醉，借問青天我是誰？」〔二〕

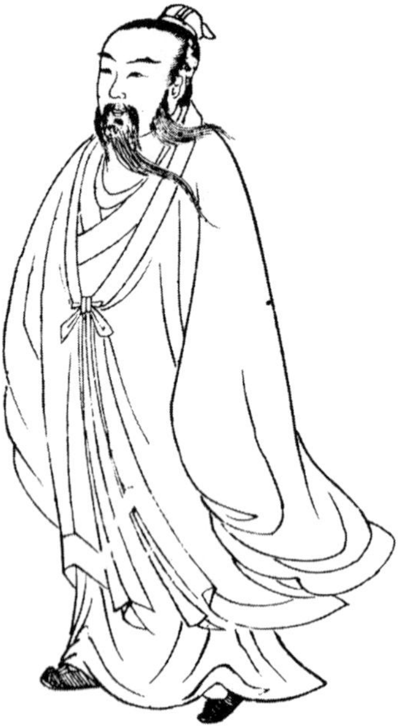

萬法歸一，
一歸何處？
有者箇在，
又恁麼去？

白樂天云：「心不擇時適，足不擇地安。窮通與遠近，一貫無兩端。」

寶誌公云：「若能放下空無物，便是如來藏裏行。」〔三〕

維摩經云：「舉足下足，皆從道場來。」

法藏集云：「晝心夜心，常遊法苑去。」〔四〕

校注

〔一〕此詩句出曹道沖靈源大道歌。

〔二〕董漢醇群仙要語纂集引重陽祖師詩云：「棄了惺惺學得癡，到無爲處無不爲。眼前世事只如此，耳畔風雷過不知。兩脚任從行處去，一靈常與氣相隨。有時四大醺醺醉，借問青天我是誰？」

〔三〕何道全摩訶般若波羅蜜多心經注云：「一念纔興相便成，述真逐妄昧歸程。若能放下空無物，穩向如來藏裹行。」又，三教正宗統論分摘性空宗旨云：「林子曰：『如來藏，裹空也。故曰若能放下空無物，便是如來藏裹行。』」

〔四〕「晝」，原作「盡」，據程本、李本、韓抄本改。晁迥法藏碎金録云：「維摩經云：『舉足下足，皆從道場來。』予因自思：『晝心夜心，常遊法苑去。』」

立禪圖

隨時隨處，逍遥於莊子無何有之鄉；不識不知，遊戲於如來大寂滅之海。〔一〕

若天朗氣清之時，當用立禪納氣法而接命。其法曰：「脚跟着地鼻遼天，兩手相懸在穴邊。一氣引從天上降，吞時汩汩到丹田。〔二〕」

心無所住，湛然見性。體用如如，廓然無聖。

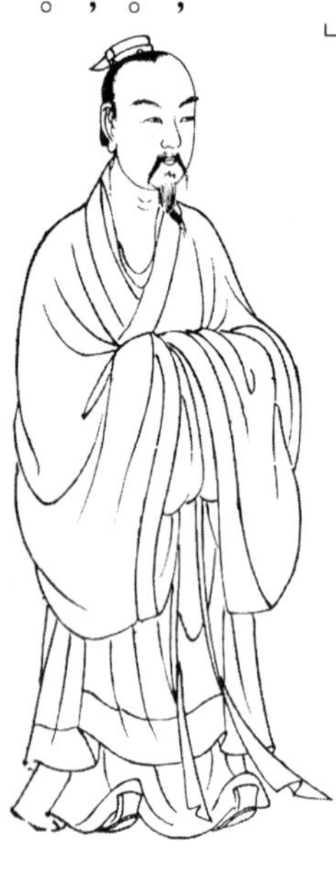

或住或立，冥目冥心。檢情攝念，息業養神。已往事勿追思，未來事勿迎想，現在事勿留念。〔三〕欲得保身道訣，莫若閑静介潔；要求出世禪功，無如照收凝融。〔四〕昔廣成子告黄帝曰：「目無所見，耳無所聞，心無所知，神將守形，形乃長生。」其意大同，允爲深切。

校注

〔一〕晁迥法藏碎金録云：「若能逍遥於莊子無何有之鄉，又能遊戲於如來大寂滅之海，優深快樂，無礙自在，何如人也？更有一法加於此乎？」

〔二〕真仙上乘太上老君金谷歌注解附内養下手口訣云：「脚跟着地鼻遼天，兩手相懸在穴邊。一去引從天上降，呑時須要滿山川。」

〔三〕晁迥法藏碎金録云：「已往事勿追思，未來事勿迎想，見在事勿留念。隨覺而止，習以爲常，久久彌堅，不煩多學。」按：「冥目冥心、檢情攝念、息業養神」諸句，法藏碎金録亦有。

〔四〕晁迥法藏碎金録云：「予有四句雅言，中含八字深旨。上智默而自識，中智説之乃知。其言曰：『欲得保身道訣，莫若閒静介潔。要知出世禪功，無如照收凝融。』」

坐禪圖

坐久忘所知，忽覺月在地。
泠泠天風來，驀然到肝肺。
俯視一泓水，澄湛無物蔽。
中有纖鱗遊，默默自相契。

帝堯之安安，
文王之雝雝，
孔子之申申，
莊周之止止。

無事此靜坐，一日如兩日。〔一〕
若活七十年，便是百四十。

靜坐少思寡欲，冥心養氣存神。
此是脩真要訣，學者可以書紳。〔二〕

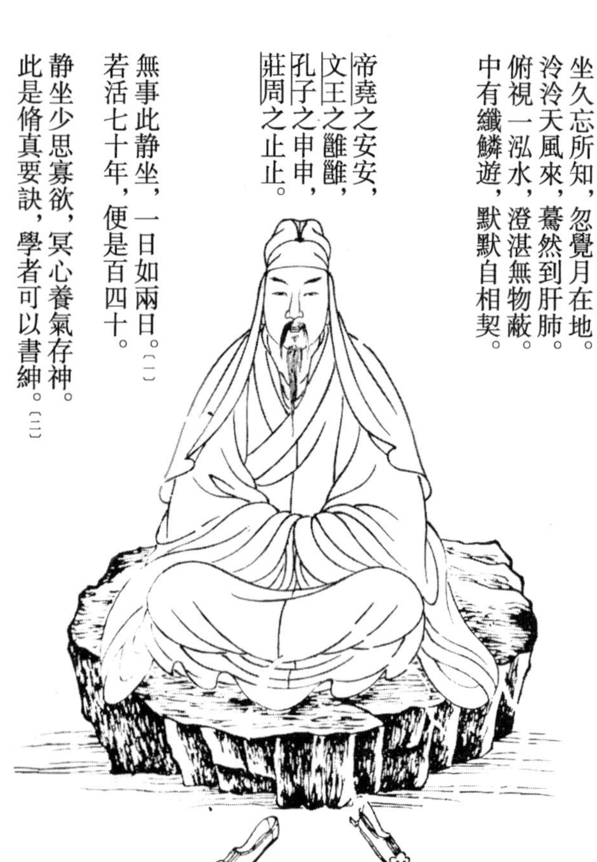

坐不必趺[三]跏，當如常坐。夫坐雖與常人同，而能持孔門心法，則與常人異矣[四]。所謂孔門心法者，只要存心在真去處是也[五]。蓋耳目之竅，吾身之門也；方寸之地，吾身之堂也；立命之竅，吾身之室也。故衆人心處於方寸之地，猶人之處於堂也，則聲色得以從門而摇其中。至人心藏於立命之竅，猶人之處於室也，則聲色無所從入而窺其際。故善事心者，潛室以頤晦，而耳目爲虚矣；御堂以聽政，而耳目爲用矣[六]。若坐時不持孔門心法，便是坐馳，便是放心[七]。壇經曰：「心念不起名爲坐，自性不動名爲禪。」坐禪妙義，端不外此。

校　注

〔一〕參考雪竇石奇禪師語録。其云：「上堂。僧問：『夏日炎炎，通身白汗，還有不熱者麽？』師便打。進云：『涼風到處通消息，拄杖頭邊白汗流。』師復打，云：『少一棒在。』乃云：『昨日火雲燒空，今朝陰生巖谷。天道何似不常，人身隨着反覆。或時通身汗流，或時乾燥暴暴。分明不隔纖毫，直下好箇消息。且道是何消息？』良久云：『無事此静坐，一日似兩日。』卓拄杖下座。」

〔二〕此詩出自修真十書雜著捷徑養生篇。

〔三〕「趺」，原作「跌」，據吴本、韓抄本、潘本、李本改。

〔四〕參考林子全集煉心實義坐卧時當知煉心。其云：「林子曰：『坐不必趺跏，當如常坐。夫坐雖與常人同，而能持孔門心法，則與常人異矣。臥時亦然，亦如常臥，亦要心在腔子裏。』」

〔五〕按：此將林子所説「孔門心法」與「真去處」合而爲一。

〔六〕參考林子全集舊稿虛心答問。其云：「心隱子曰：『耳目之竅，吾身之門也；方寸之地，吾身之堂也；神明之舍，吾身之室也。故衆人心處于方寸之地，猶人之處於堂也，則聲色得以從門而摇其中。聖人心藏於神明之舍，猶人之處于室也，則聲色無所從入而窺其際。故善事心者，潛室以頤晦，而耳目爲虛矣；御堂以聽政，而耳目爲用矣。』」又參考論語正義纂升堂入室，其云：「林子曰：『耳目之竅，吾身之門户也；方寸之地，吾身之廳事也；藏心之淵，吾身之密室也。故衆人心處於方寸之地，猶人之處於堂也，則聲色得以從門而摇其中。聖人仁還於藏心之淵，猶人之處於室也，則聲色無所從入而窺其際。故善事心者，潛室以頤晦，而耳目爲虛矣；御堂以聽政，而耳目爲用矣。』」

〔七〕參考林子全集煉心實義坐卧時當知煉心。其云：「林子曰：『坐時不持孔門心法，便是坐馳，孟子所謂放心者。豈必心放於色，心放於財，然後謂之放心也？即此坐馳，便是放心。』」

臥禪圖

覺寤時切不可妄想，則心便虛明；

掃石焚香任意眠，醒來時有客談玄。
松風不用蒲葵扇，坐對清崖百丈泉。
古洞幽深絶世人，石床風細不生塵。
日長一覺羲皇睡，又見峰頭上月輪。

開心宗之性，
示不動之體，
悟夢覺之真，
入聞思之寂。〔一〕

人間白日醒猶睡，老子山中睡却醒。
醒睡兩非還兩是，溪雲漠漠水泠泠。〔二〕
元神夜夜宿丹田，雲滿黄庭月滿天。
兩箇鴛鴦浮緑水，水心一朵紫金蓮。〔三〕

紛擾中亦只如處常，則事自順遂。

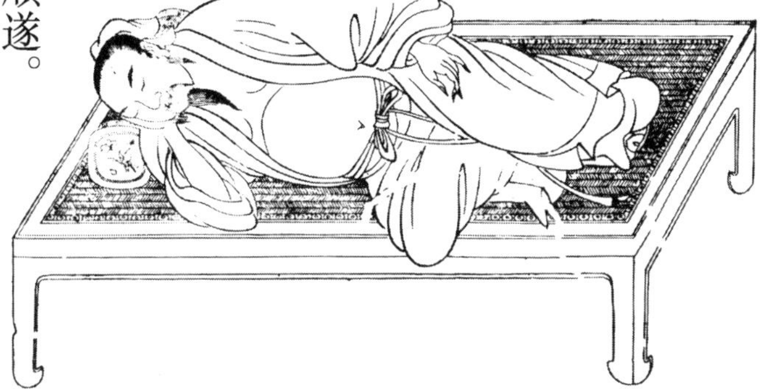

古人有言：「脩道易，鍊魔難。」誠哉是言也。然色魔、食魔易於制伏，獨有睡魔難煉，是以禪家有長坐不卧之法。盖人之真元，常在夜間走失。苟睡眠不謹，則精自下漏，氣從上洩，元神無依，亦棄軀而出，三寶各自馳散，人身安得而久存哉？至人睡時，收神下藏丹窟，與氣合交，水火互相拘鈐，則神不外馳，而炁自安定矣。

今以常人言之，神則寄之於目矣。而夜寐既熟，則藏之於腎，至夙興之時，而目之神有不爽然清乎？藉其不夜而腎，神豈能清？今又以天道言之，日則麗之於天矣，而夜淪地中，則藏之於海，至啓明之候，而天之氣有不爽然清乎？藉其不夜而海，氣豈能清？〔四〕此則崔公入藥鏡所謂「水火交，永不老」是也。

今之人懵然而睡，忽然而醒，是何物主之而使之覺也？夫魂與神併則覺，魄與尸合則昏。昏者，死之根；覺者，生之兆。魂屬陽而喜清虚，魄屬陰而好馳騁。魄者，鬼也；魂者，神也。神則日接之於物，夜形之於夢。黄粱未熟，南柯未寤，一生之榮辱富貴，百歲之悲憂悦樂，備嘗於一夢之間。使其去而不還，遊而不返，則生死路隔，幽冥之途絶矣〔五〕。

由是觀之，人不能自生，而其所以生者，夢中之人爲之也；人不能自死，而其所以死者，夢中之人爲之也。然不知所以夢，則亦不知所以死；不知所以覺，則亦不知所以生〔六〕。夢中之有覺者，以夢之中而自有真覺者在焉；死中之有生者，以死之中而自有長生者在焉〔七〕。是故，因覺知生，因夢知死，知斯二者，可以入道矣〔八〕。

夫人之覺也，耳其有不能聽乎？目其有不能視乎？手其有不能持乎？足其有不能行乎？心其有不能喜不能怒乎？而人之睡也，耳固在也，何其不能聽乎？目固在也，何其不能視乎？手固在也，何其不能持乎？足固在也，何其不能行乎？心固在也，何其不能喜不能怒乎？由此觀之，則其死也，似爲無知而無覺矣。

而人之睡而夢也，而夢之時，亦有耳能聽矣，而其聽也，何其不屬於人之耳乎？亦有目能視矣，而其視也，何其不屬於人之目乎？亦有手能持矣，而其持也，何其不屬於人之手乎？亦有足能行矣，而其行也，何其不屬於人之足乎？亦有心能喜能怒矣，而其喜也怒也，何其不屬於人之心乎？由此觀之，則其死也，似爲有知而有覺矣。然死生通乎晝夜之道，夢覺之常者乎？〔九〕

古之真人，其覺也無憂，其寐也無夢。故無夢地位，非道成之後不能到也。然初機之士，煉心未純，昏多覺少，纔一合眼，元神離腔，睡魔入舍，以致魂夢紛飛，無所不至，不惟神出氣移，恐有漏爐迸鼎之患。若欲敵此睡魔，須用五龍盤體之法〔一〇〕。訣曰：東首而寢，側身而卧。如龍之蟠，如犬之曲。一手曲肱枕頭，一手直摩臍腹。一隻脚伸，一隻脚縮。未睡心，先睡目。致虛極，守靜篤。神氣自然歸根，呼吸自然含育。不調息而息自調，不伏氣而氣自伏。

依此脩行，七祖有福。陳希夷已留形于華山，蔣青霞〔一一〕曾脱殼于王屋。此乃卧禪的旨，與那導引之法不同。工夫到時，自然「寢寐神相抱，覺悟候存亡」。亦能遠離顛倒夢想，即漆園公所謂「古之真人，其覺也無憂，其寢也無夢」是已。

然雖睡熟，常要惺惺，及至醒來，慢慢展轉。此時心地湛然，良知自在，如佛境界。正白樂天所云：「前後際斷處，一念未生時。」此際若放大静一場，效驗真有不可形容者。昔尹師静室中有一聯云：「覺寤時切不可妄想，則心便虚明；紛擾中亦只如處常，則事自順遂。」李真人滿江紅詞云：「好睡家風，别有箇、睡眠三昧。但睡裏心誠，睡中澄意。睡法既能知旨趣，便於睡裏調神氣。這睡功、消息睡安禪，少人會。〔一二〕」又敵魔詩云：「坐中昏睡怎禁它，鬼面神頭見也麽？昏散皆因由氣濁，念緣未斷屬陰多。潮來水面侵堤岸，風定江心絶浪波。性寂情空心不動，坐無昏散睡無魔。〔一三〕」

上古之人，有息無睡，故曰「向晦入宴息」。若一覺睡熟，陽光盡爲陰濁所陷，就如死人一般。若知宴息之法，當向晦時，耳無聞，目無見，口無言，心無累，鼻息無喘，四肢無動。那一點元神真氣，相依相戀，如爐中種火相似〔一四〕。久久純熟，自然神滿不思睡，氣滿不思食，精滿不思慾。元炁自聚，真精自凝，胎嬰自棲，三尸自滅，九虫自出。所謂睡魔，不知從何而去矣。其身自覺安而輕，其心自覺虚而靈，其氣自覺和而清，其神自覺圓而明。若此便入長生路，休問道之成不成〔一五〕。

校注

〔一〕晁迥法藏碎金録云：「法華經云：『諸佛世尊唯以一大事因緣故出現於世。』其下陳列，欲令衆生開示悟入佛之知見。予嘗率意立言云：『開示由乎師，悟入由乎己。』其後因覽唐李繁著書十六篇，名曰玄聖蘧廬，内有心宗第十一、不動第十二、夢覺第十三、聞思第十四。有説云：『經言開示悟入，而不説開示悟入之方。因著此四篇，開心宗之性、示不動之體、悟夢覺之真、入聞思之寂。』予詳四篇所述，咸有妙旨，就中悟夢覺之真、入聞思之寂，暗合予即今朝夕趣向，事理親切。由是忻然自得，以爲天奬冥符爾，不復一一具載之也。」

〔二〕「掃石焚香」「古洞幽深」「人間白日」等三首詩出自王守仁山中懶睡四首。

〔三〕此詩出自白玉蟾華陽吟。

〔四〕參考林子全集艮背行庭。其云：「今以常人言之，神則寄之於目矣。而夜寐既熟，則藏之於腎，亦易之所謂洗之之義也。至夙興之時，而目之神有不爽然清乎？藉其不夜而腎，神豈能清？今又以天道言之，日則麗之於天矣，而夜淪地中，則藏之於海，亦易之所謂洗之之義也。至啓明之候，而天之氣有不爽然清乎？藉其不夜而海，氣豈能清？」

〔五〕吕知常道德經講義曰：「神存則生，神去則死，且日則接於物，夜則形於夢者，神不能安其居也。黄糧未熟，南柯未寤，一生之榮辱富貴，百歲之悲憂悦樂，備嘗於一夢之間。使其去而不還，遊而不返，則生死路隔，幽明之途絶矣。」

〔六〕參考三教正宗統論夢中人。其云：「林子曰：『生則從何而生，而其所以生者，夢中之人爲之也。死又從何而死，而其所以死者，夢中之人爲之也。然不知所以夢，則亦不知所以死；不知所以覺，則亦不知所以生。』」

〔七〕參考三教正宗統論夢中人。其云：「林子曰：『余所謂夢中之有覺者，以夢之中而自有真覺者在焉；死中之有生者，以死之中而自有長生者在焉。』」

〔八〕參考三教正宗統論夢中人。其云：「如或以生死爲大，則所謂因覺知生，因夢知死，抑亦可以寒心矣。」

〔九〕參考三教正宗統論夢中人。其云：「林子每語諸生曰：『汝知汝之夢乎？知汝之夢，則知汝之覺矣。』一日復反其辭而語之曰：『汝知汝之覺乎？知汝之覺，則知汝之夢矣。故汝之覺也，耳其有不能聽乎？目其有不能視乎？手其有不能持乎？足其有不能行乎？心其有不能喜不能怒乎？而汝之睡也，耳固在也，何其不能聽乎？目固在也，何其不能視乎？手固在也，何其不能持乎？足固在也，何其不能行乎？心固在也，何其不能喜不能怒乎？由此觀之，則其死也，似爲無知而無覺矣。而汝之睡而夢也，而夢之時，亦有耳能聽矣，而其聽也，何其不屬於汝之耳乎？亦有目能視矣，而其視也，何其不屬於汝之目乎？亦有用手持矣，而其持也，何其不屬於汝之手乎？亦有足能行矣，而其行也，何其不屬於汝之足乎？亦有心能喜能怒矣，而其喜也怒也，何其不屬於汝之心乎？由此觀之，則其死也，似爲有知而有覺矣。然死生通乎晝夜，是亦夢覺之謂也，而以死爲無知也，其殆未通乎晝夜之道、夢覺之常者乎？而有志之士，可以深長思也。』」

〔一〇〕按：錢曾讀書敏求記云：「五龍甘卧法一卷。五龍以卧法授之希夷，爲千古獨得之秘。予生坎壈，兩眉外未知有安樂窩否？將從希夷高枕，圓人間未了之夢，五龍其許我耶？」

〔一一〕蔣青霞，真詮引其語二段，「左足太陽，右足太陰」「青女傳言」云云。據養生秘録，知其出自青霞翁丹經直指。青霞翁丹經直指書成於「咸淳甲子秋望日」。查咸淳年間無甲子，甲子在宋理宗景定五年（一二六四），第二年方爲咸淳元年（一二六五），歲在乙丑。宋理宗於景定五年薨，度宗於是年即位，但當年未改元，第二年才改元咸淳，故當爲景定甲子（一二六四）。此書又題名青霞真人内用秘文、碧虛子親傳直指，收入道藏。天一閣書目有南嶽金丹暢旨一卷，題「朱陵洞天三茅庵青霞蔣真人撰，金闕選仙舉進士天谷傳，羅浮放鶴野人周應文受」。

〔一二〕李道純中和集滿江紅（贈睡着李道判）云：「好睡家風，别有箇、睡眠三昧。但睡裏心誠，睡中澄意。睡法既能知止趣，便於睡裏調神氣。這睡功、消息睡安禪，少人會。　身雖眠，性不昧。目雖垂，内不閉。向熟睡中間，穩帖帖地。一枕清風涼徹骨，夢於物外閑遊戲。覺來時、身在廣寒宫，抱蟾睡。」

〔一三〕李道純中和集敵魔詩云：「夜中昏睡怎禁他，鬼面神頭見也麽。昏散相因由氣濁，念緣斷續爲陰多。潮來水面浸堤岸，風定江心絶浪波。性寂情空心不動，坐無昏散睡無魔。」

〔一四〕王畿王龍溪全集卷一三山麗澤録載：「遵岩子（王慎中）問：『先師在軍中，四十日未嘗睡，有諸？』先生曰：『然。此原是聖學。古人有息無睡，故曰向晦入燕息。世人終日擾擾，全賴後天渣滓厚味培養，方够一日之用，夜間全賴一覺熟睡，方能休息。不知此一覺熟睡，陽光盡爲陰濁所陷，如死人一般。若知燕息之法，當向晦時耳無聞，目無見，口無吐納，鼻無呼吸，手足無動静，心無私累，一點元神與先天清氣相依相息，如爐中種火相似，比之後天所養，奚啻什百？是謂通處晝夜之道而知。』」

〔一五〕晁迥法藏碎金録云：「予今年近八旬矣。保身自覺安而輕，澄心自覺虚而明，養氣自覺和而清，得法自覺真而精。予有四覺覺如此，不問道之成不成。」

性命雙脩萬神圭旨利集

目録

採藥歸壺圖

天人合發之機，子母分胎之路。九靈鐵鼓、太玄關、尾閭穴、朝天嶺。

欲達未達意方開，似悟未悟機正密。
存存匪懈養靈根，一匊圓明自家覓。
真鉛出水少人知，半是無爲半有爲。
乍見西方一點月，純陽疾走報鍾離。[一]

聞於不聞好温存，見於不見休驚怕。
只在勿忘勿助間，優而游之使自化。[二]

一陽動處衆陽來，玄竅開時竅竅開。
收拾蟾光歸月窟，從兹有路到蓬萊。[三]

任督接交之處，陰陽變化之鄉。三足金蟾、藏金斗、生死穴、上天梯。

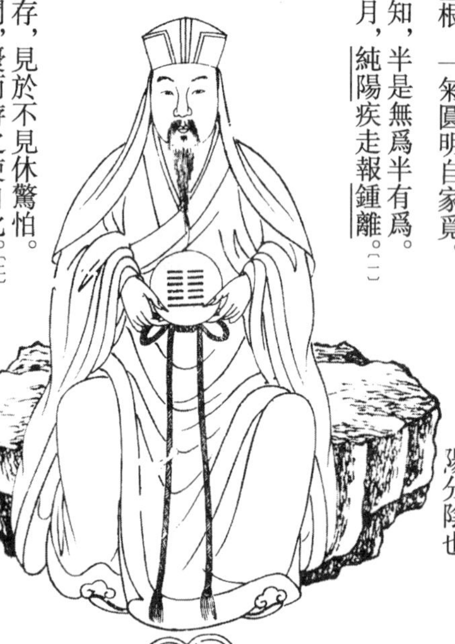

有象之後，陽分陰也。

無象之前，陰含陽也。[四]

氣海門 曹溪路 三岔口 平易穴 咸池 陰端 禁門 會陽 長强 魄門 復子 坤亥 地軸 陰蹻 桃康 人門 鬼路 會陰 谷道 龍虎穴 三岔骨 虛危穴 河車路

校注

〔一〕此詩出自陳致虛金丹大要道德經轉語。

〔二〕「欲達未達」「聞於不聞」二詩出自盧文輝性靈詩林生養中、陳生道範請問火候，漫成二首以答之。

〔三〕盧文輝性靈詩七竅云：「一陽動處衆陽來，七竅通時萬竅開。惟向身中求造化，不從海上覓蓬萊。」

〔四〕俞琰玄學正宗引邵雍皇極經世書云：「無極之前，陰含陽也。有象之後，陽分陰也。」

性命雙脩萬神圭旨第四節口訣　天人合發　採藥歸壺

內附閉任開督、聚火載金二訣。

聞之師曰：人受天地中氣以生，原有真種，可以生生無窮，可以不生不滅，但人不能保守，日日消耗，卒至於亡。間知保守，又不知煅煉火法，終不堅固，易爲造化所奪。苟能保守無虧，又能以火煅煉，至於凝結成丹，如金如玉，可以長生，可以不化。

蓋欲煉此丹，須以藥物爲主；欲採藥物，當在根本用功。何謂根本？吾身中太極是也。天地以混混沌沌爲太極，吾身以窈窈冥冥爲太極；天地以此陰陽交媾而生萬物，吾身以此陰陽交媾而生大藥。大藥之生於身，與天地生物不異，總只是陰陽二氣。一施一化而玄黄相交，一稟一受而上下相接，混而爲一，故曰混沌。混沌，乃天地之郛郭；窈冥，亦是大藥之胞胎也〔一〕。南華經云：「至道之精，窈窈冥冥。」道德經云：「窈兮冥兮，其中有精，其精甚真。」惟此真精，乃吾身中之真種子是也。以其入於混沌，故名太極；以其爲一身造化之始，故名先天；以其陰陽未分，故名一氣，又名黄芽，又名玄珠，又名真鉛，又名陽精。此精若凝結於天地之間，或爲金，或爲石，歷千百年而不朽。人能反身而求之於自己陽精，凝結成寶，則與天地相爲無窮，金石奚足比哉〔二〕？

然此陽精不容易得。盖人之一身，徹上徹下，凡屬有形者，無非陰邪滓濁之物。故雲房真人曰：「四大一身皆屬陰，不知何物是陽精。」緣督子曰：「一點陽精，秘在形山，不在心腎，而在乎玄關一竅。」趙中一曰：「一身内外盡皆陰，莫把陽精裏面尋。」丘長春曰：「陽精雖是房中得之，而非御女之術〔三〕。内非父母所生之軀，外非山林所産之寶。但着在形體上模索皆不是，亦不可離形體而向外尋求〔四〕。」若此等語，何異水中撈月、鏡裏攀花？真正智過顔閔，實難强猜。是以祖師罕言之，而世人罕知之。不獨今之爲然，古人亦有難知之語。如王鼎真人云：「五行四象坎和離，詩訣分明説與伊。藥生下手功夫處，幾人會得幾人知？〔五〕」紫陽真人云：「此箇事，世間稀，豈是等閑人得知？」杏林真人云：「神氣歸根處，身心復命時。這些真孔竅，料得少人知。」伯陽真人云：「一者以掩蔽，世人莫知之。」一者何物也？就是那未發之中、不二之一，即前所謂先天一氣是也。

翠虛篇云：「大藥須憑神氣精，採來一處結交成。丹頭只是先天氣，煉作黄芽發玉英。」復命篇云：「採二儀未判之氣，奪龍虎始媾之精。閃入黄房，煅成至寶。」崇正篇云：「寒淵萬丈睡驪龍，頷下藏珠炯炯紅。謹密不驚方採得，更依時日法神功。」盖採者以不採而採之，取者以不取而取之，在於静定中有，非動作可爲也。昔黄帝遺其玄珠，使知索，使離朱索，使喫詬索，索之皆不得，乃使罔象，罔象得之。「罔象」者，忘形之謂也。必忘形罔象，然後先天一氣可得。

擊壤集先天吟云：「一片先天號太虛，當其無事見真腴。」又云：「若問先天一字無，後天方要着工夫。」何謂先天？寂然不動，窈窈冥冥，太極未判之時是也。何謂後天？感而遂通，恍恍惚惚，太極已判之時是也〔六〕。混元寶章云：「寂然不動感而通，窺見陰陽造化功。」信乎寂然不動，則心與天通，而造化可奪也。翠虛篇云：「莫向腎中求造化，却須心裏覓先天。」當其喜怒未發之時，覩聞不及之地，河海静默，山嶽藏煙，日月停景，璇璣不行，八脉歸源，呼吸俱泯。既深入於窈冥之中，竟不知天之爲盖，地之爲輿，亦不知世之有人，己之有軀。少焉，三宫氣滿，機動籟鳴，則一劍鑿開混沌，兩手擘裂鴻濛，是謂無中生有。

甯玄子詩云：「不在塵勞不在山，直須求到窈冥端。」何謂窈冥端？虛極静篤之時也。

心中無物爲虚，念頭不起爲静。致虚而至於極，守静而至於篤。陰陽自然交媾，陰陽一交，而陽精産矣。〔七〕故陳圖南曰：「留得陽精，神仙現成。〔八〕」盖陽精日日發生，但世人不知翕聚，以致散而爲周身之氣。至人以法追攝，聚而結一黍之珠。釋氏呼爲菩提，僊家名曰真種。脩性者若不識這箇菩提子，即圓覺經所謂「種性外道」是也；脩命者若不識這箇真種子，即玉華經所謂「枯坐傍門」是也。

張紫陽曰：「大道脩之有易難，也知由我也由天。」人若不知藥生、不知採取、不知烹煉，但見其難，不見其易；誠知藥生時候、採取口訣、烹煉功夫，但見其易，不見其難。此兩者在人遇師與不遇師耳，故曰：「月之圓存乎口訣，時之子妙在心傳。」然時之子却有兩説，有箇活子時，有箇正子時。昔聞尹師曰：「欲求大藥爲丹本，須認身中活子時。」又偈曰：「因讀金丹序，方知玄牝竅。因讀入藥鏡，又知意所到。大道有陰陽，陰陽隨動静。静則入窈冥，動則恍惚應。真土分戊己，戊己不同時。己到但自然，戊到有作爲。烹煉坎中鉛，配合離中汞。鉛汞結丹砂，身心方入定。」曰動静，曰窈冥，曰真土，皆是發明活子時之口訣也。

云何謂之動静？曰：寂然不動，返本復静，坤之時也，吾則静以待之；静極而動，陽氣潛萌，復之時也，吾則動以應之。當動而或雜之以静，當静而或間之以動，或助長於其先，或忘失於其後，則皆非動静之常矣。夫古之至人，其動也天行，其静也淵默。當動則動，當静則静，自有常法。今之學者，不知丹法之動静有常，或專主乎動，或專主乎静。其所謂動者，乃行氣之動；其所謂静者，乃禪定之静，二者胥失之矣。指玄篇不云乎：「人人氣血本通流，榮衛陰陽百刻周。豈在閉門學行氣，正如頭上又安頭。」曷嘗以行氣爲動哉？翠虚篇不云乎：「惟此乾坤真運用，不必兀兀徒無言。無心無念神已昏，安得凝聚成胎仙？」豈以禪定爲静哉？〔九〕

凡人動極而静，自然入於窈冥。窈冥即是寐時，雖入於無天無地、無我無人境界，却不涉於夢境。若一涉夢境，即有喜怒、驚恐、煩惱、悲歡、愛慾種種情況，與晝間無異，且與窈冥時無天無地、無我無人景象絶不相似。窈窈冥冥，惟晝間動極思静，有此景象，若夜間睡熟，必生夢境，安得有此？晝間每有窈冥時候，人多以紛華念慮害之，而求其時入窈冥者，盖亦鮮矣。

崔公入藥鏡云：「一日内，十二時。意所到，皆可爲。」一日之内，意到不止一次，則採藥亦不止一次，張平叔所謂「一粒復一粒，從微而至著」是也。大抵藥物當以真意求之，故曰：「好把真鉛着意尋。」又曰：「但向華池着意尋。」盖人身真意，是爲真土。真土之生有時，不由感觸，自然發生，雖輿中馬上、一切喧鬧之地，不能禁止，故曰真土。真土有二，戊己是也。土既有二，則意亦有二必矣。所謂二者，一陽一陰是也。謂之真者，無一毫强僞。若有一毫强與僞，即是用心揆度謀慮，便屬虚假，非真意也。有此真意，真鉛方生。何謂有此真意，真鉛方生？蓋動極而静，真意一到，則入窈冥，此意屬陰，是爲己土。陰陽交媾，正當一陽爻動之時，自覺心花發現，煖氣冲融，陰陽乍交，真精自生，真精即是真鉛，所謂「水鄉鉛，只一味」是也。陰陽交罷，將判未判，恍恍惚惚，乃是静極而動，此意屬陽，是爲戊土。此時真鉛微露，藥苗新嫩，此乃有物有象之時，與平旦幾希一般。撥動關棙，急忙用功採取，則窈冥所生真精，方無走失。

所謂採取功夫，即達磨祖師「形解訣」〔一〇〕，海蟾祖師「初乘訣」。二訣大略相同，不外乎吸、舐、撮、閉四字。純陽祖師云「窈窈冥冥生恍惚，恍恍惚惚結成團」，正是此訣。雖則是有爲之法，然非真土一生，何以施功？是以採鉛由於真土生也，故曰「真土擒真鉛」。鉛升與汞配合，汞得鉛自不飛走，故曰「真鉛制真汞」。鉛汞既歸真土，則身心自爾寂然不動，而金丹大藥結矣。是以一時之内，自有一陽來復之機。是機也，不在冬至，不在朔旦，亦不在子時。非深達天地陰陽、洞曉身中造化者，莫知活子時，如是其秘也。

既曰「一日十二時」，凡相媾處皆可爲，而古仙必用半夜子陽初動之時者，何也？其時太陽正在北方，而人身氣到尾閭關，蓋與天地相應，乃可以盗天地之機，奪陰陽之妙，煉魂魄而爲一，合性命而雙脩。〔一一〕惟此時乃坤復之間，天地開闢於此時，日月合璧於此時，草木萌蘖於此時，人身之陰陽交會於此時。神仙於此時而採藥，則内真外應，若合符節，乃天人合發之機，至妙至妙者也〔一二〕。陳泥丸云：「每當天地交合時，盗取陰陽造化機。」陰符經曰：「食其時，百骸理；盗其機，萬化安。」「何者謂之機？天根理極微。今年初盡處，明日起頭時。此際易得意，其間難下詞。人能知此意，何事不能知？」此際正是造化真機妙處。盡真機之妙者，周易也；盡周易之妙者，復卦也；盡復卦之妙者，初爻也。故曰：「復，其見天地之心乎？」蓋此時，天地一陽來復，而吾身之天地亦然。内以採取吾身之陽，外以盗取天地之陽，則天地之陽，有不悉歸於我之身中而爲我之藥物乎〔一三〕？然而天地雖大，造化雖妙，亦不能越此發機之外矣。此感彼應，理之自然。

人若知此天人合發之機，遂於中夜静坐，凝神聚氣，收視返聽，閉塞其兑，築固靈株，一念不生，萬緣頓息。渾渾淪淪，如太極之未分；溟溟涬涬，如兩儀之未兆。湛兮獨存，如清淵之印月；寂然不動，如止水之無波〔一四〕。内不覺其一身，外不知其宇宙。逮夫亥之末，子之初，天地之陽氣至，則急採之。未至則虚以待之，不敢爲之先也。屈原遠遊篇云：「道可受兮不可傳，其小無内〔一五〕兮其大無根。毋滑而魂兮彼將自然，一氣孔神兮於中夜存，虚以待之兮無爲之先。」許旌陽三藥歌云：「存心絶慮候晶凝。」指玄篇云：「塞兑垂簾默默窺。」皆是藏器待時之謂也。嗚呼！「時辰若至不勞心，内自相交自結凝。入室按時須等着，一輪羲馭自騰昇」，豈可爲之先也哉〔一六〕？

夫金丹大藥，孕於先天，産於後天，其妙在乎太極將判未判之間。靜已極而未至於動，陽將復而未離乎陰。斯時也，冥冥兮如煙嵐之罩山，濛濛兮如霧氣之籠水，霏霏兮如冬雪之漸凝漸聚，沉沉兮如漿水之漸矴漸清。俄頃，癢生毫竅，肢體如綿，心覺恍惚，而陽物勃然舉矣。此時陽氣通天，信至則瓊鐘一扣，玉洞雙開，時至氣化，藥産神知。地雷震動巽門開，龍向東潭踴躍來。〔一七〕此是玄關透露，而精金出鑛之時矣。

邵康節云：「恍惚陰陽初變化，絪緼天地乍回旋。中間些子好光景，安得功夫入語言。」白玉蟾云：「因看斗柄，運周天、頓悟神仙妙訣。一點真陽，生坎位，補却離宮之缺。自古乾坤，這些離坎，日日無休歇。今年冬至，梅花依舊凝雪。先聖此日閉關，不通來往，皆爲群生設。物物揔含生育意，正在子初亥末。造物無聲，水中火起，妙在虛危穴。如今識破，金烏飛入蟾窟。〔一八〕」所謂虛危穴者，即地户禁門是也。其穴在〔一九〕於任督二脉中間，上通天谷，下達湧泉。故先聖有言：「天門常開，地户永閉。」盖精氣聚散常在此處，水火發端也在此處，陰陽變化也在此處，有無交入也在此處，子母分胎也在此處。翠虛篇云：「有一子母分胎路，妙在尾箕斗牛女。」〔二〇〕此穴干涉最大，係人生死岸頭，故仙家名爲生死竅。參同契云「築固靈株」者，此也；「拘畜禁門」者，此也。黄庭經云「閉塞命門保玉都」者，此也；「閉子精路可長活」者，此也。

蓋真陽初生之時，形如烈火，狀似炎風，斬關透路而出，必由此穴經過。因閉塞緊密，攻擊不開，只得「驅回尾閭連空焰，趕入天衢望上奔」〔二一〕。一撞三關，直透頂門，得與真汞配合，結成丹砂，非「拘畜禁門」之功而誰歟？

「無中出有還丹象，陰裏生陽大道基。」此吕祖純陽文集中之口訣也。

「極致冲虚守静篤，静中一動陽來復。」此李清庵火候歌中之口訣也。

「一點最初真種子，入得丹田萬古春。」此鍾離權破迷正道歌口訣也。

「一陽纔動大丹成，片餉功夫造化靈。」此白玉蟾萬法歸一歌口訣也。

「虚極又虚元氣凝，静之又静陽來復。」此瑩蟾子煉虚歌中之口訣也。

「渺邈但撈水裏月，分明只採鏡中花。」此劉海蟾還金篇中之口訣也。

「恍惚杳冥二氣精，能生萬象合乾坤。」此許旌陽石函記中之口訣也。

「恍惚之中尋有象，窈冥之内覓真精。」此張紫陽悟真篇中之口訣也。

「日精若與月華合，自有真鉛出世來。」此還陽子見性篇中之口訣也。〔二二〕

「若問真鉛何物是，蟾光終日照西川。」此張用成悟真篇中之口訣也。

「真鉛不産五金内，生在窈冥天地先。」此諸真玄奥廣集中之口訣也。〔二三〕

「坎水中間一點真，急須取向離中輳。」此李道純原道歌中之口訣也。

「三物混融三性合，一陽來復一陰消。」此李清庵中和集中之口訣也。

「些兒欲問天根處，亥子中間得最真。」此劉奉真白龍洞中之口訣也。〔二四〕

「陰蹻泥丸，一氣循環。下穿地户，上撥天關。」此梅志仙採藥歌口訣也。〔二五〕

「萬籟風初起，千山月乍圓。急須行政令，便可運周天。」此石杏林口訣也。

「可道非常道，行功是外功。些兒真造化，恍惚窈冥中。」此瑩蟾子口訣也。

「藥取先天氣，火尋太陽精。能知藥取火，定裏見丹成。」此石得之口訣也。

「要覓長生路，除非認本元。都來一味藥，剛道數千般。」此吕純陽口訣也。

「元君始煉汞，神室含洞虚。玄白生金公，巍巍建始初。」此金碧經口訣也。

「得訣歸來試煉看，龍争虎戰片時間。九華天上人知得，一夜風雷撼萬山。」此彭鶴林口訣也。〔二六〕

「虎之爲物最難言，尋得歸來玄又玄。一陽初動癸生處，此際因名大易先。」此上陽子口訣也。

「半斤真汞半斤鉛，隱在靈源太極先。須趁子時當採取，鍊成金液入丹田。」此陳泥丸口訣也。

「捉得金精固命基，日魂東畔月華西。於中鍊就長生藥，服了還同天地齊。」此呂純陽口訣也。

「燦燦金華日月精，溶溶玉液乾坤髓。夜深天宇迥無塵，惟有蟾光照神水。」此徐神翁口訣也。〔二七〕

「兑金萬寶正西成，桂魄中秋倍樣明。便好用功施採取，虛中以待一陽生。」此陳默默口訣也。

「一泓神水滿華池，夜夜池邊白雪飛。雪裏有人擒玉兔，趕教明月上寒枝。」此玄奧集口訣也。〔二八〕

「窈冥纔露一端倪，恍惚未曾分彼此。中間主宰這些兒，便是世人真種子。」此陳圖南口訣也。

「只取一味水中金，收拾虛無造化窟。促將百脉盡歸根，脉住氣停丹始結。」此陳翠虛口訣也。

「先天一氣號真鉛，莫信迷徒妄指傳。萬化滋張緣朕兆，一靈飛走賴拘鈐。」此龍眉子口訣也。

「塞兑垂簾寂默窺，滿空白雪亂參差。慇懃收什無令失，貯看孤輪月上時。」此鍾離權口訣也。〔二九〕

「無不爲之有以爲，坎中有白要歸離。水源初到極清處，一點靈光人不知。」此薛道光口訣也。〔三〇〕

「莫怪瑶池消息稀，只緣人事隔天機。若人尋得水中火，有一黄童上太微。」此吕洞賓口訣也。

「玄關欲透做工夫，妙在一陽來復。天癸纔生忙下手，採處切須虔篤。」此瑩蟾子李翁口訣也。

「忽然夜半一聲雷，萬户千門次第開。若識無中含有象，許君親見伏羲來。」此邵康節口訣也。

「元來一味坎中金，未得師傳枉用心。忽爾打開多寶藏，木非土也不成林。」此上陽子口訣也。

「父精母血結胎成，尚自他形似我形。身内認吾真父母，方纔捉得五行精。」此陳翠虚口訣也。

「西南路上月華明，大藥還從此處生。記得古人詩一句，曲江之上鵲橋横。」此陳泥丸口訣也。

「煉丹仔細辨功夫，晝夜慇懃守藥爐。若遇一陽纔起復，嫩時須採老時枯。」此玄奧集中口訣。〔三一〕

「佛印指出虛而覺，丹陽訣破無中有。捉住元初那點真，萬古千秋身不朽。」此張三峰口訣也。

「水鄉鉛，只一味，不是精神不是氣。元來即是性命根，隱在先天心坎內。」此珠玉集中口訣也。〔三二〕

「恰恰相當絶妙奇，中秋天上月圓時。陽生急採無令緩，進火功夫要慮危。」此上陽子口訣也。〔三三〕

「離坎名爲水火精，本是乾坤二卦成。但取坎精點離穴，純乾便可攝飛瓊。」此陳泥丸口訣也。

「恍惚之中有至精，龍吟虎嘯最堪聽。玄珠飛趂崑崙去，晝夜河車不暫停。」此玄奧集口訣也。〔三四〕

「乾乾相從響發時，不從他得豁然知。桔槔説盡無生曲，井底泥蛇舞柘枝。」此薛紫賢口訣也。

「返本還元已到乾，能升能降號飛仙。一陽生是興功日，九轉周爲得道年。」此許宣平口訣也。〔三五〕

「日烏月兔兩輪圓，根在先天採取難。月夜望中能採取，天魂地魄結靈丹。」此陳翠虚口訣也。

「一氣團成五物真，五物團成一物靈。奪得乾坤真種子，子生孫兮又生孫。」此金丹撮要口訣。

「精神氣血歸三要，南北東西共一家。天地變通飛白雪，陰陽和合產金華。」此回谷子口訣也。〔三六〕

「精氣神，藥最親，以此脩丹尚未真。脩丹只要乾坤髓，乾坤髓即坎離仁。」此王果齋之口訣也。

「鉛汞相傳世所稀，硃砂爲質雪爲衣。朦朧只在君家舍，日日君看君不知。」此陳泥丸口訣也。〔三七〕

「先天至理妙難窮，鉛產西方汞產東。水火二途分上下，玄關一竅在當中。」此李清庵口訣也。

「閑觀物態皆生意，静悟天機入窈冥。道在險夷隨地樂，心忘魚鳥自流行。」此王陽明

口訣也。〔三八〕

「天心復處是無心，心到無時無處尋。若謂無心便無事，水中何故却生金？」此邵康節口訣也。

「鍊汞烹鉛本没時，學人當向定中推。客塵欲染心無着，天癸纔生神自知。性寂金來歸性本，精凝坎去補南離。兩般靈物交併後，陰盡陽純道可期。」此李清庵中和集中之口訣也。

「火符容易藥非遥，天癸生如大海潮。兩種汞鉛知採取，一齊物欲盡捐〔三九〕消。掀翻萬有三元合，煉盡諸陰五氣朝。十月脱胎丹道畢，嬰兒形兆謁神霄。」此李道純中和集中之口訣也。

「奪取天機妙，夜半看辰杓。一些珠露，阿誰運到稻花頭？便向此中採取，宛如碧蓮含蘂，滴破玉池秋。萬籟風初起，明月一沙鷗。」此陳楠口訣也。

已上皆諸真得藥口義，各引數言，以便印證者。

校注

〔一〕俞琰周易參同契發揮云：「蓋丹法之生藥與天地之生物相似，皆不過陰陽二氣。一施一化而玄黄相交爾。陰陽二氣上下交接，混而爲一，故謂之渾沌。渾沌乃天地之郛郭，萬物之胞胎也。丹法以之爲權輿而樹立根基，則天地萬物皆在吾身，而不用求之外矣。」

〔二〕俞琰周易參同契發揮云：「五行之精凝結於天地間，或爲金，或爲石，歷千百載而不朽。人能反身而求之，以吾自己五行之精凝結成寶，則將與天地相爲無窮，金石奚足多哉？」

〔三〕悟真篇三注云：「上陽子曰：『陽精雖是房中得之，而非御女之術。若行此術，是邪道也，豈能久長？』」

〔四〕李道純中和集云：「但着於形體上都不是，亦不可離此身向外尋求。」

〔五〕此詩原爲劉海蟾弟子王庭揚之詩，見道樞修真要訣篇，後又收入陳楠翠虛篇中。

〔六〕俞琰周易參同契發揮云：「何謂先天？寂然不動，窈窈冥冥，太極未判之時是也。何謂後天？感而遂通，恍恍惚惚，太極已判之時是也。先天惟一氣爾，後天然後化爲真精也。」

〔七〕俞琰周易參同契發揮「渾沌鴻濛，牝牡相從」句注云：「渾沌鴻濛者，一氣未分之時也。牝牡相從者，陰陽混於其中而未相離也。當其未相離也，神凝氣聚，混融爲一，内不覺其一身，外不知其宇宙，與道冥一，萬慮俱遣，溟溟涬涬，不可得而名，强名之曰太一含真氣，或名之曰先天一氣。翠虛篇云：『大藥須憑神氣精，採來一處結交成。丹頭只是先天氣，鍊作黄芽發玉英。』蓋神仙之修鍊，别無他術，只是採取先天一氣以爲金丹之母，動而行之，指日可與鍾、吕並駕。復命篇云：『採二儀未判之氣，奪龍虎始媾之精，閃入黄房，煅成至寶。』又云：『採取須教密，誠心辨醜妍。至難尋意脈，容易失寒泉。』特恐學者執於有爲，而不明大道之先天；泥於採取，而不能尋其意脈爾。崇正篇云：『寒淵萬丈睡驪龍，頷下藏珠炯炯紅。謹密不驚方採得，更依時日法神功。』蓋採者以不採而採之，取者以不取而取之。在於静定中，有非動作可爲也。昔黄帝遺其玄珠，使知索，使離朱索，使喫詬索，索之皆不得。乃使象罔，象罔得之。

象罔者，忘形之謂也。必忘形罔象，然後先天一氣可得。擊壤集先天吟云：『一片先天號太虛，當其無事見真腴。』又云：『若問先天一字無，後天方要着功夫。』其説是已。蓋太極未判，陰陽未分，此天地之先天也。以丹法言之，則寂然不動，反本復静之時是也。混元寶章云：『寂然不動感而通，窺見陰陽造化功。』信乎寂然不動，則心與天通，而造化可奪也。翠虚篇云：『莫向腎中求造化，却須心裏覓先天。』可謂深切著明矣。擊壤集思慮吟云：『思慮未起，鬼神莫知。』還金篇云：『鬼神不見處，龍虎定相尋。』先天大道，須是致虚極，守静篤，不可以一毫思慮加乎其間。當其寂然不動，萬慮俱泯之時，河海静默，山嶽藏煙，日月停景，璇璣不行，八脈歸源，呼吸俱無。既深入於窈冥之中，竟不知天之爲蓋、地之爲輿，亦不知世之有人、己之有軀。少焉，三宫氣滿，機動籟鳴，則一劍鑿開渾沌，兩手擘裂鴻濛，是謂無中生有。甯玄子詩云：『不在塵勞不在山，直須求到窈冥端。』豈不信然哉？」

〔八〕參考伍冲虚謂：「陳希夷所以云『留得陽精，決定長生』是也。」

〔九〕俞琰周易參同契發揮「動静有常，奉其繩墨」句注云：「寂然不動，反本復静，坤之時也，吾則静以待之；静極而動，陽氣潛萌於黄鍾之宫，復之時也，吾則動以應之。故曰動静有常，奉其繩墨。當動而或雜之以静，當静而或間之以動，或助長於其先，或忘失於其後，則非奉其繩墨焉。夫古之至人，其動也天行，其静也淵默。當動則動，當静則静，自有常法。今之學者，不知丹法之動静有常，或專主乎動，或專主乎静。其所謂動者，乃行氣之動；其所謂静者，乃禪定之静，二者胥失之矣。指玄三十九章不云乎：『人人氣血本通流，榮衛陰陽百刻周。豈在閉門學行氣，正如頭上又安頭。』曷嘗以行氣爲動哉？翠虚篇不云乎：『惟此乾坤真運用，不必兀兀徒無言。無心無念神已昏，安得凝聚爲胎仙？』又豈以禪定爲靜哉？金丹大成集云：『陽主動，陰主靜。』翠虚曰：『動中求靜，靜中有爲。動靜有作，口口傳之。』學者殆未可以管見輕議也。」

〔一〇〕「形解訣」，大約即是「顯秘圓通形解訣」。趙台鼎脉望卷八載：「顯秘圓通形解訣，修習性命超生滅。都來本是神氣精（有内藥、外藥二項），除此三般無餘説。無餘説，體中藏，得遇明師道自唱。口訣原來深有意，屏除黑暗得清涼。得清涼，光皎潔，好向丹田賞明月（一陽初動，心神降下子宫與炁合，即同朔旦，日月相合也。炁升到頂中，即月望也。炁之升降動靜，一刻工夫，比一年節時候。炁一升一動，自下而上。炁一降一靜，自下而上）。月藏玉兔日藏烏，自有龜蛇相蟠結。相蟠結，四象攢，中宫真土結靈鉛。内有五行相匹配，自然龍虎會丹田。會丹田，總此訣，周天火候分明説（金蓮復動即冬至，一呼一吸，以行文武二火。呼闢吸闔，龍吟虎嘯。搧開爐鞴，驚動嬰兒。啣珠出現，撞過尾閭，象立春節。至卯沐浴，至辰飛龍得位，至巳玉枕關上，至午崑崙泥丸宫，象夏至一陰生，下降不行火候，復還本位烹之。所以一刻工夫，運轉週天，應一年之節候也）。上弦細細吸清風，下弦緊閉勿令洩。勿令洩，炁又急，强兵戰勝用抽提。倒提小腹須著力，緊撮谷道内中提。内中提，貫斗危，明月輝輝頂上飛。若要三關夾脊透，倒提逆鎖（即閉地户也）念囉哩（華言煉心裏，虚心無念）。念囉哩，堅心志，撞透玄關二十四（人之背脊二十四節，上冲泥丸）。月華光耀水晶宫，慧風吹起舍利子（抽出坎中之命，以就離中之性。離成乾金復位，合而爲煉成舍利）。舍利子，黄金色，二十四孕金蓮摘。蓮蕊中藏一點升（蓮蕊初生一點升，言精之初生而無質也），此明即是如來客。如來客，配無爲，妙用無爲無不爲（以有爲之法，爲下手運用之功。以無爲之法，爲煅煉之法）。縱横一撞崑崙透，三車搬運入華池（透下關曰羊車，透中關曰鹿車，透上關玉枕曰牛車）。入華池（下入華池，鉛汞相投，謂之神水。滿山滾滾，波濤潮浪，又曰白浪濤天），神水旺，滾滾黃河翻逆浪。醍醐灌頂過須彌（即泥丸也。又謂白毫宛轉，照五須彌），甘露洒心從此降。從此降，入漕溪，漕溪路有幾人知？絳宮中間十二級，得來方作上天梯。上天梯，從此傳，此是如來大法船。飛出天門生浄土，超升三界作金仙（玄牝土釜在身中，即女人係胞之所，虚閑一穴是也）。」又五福全書修真秘訣中有達摩歌曰：「顯密員通行解訣，脩真性命超生滅。原來只是精氣神，除此三般無語説。無語説，體中藏，遇得明師道自昌。口訣得來深有意，迸除黑暗得清涼。得清涼，心皎潔，好向丹田賞明月。月藏玉兔日藏烏，内有龜蛇相盤結。［相盤結］，四象全，中央真土産靈光。内有五行相配匹，自然龍虎會丹田。會丹田，從此訣，抽添火候分明説。上弦細細吸清涼，下弦緊閉勿令泄。勿令泄，氣如急，强兵戰勝用抽機。倒吸小腹須着力，緊閉穀道内中提。内中提，斗牛回，明月回回頂上飛。須要夾脊雙關透，倒提逆領念囉哩。［念囉哩］，堅心志，鎖透玄關二十四。白虎光耀水晶宮，巽風吹起舍利子。舍利子，黄金色，二十四朵金蓮折。金蕊心中一氣生，即此便是如來客。如來客，妙無爲，妙用無爲無不爲。無不爲，返本還元歸根蒂，臨時採溢號爲之。號爲之，縱横一撞透崑崙，三車搬運入黄庭。入黄庭，神水旺，滾滾黄河朝逆浪。醍醐灌頂過須彌，甘露洒心從此降。從此降，過曹溪，曹溪流派幾人知？絳闕重樓層十二，得來方作上天梯。上天梯，要親傳，此是如來大法船。飛出天門生浄土，高超三界作金仙。」除文字略異外，大致相同，可以確定這兩者是圭旨所説的「形解訣」的不同傳本。對照圭旨「吸、舐、撮、閉」四字訣，「形解訣」只有上弦吸氣、緊撮谷道之吸撮，却无舌拄上腭之舐、塞兑垂簾之閉。類修要訣引錢九華山人金鎖歌與之相似，金鎖歌雖表採戰之功，却有吸、舐、撮、閉四字之訣，其云：「人生壽夭貪色欲，聽我從頭説補益。要補益，鎖心猿，牢擒意馬養心田。若還不守真陽氣，氣散形枯命不堅。緊提防，降五賊，時時照顧猿馬劣。猿馬顛狂伏最難，一時火起性根滅。要保命，在堅精，堅精之法不易尋。鴛鴦枕上叮嚀記，切莫男兒先動情。初下手，調鼎器，温存相抱胸前戲。摩挲兩乳他興穠，含唇咂舌通心氣。手撫琴弦牝户開，滑津流泄真情至。玉莖堅剛宜淺栽，九一之法留心記。鼓橐籥，往來訣，進則呼兮退則吸。舌拄上腭牙緊關，毋令氣喘真精泄。但氣喘，且停機，神氣相隨精自回。若還走泄真陽氣，將何配對作丹基？他若緊，我不忙，深則益陰淺補陽。龍弱虎强宜緩刺，虎弱龍强勢要剛。情意穠，莫貪味，守丹田，牢固濟。鼎中春氣靄融和，調理神龜慢慢戲。慢慢戲，似火熱，少時舌冷如冰鐵。須臾一點過吾來，補續天年莫亂説。莫亂説，此事不比尋常言，一度栽接一紀壽，十二周時陸地仙。陸地仙，不易得，天機不謹精走泄。精走泄，牢把截，上弦細細吸清風，下弦緊閉勿令泄。毋令泄，少人知，强兵戰勝用樞機。倒吸小腹須着力，緊撮穀道内中提。内中提，三十六，上關提動下關續。若要夾脊雙關透，倒騎意馬雙轆轤。雙轆轤，大關鍵，鉛汞相投成一片。黄河逆轉至崑崙，九竅三關都貫串。三十六宫總是春，須臾火發周天遍。先後天，着意尋，得之如醉保長春。雲情雨意休貪久，恐喪吾家無價珍。無價珍，要安逸，夫婦交歡情意翕。壺中别有一乾坤，塞兑垂簾慢調息。綿綿固蔕與深根，時時温養知消息。一日煉之一日功，功夫純粹須百日。若人透得金鎖歌，陸地神仙能事畢。」故疑此行解訣、達摩歌是在金鎖歌上改造而成。著名小説西遊記中，須菩提祖師所傳悟空的妙訣，便是行解訣的濃縮版，其云：「顯密圓通真妙訣，借修性命無他説。都來總是精氣神，謹固牢藏休漏泄。休漏泄，體中藏，汝受吾傳道自昌。口訣記來多有益，屏除邪欲得清涼。得清涼，光皎潔，好向丹臺賞明月。月藏玉兔日藏烏，自有龜蛇相盤結。相盤結，性命堅，却能火裏種金蓮。攢簇五行顛倒用，功完隨作佛和仙。」

〔一一〕俞琰呂純陽真人沁園春丹詞注解「天機深遠」句注云：「天機，謂半夜子陽初動之時也。天機將至，人能動吾之機以應之，則天人合發，內外相符結而爲丹矣。雖曰一日十二時，凡相交處亦皆可爲，而古仙又用半夜子陽初動之時者，其時太陽正在北方，而人身氣到尾閭關，蓋與天地相應，所謂盜天地、奪造化，唯此時爲然。迺若丑時，則太陽已偏，人身之氣已過尾閭矣。寅時則太陽已出地，人身之氣已過腎堂矣。皆不可用也。玉芝書云：『凡煉丹，隨子時陽氣而起火，其火方然，餘外別時起火，其火不全。』斯言盡之矣。」

〔一二〕俞琰周易參同契發揮云：「晦朔之間，乃三十日半夜以前是也。丹法以時易日，則每日亥子之交，即晦朔之間也。天地開闢於此時，日月合璧於此時，草木孳萌於此時，人身之陰陽交會於此時，神仙於此時而作丹，則內真外應，若合符節，不先不後，正當其中。」

〔一三〕參考林子全集九序「採取天地」。其云：「故亥子之間，雖以採取吾身之陽，亦以採取天地之陽。夫既採取天地之陽矣，則天地之陽有不悉歸於我之身乎？」

〔一四〕俞琰周易參同契發揮云：「夫當其窈冥昏默之際，一念不生，萬慮俱泯。渾渾淪淪，如太極之未分；溟溟涬涬，如兩儀之未兆。惟此一物，湛兮獨存，如清淵之印月；寂然不動，如止水之無波。」

〔一五〕「內」，諸本皆作「外」，據王逸楚辭章句遠遊篇改。

〔一六〕俞琰周易參同契發揮云：「蓋鍊丹之法，先當知時，尤當待時。時苟未至，則惟含光默默，虛以待之而已，不可爲之先也。許旌陽三藥歌云：『存心絶念候晶凝。』指玄三十九章云：『塞兑垂簾默默窺。』即藏器待時之謂也。嗚呼！時辰若至不勞心，内自相交自結凝。入室按時須等着，一輪黄道自騰昇。豈可爲之先也哉？」

〔一七〕俞琰周易參同契發揮云：「還丹篇云：『萬里陰沉春氣合，九霄清徹露華凝。』妙矣哉！其陰陽交感之真景象歟？斯時也，精神四達並流，無所不極。上際於天，下蟠於地，冥冥兮如煙嵐之罩山，濛濛兮如霧氣之籠水，霏霏兮如冬雪之漸凝漸聚，沉沉兮如漿水之漸矴漸清，此乃身中之天地絪緼、身中之男女構精也。迨夫時至氣化，感而遂通，則倏爾火輪煎地脉，愕然神瀵湧山椒。天地之間，被潤澤而大豐美矣。擊壤集恍惚吟云：『恍惚陰陽初變化，絪緼天地乍回旋。中間些子好光景，安得功夫入語言？』苟非親造實詣，又豈信有如此之真景象哉？」又云：「天信至，則瓊鐘一扣，玉洞雙開，此其徵也。」又云：「地雷震動巽門開，龍向東潭踴躍來。此身中一陽爻動之時也。此時暖氣冲融，心覺恍惚，便堪進火，勿可緩也。」

〔一八〕此詞轉引自周易參同契發揮。上清集酹江月（冬至贈胡胎仙）原作：「因看斗柄，運周天、頓悟神仙妙訣。一點真陽、生坎位，點却離宫之缺。造物無聲，水中起火，妙在虚危穴。今年冬至，梅花依舊凝雪。先聖此日閉關，不通來往，皆爲群生設。物含生育意，正在子初亥末。自古乾坤，這些離坎，日日無休歇。如今識破，金烏飛入蟾窟。」

〔一九〕「在」，原作「言」，據韓抄本、潘本、李本改。

〔二〇〕俞琰吕純陽真人沁園春丹詞注解「進火功夫牛斗危」句注云：「牛、斗、危，乃身中火候之方位。謂進火功夫自子而發端，至寅而搬運，如天之生物，胚胎於子，至寅而出也。參同契云：『始於東北，箕斗之鄉，旋而右轉，嘔輪吐萌。』翠虛篇云：『有一子母分胎路，妙在尾箕斗牛女。』與此同旨。」

〔二二〕俞琰周易參同契發揮「河鼓臨星紀兮，人民皆驚駭」句注云：「河鼓，天河邊之星也，其位在斗牛之間。星紀，天盤之丑位也。河鼓臨星紀，則驅回尾穴連空焰，趕入天衢直上奔。正當其斬關出路之時，一身之人民，豈不竦然驚駭？」

〔二三〕此句出自還丹肘後訣玄迪秘奧。

〔二三〕此爲古文龍虎經注疏序所引古歌。

〔二四〕陳獻章夜坐詩云：「半屬虛空半屬身，絪緼一氣似初春。仙家亦有調元手，屈子寧非具眼人。莫遣塵埃封面目，試看金石貫精神。些兒欲問天根處，亥子中間得最真。」

〔二五〕此偈出自三教正宗統論中一緒言，爲性如子盧文輝之語。

〔二六〕此詩出彭耜元樞歌。按：白玉蟾華陽吟先有此句。

〔二七〕此詩出自三教正宗統論性靈詩金華玉液。

〔二八〕此詩出自白玉蟾華陽吟。

〔二九〕陳致虛金丹大要云：「指迷詩云：『塞兑垂簾寂默窺，滿空白雪亂參差。殷懃收拾無令失，竚看孤輪月上時。』」

〔三〇〕此詩出自陳致虛醒眼詩。

〔三一〕此詩見蕭廷芝金丹大成集七言絶句。

〔三二〕此語出自天來子青龍歌。

〔三三〕此詩見蕭廷芝金丹大成集七言絶句。

〔三四〕此詩見蕭廷芝金丹大成集七言絶句。

〔三五〕此詩見吕祖志七言律詩。

〔三六〕此詩見吕祖志七言律詩。

〔三七〕此詩出自元陽子金液集，亦收入翠虚篇。

〔三八〕王守仁睡起寫懷詩爲：「江日熙熙春睡醒，江雲飛盡楚山青。閑觀物態皆生意，静悟天機入窅冥。道在險夷隨地樂，心忘魚鳥自流形。未須更覓羲唐事，一曲滄浪擊壤聽。」

〔三九〕「捐」，原本作「涓」，據李本改。

聚火載金圖

羊車鹿車牛車白牛車，皆載金華而高升彼岸；

金滿三車奪聖機，衝開九竅過曹溪。迢迢運入崑崙頂，萬道霞光射紫微。

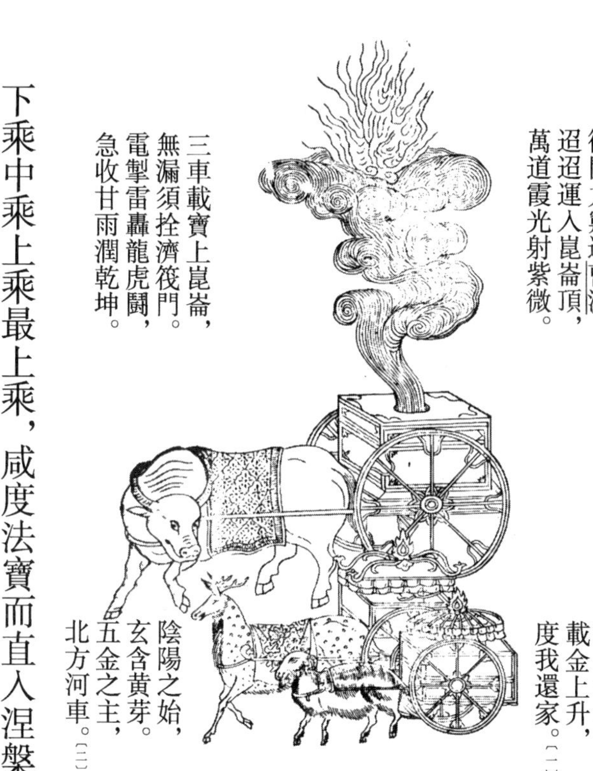

北方正炁，號曰河車。載金上升，度我還家。〔一〕

三車載寶上崑崙，無漏須拴濟筏門。電掣雷轟龍虎鬬，急收甘雨潤乾坤。

陰陽之始，玄含黃芽。五金之主，北方河車。〔二〕

下乘中乘上乘最上乘，咸度法寶而直入涅槃。

校　注

〔一〕參考程以寧南華真經注疏：「復圭子曰：『鉛性沉重而喜墜，汞性輕飛而喜升。以鉛制汞，是以沉重而制輕飛，内丹結矣，故曰重爲輕根。身静則氣定，氣定則了命。心静則神全，神全則了性，而一了百了矣，故曰静爲躁君。是以得道之聖人，終日行者行火候也。錙重即河車，北方正氣，號曰河車，載金上升，度我還家。不離錙重者，時時河車運轉，以鉛制汞，是重爲輕根也。』」

〔二〕此語出參同契。

聚火載金訣法

起先運南方離宫之火，以鍊北方水中之金，是爲以紅投黑，則凝神入坤臍而生藥；如今運北方水中之金，以制南方火中之木，是爲以黑見紅，則凝神入乾頂而成丹〔一〕。故紫陽悟真篇云：「依他坤位生成體，種在乾家交感宫。」崔公入藥鏡云：「産在坤，種在乾。」乾居上爲鼎，坤居下爲爐。非猛烹極煅，則藥不能出爐；非倒行逆旋，則藥不能升鼎〔二〕。鉛者，其性沉重之物也，若不得火，何由而飛？汞者，其性飛揚之物也，若不得鉛，何由而結〔三〕？是以聚火之法，最爲緊要也。

何謂聚火之法？此法即達磨、海蟾二祖師「吸、舐、撮、閉」四字訣是也。吸者，鼻中吸氣以接先天也；舐者，舌拄上腭以迎甘露也；撮者，緊撮谷道內中提，明月輝輝頂上飛也；閉者，塞兌垂簾兼逆聽，久而神水落黄庭也。故翠湖云：「下不閉則火不聚而金不升，上不閉則藥不凝而丹不結。〔四〕」是以聚火之法，乃採取烹煉之先務也。其恍恍惚惚是採取時候，猛烹極煉是採取功夫，吸、舐、撮、閉又是烹煉之的旨也。

夫採取之法，貴乎知時。不可太早，太早則藥嫩易升；亦不可太遲，太遲則藥老成質。必伺乎鉛華吐白，玄珠成象，方是採取時節。張紫陽云：「鉛遇癸生須急採，金逢望遠不堪嘗。」張三峰云：「電光爍處尋真種，風信來時覓本宗。」電光爍處，則窈冥之後，恍惚之間，一陽爻動之時，珠落華池之際。此時即用參同契拘畜禁門訣，緊塞太玄，閉任開督〔五〕。即忙鼓之以橐籥，吹之以巽風，煅之以猛火。火熾則水沸，水沸則駕動河車，載金上升泥丸，與真汞配合，汞得鉛降，亦不飛走〔六〕。如此漸漸抽添，漸漸凝結，自然鉛日減，汞日添。久之，鉛盡汞自乾，陰盡陽自純，至此則金丹大藥成矣。

鍊此大藥，別無他術，只是採取先天一點祖炁，以爲金丹之母耳。受之師曰：「鍊大梵之祖炁，飛肘後之金晶〔七〕，存帝一之妙相，返三素於黄庭。」此是口訣中之口訣也。學者徒知以鉛汞交結爲丹，而不知採取、抽添、烹煉火候，各有次序法度。蓋採取以作其始，抽添以成其終，於中調停，全仗火候。所以紫陽云：「縱識朱砂及黑鉛，不知火候也如閑。」朱晦翁云：「神仙不作參同契，火候工夫那得知？〔八〕」薛道光云：「聖人傳藥不傳火，從來火候少人知。莫將大道爲兒戲，須共神仙仔細推。」

火候之法，有文有武，不可一律齊也。「静中陽動金離礦，地下雷轟火逼金」，此第四節之火候也。「謾守藥爐看火候，但安神息任天然〔九〕」，此第六節之火候也。「陽文陰武無令失，進退抽添有馭持」，此第五節之火候也。「成性存存」者，儒家之火候也；「綿綿若存」者，道家之火候也；「不得勤、不得怠」者，釋家之火候也〔一〇〕。「三月不違」者，顔子之火候也；「吾日三省」者，曾子之火候也；「日知其所亡，月無忘其所能」者，子夏之火候也；「戒慎乎其所不覩，恐懼乎其所不聞」，子思之火候也；「必有事焉而勿正，心勿忘，勿助長」者，孟子之火候也。「發憤忘食」，孔子之武火也；「樂以忘憂」，孔子之文火也。「不知老之將至」云爾者，至誠無息而火候純也〔一一〕。火候純，大丹成，而作聖之功畢也。

校　注

〔一〕俞琰周易參同契發揮云：「古歌云：『從紅入黑是真修，鍊黑入紅天仙已。』蓋丹法有先天後天、無爲有爲之不同。在先天，則凝神入於坤臍而産藥；至後天，則移神入於乾頂而成丹。先天則無爲，後天則有爲，不可以一律齊也。」

〔二〕俞琰周易參同契發揮云：「金丹大藥産在坤，種在乾。乾居上爲鼎，坤居下爲爐，非猛烹極煅，則不能出爐；非倒行逆旋，則不能升鼎……兹蓋後天下手功夫與先天産藥之時不同，其中復有觀心、吸神二用，皆助火候之力者，古仙往往秘而不言，人誰知之？」混然子王玠崔公入藥鏡注解發揮説：「張紫陽云：『要知産藥川源處，只在西南是本鄉。』此所以言吾身西南方，乃坤位也。人腹爲坤，人首爲乾，坤居下爲爐，乾居上爲鼎。金丹大藥産在坤，種在乾。凡作丹採藥之時，必從坤位發端，沉潛尾穴温養。見龍當加武火，逼逐真陽之氣，逆上乾宫交姤，復還坤位而止，猛烹極煅，結成至寶，故曰産在坤，種在乾。其中復有先天産藥之時，觀心吸神，握定不泄，皆助火候之力。古仙往往秘而不言，此最上機關，人誰知之？」

〔三〕俞琰周易參同契發揮引玉芝書云：「鉛不得火則不飛，汞不得鉛則不結。」

〔四〕俞琰周易參同契發揮云：「『此兩孔穴法，有無亦相須』者，下不閉則火不聚，上不閉則藥不升也。」

〔五〕參考三教正宗統論性靈詩辟穀歌。其云：「辟穀辟穀，閉任開督。固炁藏神，還清去濁。」

〔六〕俞琰吕純陽真人沁園春丹詞注解云：「吾何以知身中之一陽生也？蓋彈指聲中，巽門豁開，而心覺恍惚之時是也。吾於此時，鼓之以槖籥，煅之以猛火，則真鉛出坎，而河車不敢暫留停，運入崑崙峰頂，乃可以爲還丹。」

〔七〕吕知常道德經講義云：「至人損之又損，是非俱泯，寂然不動，以至於無爲。守性之真，體道之原，與天地合德，造化同功，然後煉大梵祖炁，飛肘後金精，胎閉納息，回風混合，灌漱元泉，此皆無爲而無不爲也。」

〔八〕陳獻章陳白沙集讀朱晦庵注參同契云：「神仙不注參同契，火候工夫那得知？千古晦庵拈一語，可憐無及魏君時。」

〔九〕此句出自悟真篇。

〔一〇〕參考三教正宗統論孟子正義。其云：「林子曰：『綿綿若存者，老氏之火候也，孟子所謂勿忘勿助，釋氏所謂不得勤、不得怠者是也。』」

〔一一〕參考三教正宗統論中一緒言。其云：「性如子曰：『三月不違者，顏子之火候也；吾日三省者，曾子之火候也；日知其所亡，月無忘其所能者，子夏之火候也；戒慎乎其所不覩，恐懼乎其所不聞，子思之火候也；必有事焉而無正，心勿忘勿助長者，孟子之火候也。』」又云：「性如子曰：『發憤忘食者，孔子之武火也；樂以忘憂者，孔子之文火也。不知老之將至云爾者，至誠無息而火候純也。』」

乾坤交媾圖

崑崙頂　清虛府　上天關　交感宮　三摩地　最高峰　崆峒山　玄室　黃房　天官　真際　上島　天根　玄門　彼岸　瑶池　泥丸　天谷　天堂　內院　紫府　寥天　帝乙　甑山　天符　玄都　祝融峰　太微宮　摩尼珠　上丹田　紫金城　流珠宮　玉京山　紫清宮　太淵池

翠微宮、圓覺海、中一宮、陀羅尼門、腦血之瓊房、魂精之玉室。

片餉工夫煉汞鉛，一爐猛火夜燒天。忽然神水落金井，打合靈砂月樣圓。〔一〕

坎離相交，水火既濟。鉛汞入鼎，廼生根蔕。

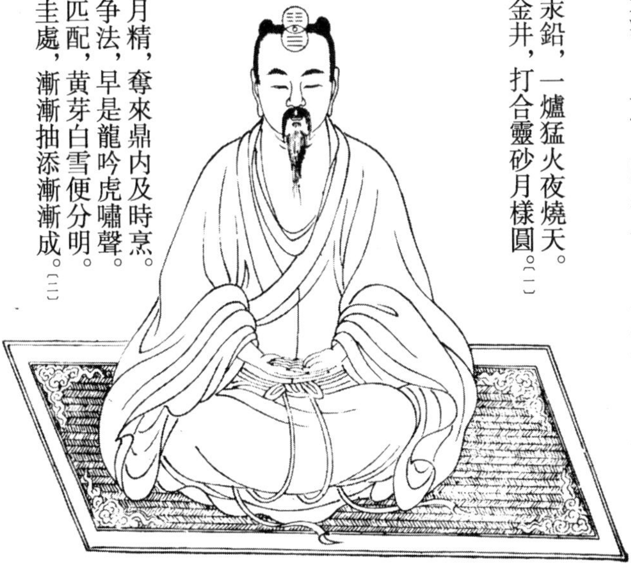

地魄天魂日月精，奪來鼎內及時烹。秖行龜鬬蛇爭法，早是龍吟虎嘯聲。神水華池初匹配，黃芽白雪便分明。這些是飲刀圭處，漸漸抽添漸漸成。〔二〕

上土釜、威光鼎、般若岸、波羅蜜地、百靈之命宅、津液之山源。

校注

〔一〕此詩出自白玉蟾華陽吟。

〔二〕此詩爲白玉蟾上清集贈衢怡真。

性命雙脩萬神圭旨第五節口訣　乾坤交媾　去鑛留金

内附卯酉周天口訣。

予前以性命之統乎其中者而言之，乃上乘法也；予今以性命之歸乎其根者而言之，乃最上乘法也。夫以性命之統乎其中者，此道寥寥，自鍾、吕而下，世鮮知之矣。況乎性命之歸乎其根者耶？而世之知之者爲尤鮮矣〔一〕。似此竅妙之奥、性命之微，若不複語重言，則學者難於悟入。

原人自父母未生以前，本體太虚而已矣，其予之所謂無極者乎？既而父母媾精之後，一點靈光而已矣，其予之所謂太極者乎？而一點靈光，元從太虚中來者，我之元神也。由是而氣，由是而形，人惟知有此形氣已爾。美衣美食以奉養此身也，功名富貴以尊崇此身也。如此而生，如此而死，自以爲得矣。而子思之所謂「天命之性」者，非惟不能知，亦且不願知也。而其所以不願知者，豈非孟子所謂「不可以已」「而失其本心」者乎？若能知所

以，反而求之，以復還我太虛一氣之本初、一點靈光之舊物者，非此金丹大道不可也。〔二〕

然而金丹大道之秘，秘在性命兩字。性者，天也，常潛於頂，故頂者，性之根也；命者，海也，常潛於臍，故臍者，命之蔕也〔三〕。經云「性在天邊，命沉海底」是也。蓋天中之竅圓而藏性，能通於地中之竅，故其貫也則自上而下，直養而無害也；地中之竅方而藏命，能通於天中之竅，故其貫也則自下而上，直養而無害也〔四〕。孔子曰「智者動」，天圓之象也；「仁者静」，地方之象也。天圓者何？圓陀之義也，乃性之所寄，爲命之根矣。地方者何？方寸之義也〔五〕，乃命之所係，爲性之樞也〔六〕。性命混成，實非有兩，潛天而天，潛地而地，優優洋洋，無體無方。在眼曰見，在耳曰聞，在鼻辨香，在口談論，在手執捉，在足運奔。悟者知是佛性，迷者喚作精魂〔七〕。

蓋佛性者，本性也。而所謂本性者，豈非是我本來之所自有之真性歟？真性者，天命之性也。以其不落邊際，故謂之中；以其一真無妄，故謂之誠；以其與物同體，故謂之仁；以其至尊無對，故謂之獨。混淪一箇，無欠無餘。及乎太極一判，兩儀始分，則輕清者騰而在上，重濁者矴而在下。於是坎宫有鉛，離宫有汞，而向之所謂一物者，至此分而爲二矣。故薛紫賢復命篇云：「一物分爲二，能知二者名。〔八〕」

這二者之名，丹經不敢漏洩，巧喻多端，萬字千名，不可勝計。如論頂中之性者，喻之曰汞也、龍也、火也、根也、日也、魂也、離也、乾也、己也、天也、君也、虚也、兔也、無也、主也、浮也、朱砂也、扶桑也、姹女也、崑崙也。如論臍中之命者，喻之曰鉛也、虎也、水也、蔕也、月也、魄也、坎也、坤也、戊也、地也、臣也、實也、烏也、有也、賓也、沉也、水銀也、華嶽也、嬰兒也、曲江也。至於陰中含陽，陽中藏陰，千言萬論，不過引喻二者之名耳。〔九〕故元皇訣曰：「鉛汞鼎中居，煉成無價珠。都來兩箇字，了盡萬家書。〔一〇〕」鍾離翁曰：「除却汞鉛兩味藥，其他都是誑愚迷。〔一一〕」高象先曰：「夢謁西華到九天，真人授我指玄篇。其中簡易無多子，只要教人鍊汞鉛。」馬丹陽曰：「鉛汞是水火，水火是龍虎，龍虎是神氣，神氣是性命。〔一二〕」

揔來只是這兩箇字，兩箇字元只是一箇理。故盲修者，岐而二之；若真修者，合而一之。合一者，鍊炁而凝神，盡性而至命，烹鉛而乾汞，取坎而填離。盖離中靈物，號曰流珠，寓神則營營而亂思，寓精則持盈而難保。所以葛仙翁作流珠歌，嘆其難馭而易失也。豈不觀魏伯陽云乎：「太陽流珠，常欲去人。卒得金華，轉而相因。」又曰：「河上姹女，靈而最神。將欲制之，黄芽爲根。」曰金華，曰黄芽，皆指真鉛而言。真鉛者，乃太陰之精也。曰流珠，曰姹女，皆指靈汞而言。靈汞者，乃太陽之氣也。然此靈汞，其性猛烈，見火則飛走無踪，不得真鉛，何以制伏？〔一三〕故紫陽曰：「要須制伏覓金公。」金公者，鉛字也。盖鉛自曲江而來，穿夾脊，徹玉京，斡旋沂流，直上泥丸。雖名抽鉛添汞，實是還精補腦。

丹經云：「欲得不老，還精補腦。」翠虚篇云：「天有七星地七寶，人有七竅權歸腦。」太古集云：「金丹運至泥丸穴，名姓先將記玉都。」法寶遺珠云：「識得本來真面目，始知生死在泥丸。〔一四〕」黄庭經云：「泥丸百節皆有神。」又云：「腦神精根字泥丸。」又云：「一面之神宗泥丸，泥丸九真皆有房。方圓一寸處此中，但思一部壽無窮。」所謂方圓一寸者，即釋迦摩頂授記之處也。此處乃玄中之玄，天中之天，鬱羅蕭臺，玉山上京，腦血之瓊房，魂精之玉室，百靈之命宅，津液之山源〔一五〕。此正在兩耳交通之穴，前明堂，後玉枕，上華盖，下絳宫，北極太淵之中，乃真一元神所居之室也〔一六〕。

昔黄帝往峨嵋山，見天真皇人於玉堂，請問真一之道。皇人曰：「此道家之至重，其經上帝秘在崑崙五城之内，藏以玉函，刻以金札，封以紫泥，印以中章。」吾聞之經云：「一在北極太淵之中，前有明堂，後有玉枕，上有華盖，下有絳宫。巍巍華盖，金樓穹窿。左罡右魁，激波揚空。紫芝被崖，朱草蒙蘢。白玉嵳峨，日月垂光。歷火過水，經玄涉黄。城闕交錯，帷帳琳琅。龍虎列衛，神人在傍。不施不與，一安其所。不遲不疾，一安其室。能暇能預，一乃不去。守一存真，一乃通神。少欲約食，一乃留息。白刃臨頭，思一得生。知一不難，難在於終。守之不失，可以無窮。」此真一秘旨之略也。〔一七〕故道德經曰：「天得一以清，地得一以寧，神得一以靈，谷得一以盈，萬物得一以生，王侯得一以爲天下正。」所謂「神以知來，知以藏往」也，所謂「大而化之之謂聖，聖而不可知之之謂神」也。分之爲二，陰陽之根柢也；分之爲五，五行之樞紐也。又分之爲八，八八六十四，而爲河圖之數也；又分之爲九，九九八十一，而爲洛書之數也。又散之爲萬，生生化化，萬物之綱維也。羲、文得其一，而周易興焉；禹、箕得其一，而洪範疇焉；周茂叔得其一，而太極圖焉；邵堯夫得其一，而經世作焉。老子得其一，而萬事畢焉；釋迦得其一，而萬法歸焉。歸根者，歸此也；復命者，復此也。〔一八〕

西昇經曰：「人能守一，一亦守人。思一至饑，一與之糧；思一至渴，一與之漿。〔一九〕」靈樞經曰：「天谷元神，守之自真。〔二〇〕」又曰：「子欲長生，抱一當明。」又曰：「抱一守真，神自通靈。」人能握神守一於本宫，則真炁自昇，真息自定，真精自朝，靈苗自長，天門自開，元神自現。頂竅開而竅竅齊開，元〔二一〕神居而神神聽命。神既居其竅而不散，則人安得而死乎？即黄庭經所謂「子欲不死脩崑崙」是也。故丘處機云：「久視崑崙守真一，守得摩尼圓又赤。清虚浩曠陀羅門，萬佛千仙從此出。〔二二〕」還元篇云：「悟道顯然明廓落，閑閑端坐運天關。」此是根本功夫，頭腦學問，撥天關之手段，脱死藉之靈章。此道上蒼所秘，古今仙佛皆不敢明言。真所謂「千人萬人中，一人兩人知」〔二三〕者也。玄哉！玄哉！更有言不盡底口訣，再一叮嚀。

當其真鉛入鼎之時，須要驅除雜念，奮迅〔二四〕精神，目視頂門，用志不分。霎時龍虎交戰，造化争馳，雷轟電掣，撼動乾坤，百脉悚然，九宫透徹，金晶灌頂，銀浪衝天。紫陽所謂：「以黑而變紅，一鼎雲氣濃。」少頃，玉鼎湯温，金爐火散，黄芽遍地，白雪漫天，夫唱婦隨，龍吟虎嘯，陰戀陽魂，陽抱陰魄，鉛精汞髓，凝結如珠〔二五〕。玉蟾所謂：「夫婦老相逢，恩情自留戀。」此際玄珠成象，鑛去金存，而一點金液復落於黄庭舊處矣。斯時也，溶溶然如山雲之騰太虚，霏霏然似膏雨之遍原野，淫淫然若春雨之滿澤，液液然像河冰之將釋，百脉冲和而暢乎四體，真箇是「拍拍滿懷都是春」也〔二六〕。見此效驗，急行卯酉周天，進陽火，退陰符，使東西會合，南北混融，則四象五行攢簇一鼎，混百靈於天谷，理五炁於泥丸也。

高象先云：「玄珠飛到崑崙上，子若求之憑罔象。」

河車歌云：「兩物擒來共一爐，一泓神水結真酥。」〔二七〕

指玄篇云：「必知會合東西路，切在冲和上下田。」

陳泥丸云：「白虎自兹相見後，流珠那肯不相從？」〔二八〕

段真人云：「四象五行攢簇處，乾坤日月自然歸。」

漸悟集云：「因燒丹藥火炎下，故使黄河水逆流。」

純粹吟云：「子午爐前分進退，乾坤鼎内列浮沉。」

玄奥集云：「金情木性相交合，黑汞紅鉛自感通。」〔二九〕

雲房真人云：「驅回斗柄玄關理，斡轉天關萬象通。片餉虎龍頻鬭罷，二物相交頃刻中。」

指玄篇云：「奔歸氣海名朱驥，飛入泥丸是白鴉。昨夜虎龍争戰罷，雪中微見月鈎斜。」〔三〇〕

醒眼詩云：「木金間隔各西東，雲起龍吟虎嘯風。二物寥寥天地廻，幸因戊己會雌雄。」

陳泥丸云：「子時氣對尾閭關，夾脊河車透甑山。一顆水晶入爐内，赤龍含汞上泥丸。」

翠虚篇云：「醉倒酣眠夢熟時，滿船載寶過曹溪。一纔識破丹基後，放去收來總是伊。」

古仙歌云：「水銀一味是仙藥，從上流傳伏火難。若遇河車成紫粉，粉霜一吐化金丹。」

玄奥集云：「移將北斗過南辰，兩手雙擎日月輪。飛趂崑崙山上出，須臾化作一天

雲。」〔三一〕

陰長生云：「夜深龍吟虎嘯時，急駕河車無暫歇。飛精運上崑崙頂，進火玉爐烹似雪。」〔三二〕

張元化云：「泝流一直上蓬萊，散在甘泉潤九垓。從此丹田沾潤澤，黄芽遍地一齊開。」〔三三〕

原道歌云：「妙運丹田須上下，須知一體合西東。幾回笑指崑山上，夾脊分明有路通。」〔三四〕

玄奥集云：「獨步崑崙望窈冥，龍吟虎嘯甚分明。玉池常滴陰陽髓，金鼎時烹日月精。」〔三五〕

群仙珠玉云：「點丹陽，事迴別，須向坎中求赤血。捉來離位制陰精，配合調和有時節。」〔三六〕

金丹集云：「河車搬運上崑山，不動纖毫到玉關。妙在八門牢閉鎖，陰陽一氣自循環。」〔三七〕

無一歌云：「到此得一復忘一，可與元化同出没。設若執一不能忘，大似痴猫守空窟。」〔三八〕

白玉蟾云：「汞心煉神赤龍性，鉛身凝氣白虎命。内外渾無一點陰，萬象光中玉清鏡。」

純陽文集云：「盗得乾坤祖，陰陽是本宗。天魂生白虎，地魄産青龍。運寶泥丸住，搬精入上宫。有人明此法，萬載貎如童。」

抱一子顯道圖云：「造道元來本不難，工夫只在定中間。陰陽上下常升降，金水周流自返還。紫府青龍交白虎，玄宫地軸合天關。雲收雨散神胎就，男子生兒不等閑。」〔三九〕

玄奥集云：「要識玄關端的處，兒女笑指最高峰。最高峰，秀且奇，彼岸濛濛生紫芝。只此便是長生藥，無限脩行人不知。」〔四〇〕

許宣平玄珠歌云：「天上日頭地下轉，海底嬋娟天上飛。乾坤日月本不運，皆因斗柄轉其機。人心若與天心合，顛倒陰陽止片時。虎龍戰罷三田静，拾取玄珠種在泥。」〔四一〕

群仙珠玉歌云：「鉛思汞，汞思鉛，奪得乾坤造化權。性命都來兩箇字，隱在丹經千萬篇。」〔四二〕

校　注

〔一〕參考三教正宗統論心身性命圖説。其云：「夫以性命之統乎其中者，此學寥寥，自孔孟而下，世鮮知之矣。況乎性命之歸乎其根者耶？而世之知之者爲尤鮮矣。」

〔二〕參考三教正宗統論欲仁篇。其云：「林子曰：『蓋自父母未生以前，本體太虛而已矣，其余之所謂未始仁者乎？既而父母媾精之後，一點靈光而已矣，其余之所謂仁者乎？而一點靈光之仁，元從太虛中來者，我之元神也。由是而氣，由是而形。人惟知有此形氣已爾，美衣美食以奉養此身也，功名富貴以尊崇此身也。如此而生，如此而死，自以爲得矣。而孔子之所謂仁者，非惟不能知，亦且不願知也。而其所以不願知者，豈非孟子所謂不可以已而失其本心者乎？若能知所以，反而求之，則便知父母之所以生我，而我之所以生者，在此而不在彼。而養氣，而存神，以復還我太虛一氣之本初，一點靈光之舊物。而孔子之仁，即在我矣。』」

〔三〕大丹直指云：「金丹之秘，在於一性一命而已。性者，天也，常潛於頂；命者，地也，常潛於臍。頂者，性根也；臍者，命蒂也。」

〔四〕參考三教正宗統論中一緒言天地人圖說。其云：「子谷子曰：『天心也者，乃天之卦爻也。而天之心能通於九地之下，故其貫也則自上而下，直養而無害也。地心也者，乃地之卦爻也。而地之心能通於九天之上，故其貫也則自下而上，直養而無害也。』」

〔五〕參考三教正宗統論中一緒言道統中一經總論。其云：「然而謂之○者何？圓陀陀之義也。又謂之□者何？方寸之義也。謂之·者何？立極之義也。謂之丨者何？直養之義也。夫天此中也，而○者何？天圓故也。地此中也，而□者何？地方故也。而吾身中之方之圓，亦如是也。孔子曰智者動，天圓之象也；仁者静，地方之像也。」

〔六〕蕭廷芝金丹大成集云：「然則形中之精，寂然不動，蓋剛健中正、純粹精者存，乃性之所寄也，爲命之根矣。心中之神，感而遂通，蓋喜怒哀樂、愛惡欲者存，乃命之所寄也，爲性之樞矣。」

〔七〕景德傳燈録第二十八祖菩提達磨載：「王怒而問曰：『何者是佛？』答曰：『見性是佛。』王曰：『師見性否？』答曰：『我見佛性。』王曰：『性在何處？』答曰：『性在作用。』王曰：『是何作用？我今不見。』答曰：『今見作用，王自不見。』王曰：『於我有否？』答曰：『王若作用，無有不是。王若不用，體亦難見。』王曰：『若當用時，幾處出現？』答曰：『若出現時，當有其八。』王曰：『其八出現，當爲我説。』波羅提即説偈曰：『在胎爲身，處世名人，在眼曰見，在耳曰聞，在鼻辨香，在口談論，在手執捉，在足運奔。遍現俱該沙界，收攝在一微塵。識者知是佛性，不識唤作精魂。』王聞偈已，心即開悟，乃悔謝前非，咨詢法要。」

〔八〕俞琰周易參同契發揮云：「迨夫時至氣化，變而分布，則輕清者騰而在上，重濁者矴而在下，於是坎宫有鉛，離宫有汞，而向之所謂渾渾淪淪、溟溟涬涬者，至此分而爲二，而各自獨居矣。復命篇云：『一物分爲二，能知二者名。』鼎爐藏日月，滴漏已三更，蓋謂此也。」

〔九〕大丹直指云：「蔕者，命蔕也；根者，性根也。但恐泄漏，是所千千名，萬萬狀多方。此論頂中之性者，鉛也、虎也、水也、金也、日也、意也、坎也、坤也、戊也、姹女也、玉關也。臍中之命者，汞也、龍也、火也、根也、月也、魄也、離也、乾也、己也、嬰兒也、金臺也。頂爲戊土，臍爲己土，二土爲圭字，所以吕仙翁號刀圭也。只是性命二物，千經萬論，只此是也。」

〔一〇〕元皇訣爲西山群仙會真記所引，此詩又見馬自然金丹口訣。

〔一一〕霍濟之先天金丹大道玄奥口訣云：「雲房云：『除却鉛汞兩味藥，其他皆是誑愚癡。』」

〔一二〕丹陽真人直言云：「夫大道無形，氣之祖也，神之母也。神氣是性命，性命是龍虎，龍虎是鉛汞，鉛汞是水火，水火是嬰姹，嬰姹是陰陽，真陰真陽即是神氣。種種異名，皆不用着，只是神氣二字。」

〔一三〕俞琰周易參同契發揮云：「是以謂之靈汞，又謂之神汞。其性猛烈，見火則飛走無蹤，猶如鬼隱龍匿，莫知所存。非用黄芽爲根，何以制之？黄芽，即真鉛也。」

〔一四〕廣貴蓮邦詩選録一元西方詠云：「西方不用學多端，一句彌陀在反觀。見得本來真面目，始知生死即泥洹。」

〔一五〕參考三教正宗統論道德經釋略。其云：「宋吕虚白講義曰：『玄之又玄，天中之天，鬱羅蕭臺，玉山上京。在人乃天谷神宫也，爲腦血之瓊房，魂精之玉室，百靈之命宅，津液之山源。自己性真長生大君居之，故曰上遊上清，出入華房，下鎮人身，泥丸絳宫。人能以神光内觀於天中之天，則胎仙自成，天門自開，萬神從兹而出入，故曰衆妙之門。』」

〔一六〕吕知常道德經講義云：「乃在兩耳交通之穴，前明堂，後玉枕，上華蓋，下絳宫，即泥丸天帝，上一赤子之所居也。」

〔一七〕「昔黄帝」至此一段，引自吕知常道德經講義第二十二章。吕氏又轉引自抱朴子，文句有改動。

〔一八〕參考三教正宗統論舊稿得一論。其云：「一之時義大矣哉！一者，中也。孔子之一，即堯、舜之中也。故天得一以清，地得一以寧，神得一以靈，谷得一以盈，萬物得一以生，王侯得一以爲天下正。凡爲天下國家有九經，所以行之者一也；五者之達道，三者之達德，所以行之者一也。一者，靈也。所謂神以知來，智以藏往也；所謂大而化之之謂聖，聖而不可知之之謂神也。分之爲二，陰陽之根柢也；分之爲五，五行之樞紐也。又分之爲八，八八六十四，而爲河圖之數也；又分之爲九，九九八十一，而爲洛書之數也；又散之爲萬，生生化化，萬物之綱維也。蘊之爲性，則爲仁義禮智信也；顯之爲倫，則爲親義序別信也；燦之爲文，則爲易、書、詩、春秋、禮、樂也。大哉一乎，斯其至矣！羲、文得其一，而周易興焉；禹、箕得其一，而洪範疇焉；周茂叔得其一，而太極圖焉；邵堯夫得其一，而經世作焉。易謂之太極，大學謂之至善，中庸謂之一，老子亦謂之一，亦謂之中。歸根者，歸此也；復命者，復此也；居安者，居此也；資深者，資此也。建諸天地而不悖，以此而建之也；質諸鬼神而無疑，以此而質之也。考諸三王而不謬，百世以俟聖人而不惑，以此而考之俟之也。大人者與天地合其德，日月合其明，四時合其序，鬼神合其吉凶，以此而合之也。立天之道，曰陰與陽；立地之道，曰剛與柔；立人之道，曰仁與義，莫不由此。皇之所以爲皇，帝之所以爲帝，王之所以爲王，亦莫不由此。明此窮而在下，則希聖希天；明此達而在上，則爲君爲相；明此而上觀天文，則日月有常，星辰有紀；明此而下察地理，則山川流峙，動植以生；明此而中考人物，則盡人之性，盡物之性，故曰得其一而萬事畢。此三教所同，而聖聖相授守一道也。」

〔一九〕「人能守一」諸句出抱朴子地真。

〔二〇〕「天谷元神，守之自真」出自太上天寶金鏡靈樞神景内編，其書九卷，已佚，道樞神景篇是其節略本，吕知常道德經講義略有引文。

〔二一〕「元」，原本作「不」，據李本改。

〔二二〕此詩題爲丘處機所作，甚爲可疑。

〔二三〕貫休禪月集乾坤有清氣云：「乾坤有清氣，散入詩人脾。聖賢遺清風，不在惡木枝。千人萬人中，一人兩人知。憶在東溪日，花開葉落時。幾擬以黃金，鑄作鍾子期。」

〔二四〕「迅」，諸本作「速」。白玉蟾丹法參同十九訣武火云：「奮迅精神，驅除雜念。」故改。

〔二五〕白玉蟾玄關顯秘論云：「當是時也，白雪漫天，黃芽滿地，龍吟虎嘯，夫唱婦隨，玉鼎湯煎，金爐火熾，雷轟電掣，撼動乾坤，百脈聳然，三關透徹，玄珠成象，太乙歸真，泥丸風生，絳宮月明，丹田煙暖，穀沼波澄，鍊成還丹，易如反掌。」

〔二六〕俞琰周易參同契發揮云：「內指通玄秘訣云：『晝夜無休作大丹，精華透頂百神鑽。』蓋一年處室，夜以繼日，功夫不輟，自然效驗顯發。其和氣周匝於一身，溶溶然如山雲之騰太虛，霏霏然似膏雨之遍原野，淫淫然若春水之滿四澤，液液然象河冰之將欲釋。往來上下，百脉沖融，被於谷中，暢於四肢，拍拍滿懷都是春，而其狀如微醉也。」

〔二七〕翠虛篇金丹詩訣云：「兩處擒來共一爐，一泓真水結真酥。刀圭滋味吞歸腹，澆灌黃芽產玉符。」

〔二八〕元陽子金液集云：「青龍本質在東宮，配合乾坤震位中。白虎自兹相見後，流珠那肯不相從？」此詩又收入翠虛篇大道歌中。

〔二九〕此詩出自中和集。

〔三〇〕白玉蟾上清集贈趙翠雲云：「金公姹女到黃家，活捉蒼龜與赤蛇。偃月爐中烹玉蘂，朱砂鼎裏結金花。奔歸氣海名朱驥，飛入泥丸是白鴉。昨夜虎龍爭戰罷，雪中微見月鉤斜。」

〔三一〕此詩出自諸真玄奧集成指玄篇。

〔三二〕此詩出自金丹大成集贈諶高士辭往武夷歌。

〔三三〕此詩出自金丹大成集七言絶句四十二。

〔三四〕此詩出自金丹大成集七言絶句五。

〔三五〕此詩出自金丹大成集七言絶句七十。

〔三六〕此詩出自群仙珠玉集成贈白龍洞劉道人歌。

〔三七〕此詩出自金丹大成集七言絶句三十六。

〔三八〕此詩出自李道純中和集無一歌。

〔三九〕此詩出自中和集述工夫十七首交合。

〔四〇〕此詩出自金丹大成集贈諶高士辭往武夷歌。

〔四一〕此詩出自金丹大成集橐籥歌。

〔四二〕此詩出自諸真玄奥集成群仙珠玉集成醉思仙歌。

周天璇璣圖

復臨泰壯夬乾兮，六陽從左而上下；

虎西龍東，建緯卯酉。刑德並會，相見懽喜。

北斗南辰下，眉毛眼睫邊。灰心行水火，定意採真鉛。〔一〕

大道分明見此圓，璇璣卯酉法天然。由中達外中全外，自後推前後即前。陽火進來從左轉，陰符退去往西旋。霎時火候周天畢，煉顆明珠似月圓。

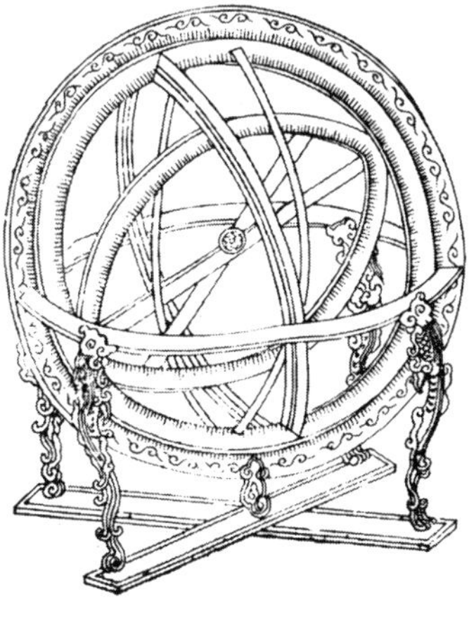

河魁臨卯，天罡據酉。子南午北，互爲綱紀。〔二〕

陰向鼻端滅，陽從眼裏生。這般平易法，因甚没人行。〔三〕

姤遯否觀剥坤兮，六陰往右而迴旋。

校注

〔一〕此詩爲薛道光還丹復命篇五言絶句第一首，最後一句或作「定息見(採)真鉛」，或作「定裏採真鉛」。

〔二〕「虎西龍東」「河魁臨卯」諸句出自參同契。

〔三〕高峰大師語録云：「冬至上堂：陰向鼻端滅，陽從眼裏生。會得箇中意，更參三十年。」

卯酉周天口訣

前段乾坤交媾，收外藥也；此段卯酉周天，收内藥也。外交媾者，後上前下，一升一降也；内交媾者，左旋右轉，一起一伏也。兩者循環，狀似璇璣。故魏伯陽云：「循據璇璣，升降上下。周流六爻，難以察覩。」世人只知有乾坤交媾，而不知卯酉周天，是猶有車而無輪，有舟而無舵，欲望遠載，其可得乎？故還元篇云：「輪廻玉兔與金雞，道在人身人自迷。滿目盡知調水火，到頭幾箇識東西？」〔一〕東者，木性也；西者，金情也。一物分二，間隔東西。今得斗柄之機斡旋，則木性愛金，金情戀木，兩相交結，而金木交併矣。金木交併，方成水火全功，丹經謂之和合四象者，此也。故張全一鉛火秘訣云：「大藥之生有時節，亥末子初正半夜。精神相媾合光華，恍恍惚惚生明月。媾罷流下噴泡然，一陽來復休輕泄。急須閉住太玄關，火逼藥過尾閭穴。採時用目守泥丸，垂下左上且凝歇。謂之瞻理腦升玄，右邊放下復起折。六六數畢藥升乾，陽極陰生往右遷。須開關門以退火，目光下矚守坤田。右上左下方凝住，三八數了一周天。此是天然真火候，自然升降自抽添。也無弦望與晦朔，也無沐浴共長篇。異名剪除譬喻掃，只斯兩句是真詮。〔二〕」

其法在乾坤交媾後行之，則所結金丹不致耗散也。先以法器頂住太玄關口，次以行氣主宰下照坤臍，良久，徐徐從左上照乾頂，少停，從右降下坤臍，是爲一度。又從坤臍而升上乾頂，又從乾頂而降下坤臍。如此三十六轉，是爲進陽火，三十六度畢。開關以退火，亦用下照坤臍，從右上至乾頂，左邊放下坤臍，是爲一度。如此二十四轉，是爲退陰符，二十四度畢。故張紫陽云：「斗極建四時，八節無不順。斗極實兀然，魁杓自移動。只要兩眼皎，上下交相送。須向靜中行，莫向忙裏送。〔三〕」所以用兩眼皎者，何也？蓋眼者，陽竅也。人之一身皆屬陰，惟有這點陽耳。我以這一點之陽，從下至上，從左至右，轉而又轉，戰退群陰，則陽道日長，陰道日消。故易曰：「龍戰於野，其血玄黃。」又能使真氣上下循環，如天河之流轉，其眼之功，可謂大矣。

蓋人初結胎時，天一生水，先生黑睛，而有瞳人，屬腎；地二生火，而有兩眥，屬心；天三生木，而有黑珠，屬肝；地四生金，而有白珠，屬肺；天五生土，而有上下胞胎，屬脾。由此觀之，則五臟精華，皆發於目也〔四〕。因師指竅之後，見婦人小産，牛馬落胎，併抱鷄之蛋，俱先生雙目，而臟腑皆未成形。予始知目乃先天之靈，元神所遊之宅也。皇極經世書云：「天之神棲於日，人之神發於目。」大矣哉！人之神發於目也。生身處，此物先天地生；没身處，此物先天地没。水火木金土之五行攢簇於此，肝心脾肺腎之五臟鍾靈於此，唾涕精津氣血液之七物結秀於此。其大也天地可容，其小也纖毫不納。兹非吾一身中之大寶也歟〔五〕？

内指通玄訣云：「含光便是生長藥，變骨成金上品仙。」

上陽子云：「玄微妙訣無多言，只在眼前人不顧。」

崇正篇云：「搬運有功連晝夜，斡旋至妙體璇璣。」

火候歌云：「欲透玄玄須謹獨，謹獨工夫機在目。」

陳泥丸云：「真陰真陽是真道，只在眼前何遠討？」

薛道光云：「分明只在眼睛前，自是時人不見天。」

劉海蟾云：「下降上升循轂軸，左旋右覆合樞機。」〔六〕

王子真云：「昨宵姹女啓靈扉，窺見神仙會紫微。北斗南辰前後布，兩輪日月往來飛。」〔七〕

蕭紫虚云：「如龍養珠常自顧，如鷄伏卵常自抱。金液還丹在眼前，迷者多而悟者少。」

陳翠虚云：「不是燈光日月星，藥靈自有異常明。垂簾久視光明處，一顆堂堂現本真。」

翠虚篇云：「莫謂金丹事等閑，切須勤苦力鑽研。慇懃好與師資論，不在他途在目前。」

玄奥集云：「青牛人去幾多年，此道分明在目前。欲識目前真的處，一堂風冷月嬋娟。」〔八〕

陳泥丸云：「大道分明在眼前，時人不會悮歸泉。黄芽本是乾坤氣，神水根基與汞連。」〔九〕

玄學統宗云：「幾回抖搜上崑崙，運動璇璣造化分。晝夜周而還復始，嬰兒從此命長存。」〔一〇〕

觀吾判惑歌云：「這骨董，大奥妙，妙在常有觀其竅。此竅分明在目前，下士聞之即大笑。」

金丹賦云：「龍呼虎吸，魂吞魄吐。南北交媾於水火，卯酉輪還於子午。揔括乾坤之策，優游變化之主。母子包羅於匡廓，育養因依於鼎釜。」〔一一〕

群仙珠玉云：「覺中覺了悟中悟，一點靈光無遮護。放開烈焰照娑婆，法界縱横獨顯露。這些消息甚幽微，木人遥指白雲歸。此箇玄關口難説，目前見得便忘機。」〔一二〕

南谷子云：「至道不遠兮，恒在目前；竊天地之機兮，脩成胎仙。」〔一三〕

純陽子云：「有人問我脩行法，遥指天邊日月輪。」

已上諸仙雅言，皆發明行氣主宰之義也〔一四〕。

蓋此節工夫與第四節共是一理，承上接下，端如貫珠。採取藥物於曲江之下，聚火載之而上升於乾；乾坤交媾於九宫之上，周天運之而凝結於鼎。紫陽云：「都來片餉工夫，永保無窮逸樂。」輕清者凝於泥丸，重濁者流歸氣穴。逐日如此抽添，如此交媾，汞漸多，鉛漸少，久則鉛將盡，汞亦乾，結成一顆摩尼，是爲金液大還丹也〔一五〕。故馬宜甫云：「收得水中金，採得菩提子。運得崑崙風，長壽無生死。〔一六〕」

蓋坎中之鉛，原是父之真精；離中之汞，原是母之真血。始因乾體一破，二物遂分兩弦。是以常人日離日分，分盡而死。所以至人法乾坤之體，效坎離之用，奪神功，改天命，求坎中之鉛，制離中之汞，取坎之中陽，填離之中陰。陰盡陽純，復成乾元本體。故張紫陽云：「取將坎位中心實，點化離宫腹内陰。自此變成乾健體，潛藏飛躍盡由心。」

校注

〔一〕俞琰周易參同契發揮「子當右轉，午乃東旋。卯酉界隔，主客二名」句注云：「子當右轉者，自西方轉於子位，而虎向水中生也。午乃東旋者，自東方轉於午位，而龍從火裏出也。子午，即南北也。南北，即水火也。卯酉，即東西也。東西，即金木也。右轉左旋，一伏一起，則水火相交，金木不間隔矣。還元篇云：『輪回玉兔與金雞，道在人身人自迷。滿目盡知調水火，到頭幾箇識東西？』蓋東西之與卯酉，皆金木之異名，即非天地方位，亦非人身左右，然又不可舍吾身而索之他也。」

〔二〕參考李西月張三丰全集鉛火歌注云：「左右二字作前後看，勿誤。三丰自記。」

〔三〕參考青華秘文。其云：「第一轉：産藥於東而降於西，以心爲斗柄，斡旋其機。故行二十度而魄滿，又斡之二十度而魂滿，則火之魂而水之魄立，而神用大矣。他轉如之。舉其要而明者言曰：斗極建四時，八節無不順。斗極實兀然，魁杓自後動。只要兩眼皎，上下交相用。須向静中行，莫就忙裏送……第一轉：初自脇邊左右，存爲火道，自陽宫起，自右邊到肩，横過正中，凝自左邊送下。遂綿綿若存，宜静不宜動，宜徐不宜急。動曰扇火，急曰傷。此每日子時之功也。」

〔四〕醫家謂目聚五臟精華，又有與五臟相配的五輪説，如危亦林世醫得效方云：「人有雙眸，如天之有兩曜，乃一身之至寶，聚五臟之精華。其五輪者，應五行；八廓者，象八卦。」又如孫一奎赤水元珠卷三云：「經云：瞳子黑眼法於陰，白眼赤脈法於陽，故陰陽合傳於精。明此，則眼具陰陽也。又曰：五臟六腑之精氣，皆上注於目而爲之精。精之窠爲眼，骨之精爲瞳子，筋之精爲黑眼，血之精爲絡，其窠氣之精爲白眼，肌肉之精爲約束，裹擷筋骨氣血之精而與脈並爲系，上屬於腦，後出於項中。此眼具五臟六腑也。後世以内外皆屬心，上下兩瞼屬脾，白眼屬肺，黑眼屬肝，瞳人屬腎，謂之五輪，蓋本諸此也。又有八廓之説，無義無據，今不得删入焉。」圭旨此説，則重新配以五行五臟。

〔五〕俞琰周易參同契發揮云：「皇極經世書云：『天之神棲於日，人之神發於目。』大矣哉！人之神發於目也。生身處，此物先天地生；没身處，此物先天地没。水火木金土之五行横簇於此，肝心脾肺腎之五者鍾靈於此，唾涕精津氣血液之七物結秀於此，其大也天地可容，其小也纖塵不納，兹非吾一身中之大寶也歟？内指通玄秘訣云：『含光便是長生藥，變骨成金上品仙。』又云：『撮聚雙睛在眼前，燒成便可點金仙。』如此直指示人，而學者猶或未悟，何其昧之甚耶！」

〔六〕俞琰周易參同契發揮云：「劉虚谷還丹篇云：『下降上升循轂軸，左旋右覆合樞機。』」

〔七〕此詩出自金丹大成集七言絶句。

〔八〕此詩出自白玉蟾華陽吟。

〔九〕此詩見董師元傳龍虎元旨。又還丹顯妙通幽集紫煙真人解大丹頌云：「大道分明在目前，時人不會俟歸泉。黄芽便是乾坤氣，性志根基似汞連。」或題張果述金虎白龍詩云：「大道分明在目前，時人不會謾求鉛。黄芽本是乾坤氣，神水根基與汞連。」後又入翠虚篇。

〔一〇〕此詩出自金丹大成集七言絶句。

〔一一〕此賦見群仙珠玉集成，爲陶植作。

〔一二〕此詩出自群仙珠玉集成悟真歌，源出長荃子洞淵集。

〔一三〕杜道堅周易參同契發揮序云：「今觀全陽子之發揮，章剖句析，發前人之所未發，是得師授口訣而爲之說者也。其語意直截，大類蕭了真，議論衮衮，且多引證。學者試一覽之，不惟得以通此一書，又可以兼明悟真、翠虚諸書之旨。當塗南谷子杜道堅，見其發露天機，略不吝惜，深服其運心之普，敬歎不自休，遂爲之序。又從而爲之歌，曰：至道不遠兮，恒在目前。竊天地之機兮，修成胎仙。妙莫妙兮，凝吾之神。安以待之兮，若存而綿綿。黄帝求玄珠兮，象罔乃得。此理可心會兮，非言辭之可傳。虚極静篤兮，恍惚變化。絪緼蟠構兮，如煙雲之回旋。」

〔一四〕按：行氣主宰與卯酉周天是圭旨的發揮，行氣主宰，先傳説有施肩吾詩，曰：「氣是添年藥，心爲使氣神。能知行氣主，便是得仙人。」後有陳致虚詩：「一條直路少人尋，風虎雲龍自嘯吟。坐定更知行氣主，真人之息又深深。」卯酉周天，則是其在青華秘文基礎上獨特的發揮，丹家説精氣入腦之後，化作金液而降下，雖然其間功程不止一次、兩次升上才能化液，氣脈運行也不全是後升前降，但明前丹經無有在金晶入腦與化液間有此左右升降者。

〔一五〕陳致虚金丹大要云：「抽添者，以鉛制汞之後，逐日運火，漸添汞，汞漸多，鉛漸少，久則鉛將盡，汞亦乾，化而爲丹砂，號曰金液還丹。」

〔一六〕馬自然金丹口訣云：「收得赤金方，採得菩提子。運得崑崙風，長壽無生死。」

靈丹入鼎圖

悠悠覺萬有之空，似天雲變滅；

攢簇乾坤造化來，手摶日月煉成灰。金公無言姹女死，黄婆不老猶懷胎。〔一〕

一顆金丹何赫赤，大似彈丸黄似橘。人人分上本圓明，夜夜靈光照神室。〔二〕

流珠爍爍照崑巔，九轉丹成只自然。一粒自從吞入口，始知世有活神仙。

了了見一真之體，如掌珠圓明。〔三〕

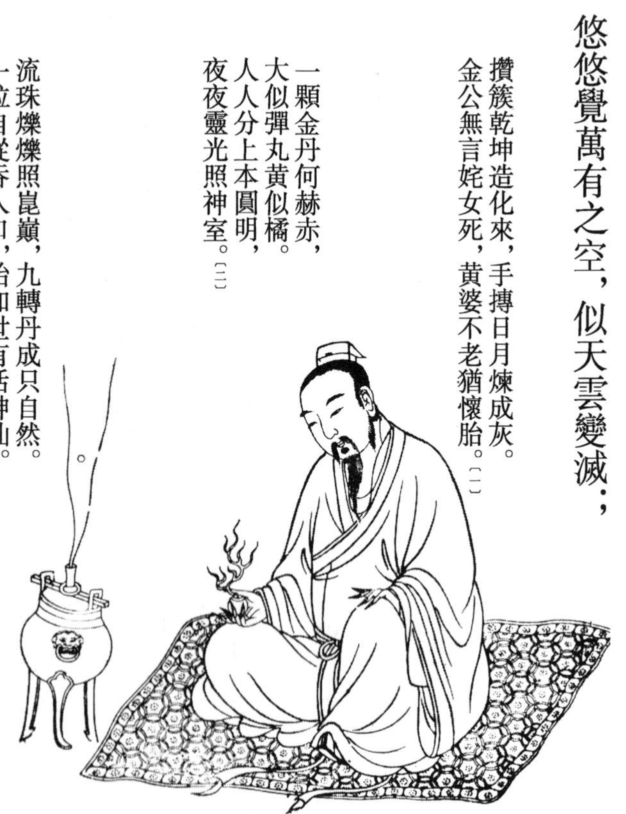

校注

〔一〕此詩出自白玉蟾金丹火候訣。

〔二〕此詩出自彭耜道闡元樞歌。

〔三〕晁迥法藏碎金録云：「了了見一真之體，如掌珠圓明；悠悠覺萬有之空，似天雲變滅。」

性命雙脩萬神圭旨第六節口訣　靈丹入鼎　長養聖胎

內附火候。

原初那點精金，渾然在鑛，因火所逼，遂上乾宫。漸採漸積，以烹以鎔，損之又損，煉之又煉，直至煙消火滅，鑛盡金純，方纔成此一粒龍虎金丹。圓陀陀，活潑潑，如露如電，非霧非煙，輝煌閃爍，光耀崑崙。放則迸開天地竅，歸兮隱入翠微宫〔一〕。此時藥也不生，輪也不轉，液也不降，火也不炎。五氣俱朝於上陽，三華皆聚於乾頂。陽純陰剥，丹熟珠靈。紫陽翁曰：「群陰剥盡丹成熟，跳出樊籠壽萬年。」

是以唐宋尸解諸仙，多於此處分路，隨意生身，出没自由，不肯於百尺竿頭而再進一步。故有七趣之譏，落空之誚。蓋爲不知重立我之性命，再造我之乾坤〔二〕，變種性爲佛性，化識神爲元神，自造自化之妙也。若命宗人，不知所以自爲造化，就是枯坐旁門，而道非其道也；若性宗人，不知所以自爲造化，就是頑空外道，而釋非其釋也〔三〕。此法乃仙真佛祖之所深秘，概自從金元以來，而學道之人少有知之者。獨吾師尹公曰：「鼎中有寶非真寶，重結靈胎是聖胎。」

然而珠在崑崙，何由得下而結聖胎？必假神鑪，竊靈陽真炁以催之，太陽真火以逼之。催逼既久，則靈丹應時脱落，吞入口中，化爲金液，而直射於丹扃之内。霎時雲騰雨施，電掣雷轟，鏖戰片餉之間，銷盡一身陰滓，則百靈如輻之輳轂，七寶若水之朝宗，皆聚於此矣〔四〕。昔無上元君謂老子曰「神丹入口，壽無窮也」，故老子脩之，是爲道祖〔五〕。許宣平曰：「神居竅而千智生，丹入鼎而萬種化。〔六〕」陳虚白曰：「我初凝結聖胎時，百脉俱停氣不馳。〔七〕」

施肩吾曰：「天人同一氣，彼此感而通。陽自空中來，抱我主人翁。〔八〕」然我既得靈丹入鼎矣，而内外交脩，煉之而復煉之，而必至於天地合德，則太虚中自然有一點真陽，以與我之靈丹合而爲一〔九〕。蓋吾身之靈感天地之靈，則内真外應，渾然混合〔一〇〕。金碧經云「磁石吸鐵，隔碍潛通」，大同此意。

這段功夫全以至静爲主。老子云：「人能常清静，天地悉皆歸。」當其兩陽乍合〔一一〕，聖胎初凝，必須常常覺照，謹謹護持。如小龍之乍養珠，似幼女之初懷孕。牢關神室，不可使之滲漏。故太白真人曰：「固濟胎不泄，變化在須臾。〔二二〕」更於一切時中，四威儀内，時時照顧，念念在兹，混混沌沌，如在母胞，終日如愚而不違，不可須臾間斷也。

葛仙翁云：「息息歸中無間斷，天真胎裏自凝堅。」

張用成云：「一粒靈丹吞入腹，始知我命不由天。」

石得之云：「將來掌上霞光燦，吞入腹中宫殿新。」〔二三〕

趙緣督云：「神丹飛落黄金室，嬰兒降生極樂國。」

吕純陽云：「刀圭餌了丹書降，跳出塵籠上九天。」

朱文公云：「刀圭一入口，白日生羽翰。」

李清庵云：「一顆寶珠吞入腹，作箇全真仙眷屬。」

陳希夷云：「邈無蹤跡歸丹扃，潛有機關結聖胎。」

薛紫賢云：「四象包含歸戊己，辛勤十月産嬰孩。」

悟真篇云：「菓生枝上終期熟，子在胞中豈有殊？」

醉中吟云：「寶珠笑舞辭天谷，纔脱胞胎又入胎。」

張紫陽云：「嬰兒是一含真炁，十月胎圓入聖基。」

吕純陽云：「天生一物變三才，交感陰陽結聖胎。」

白玉蟾云：「鷄能抱卵心常聽，蟬到成形殼始分。」

俞石澗云：「虎嘯一聲龍出窟，鸞飛鳳舞入金城。」〔一四〕

群仙珠玉云：「一粒餐兮天地壽，死生生死不相干。」〔一五〕

張紫陽云：「相吞相啗却相親，始覺男兒有孕。」

鍾離翁云：「胎内嬰兒就，勤加温養功。時時照丹扃，刻刻守黄中。」〔一六〕

陳泥丸云：「男兒懷孕是胎仙，只爲蟾光夜夜圓。奪得天機真造化，身中自有玉清天。」

陳抱一云：「大道無私感即來，神仙此語豈虚哉？苟非着意求鉛汞，争悟天機結聖胎？」

玄奥集云：「閬苑蟠桃自熟時，摘來服餌莫教遲。幾回下手潛偷處，無限神仙摠不知。」〔一七〕

龍眉子云：「形如雀卵團團大，間似驪珠顆顆圓。龍子脱胎吞入口，此身已證陸行仙。」

紫虚真人云：「初煉還丹須入室，婦人懷孕更無殊〔一八〕。聖胎凝結圓成後，出入行藏豈有拘？」

白紫清云：「秖將戊己作丹爐，鍊得紅丸化玉酥。慢守火符三百日，產成一顆夜明珠。」

張真人贈白龍洞主歌云：「從此根苗漸長成，隨時灌溉抱真精。十月脱胎吞入口，不覺凡身已有靈。」

白玉蟾云：「怪事教人笑幾回，男兒今也會懷胎。自家精血自交媾，身裏夫妻是妙哉。」

黄元吉云：「鼎内金丹燦爛光，無由摘爾到黄房。忽然夜半天風便，吹送靈兒歸故鄉。」

陳翠虛云：「道要無中養就兒，箇中别有真端的。都緣簡易妙天機，散在丹書不肯泄。」

王重陽云：「閑中偶爾到天台，忽見霞光五色開。想是金丹初變化，取歸鼎内結嬰孩。」

上陽子云：「玉皇若也問丹材，偃月爐中取下來。馳騁英雄吞一粒，男兒懷了一年胎。」

陳致虛云：「饑餐渴飲困來眠，大道分明體自然。十月聖胎完就了，一聲霹靂出丹田。」

至於釋教教人，亦不外此。如楞嚴經曰：「行與佛同，受佛氣分，如中陰身，自求父母，陰信冥通，入如來種，名生貴住。既遊道胎，親奉覺胤，如胎已成，人相不缺，名方便具足住。容貌如佛，心相亦同，名正心住。身心合成，日益增長，名不退住。十身靈相，一時具足，名童真住。形成出胎，親爲佛子，名法王子住。表以成人，如國大王，以諸國事分委太子，彼刹利王世子長成，陳列灌頂，名灌頂住。」夫入如來種者，以種性而爲如來之種子，以自造化如來也，故曰道胎，又曰覺胤。其與婦人之胤兒，玄門之胎仙，亦何以異？及至形成出胎，親爲佛子〔一九〕，豈不是「真人出現大神通，從此天仙可相賀」耶？

盖丹書梵典，皆有次序口訣，但人不知，而驀直看過去了，正是「珠在路傍人不拾」。惜哉！予今略摘此數條，表而出之，以引古之是，而證今之非也。

校注

〔一〕李道純中和集滿江紅（贈密菴）云：「一粒金丹，這出處、孰知年劫？若不識根源，怎生調燮？況是自家元有底，何須着相胡施設？我分明、舉似學仙人，天機泄。　軟如綿，硬似鐵。利如金，圓似月。又不方不圓，無虧無缺。放則迸開天地竅，收來隱在虛無穴。問不收不放作麽生？應難說。」

〔二〕參考三教正宗統論林子自書金剛經概論卷端。其云：「易曰：『原始反終，故知死生之說。』夫豈惟人哉？而天地且不能違矣。故不知我之所以始、所以終，而曰我能再造我之乾坤、重立我之性命者，未也；不知天地之所以始、所以終，而曰我能再造天地之乾坤、重立天地之性命者，未也。」

〔三〕參考三教正宗統論自書元神實義卷後。其云：「故道氏而不知所以自爲造化，以再立一性命，則謂之旁門，而道非其道也；釋氏而不知所以自爲造化，以歸還我虛空，則謂之外道，而釋非其釋也。」

〔四〕俞琰周易參同契發揮「九還七返，八歸六居」句注云：「六七八九，即水火木金也。以卦言爲坎離震兑，以方言爲東西南北，以宿言爲虚房星昴，以象言爲龜蛇龍虎，以時言爲春夏秋冬，以辰言爲子午卯酉，皆是物也。夫九曰還、七曰返、八曰歸，同一旨意，而六獨曰居者，北方坎位，乃真鉛所居之本鄉也。真鉛居於此，則九金、八木、七火三方之正氣，如輻之輳轂，如水之朝宗，皆聚於此也。」

〔五〕陳致虚金丹大要云：「無上元君謂老子曰：『神丹入口，壽無窮矣。』老子修之，是大道祖。」

〔六〕大還丹照鑑程先生口訣云：「鼎器非異，胎息難分，心在腹而千智生，藥居鼎而萬種化。」

〔七〕俞琰周易參同契發揮「氣索命將絶，休死亡魄魂」句注云：「夫修鍊金丹，將求長生，今魏公乃謂『氣索命將絶，休死亡魄魂』何也？翠虚篇云：『促將百脉盡歸源，脉住氣停丹始結。』蓋金液凝結之際，璇璣玉衡一時停輪，而日魂月魄皆沉淪於北方海底，而索然滅藏，故曰『氣索命將絶，休死亡魄魂』。所謂死者，非死也。此時歸根復命，神凝精結，八脉俱住，呼吸俱無，其氣索然如絶也。絶後重甦，則上清集所謂『這回大死今方活』是也。嗚呼！欲知大藥結成時，六脉都停氣不馳，此等景象，苟不曾親歷，烏能強言哉？」

〔八〕此詩疑爲圭旨根據林兆恩「天人一氣」「真陽之丹自外而來」之說而作。

〔九〕參考三教正宗統論破迷自立性命。其云：「林子曰：『心屬火，其色赤，故謂之丹。余嘗即此性命之心丹言之，概有其四：有所謂人丹而曰紫金者，昔所稱陰丹也；有所謂天丹而曰黑金者，昔所稱陽丹也；有所謂陰陽配合而曰黄金者，昔所稱三家相見結嬰兒也；又有所謂非陰非陽，混混沌沌，而從太虚中來者，昔所稱舍利光也。』」

〔一〇〕俞琰周易參同契發揮云：「學者誠能盗天地之機於日月相望之夜，以自己日月交光於中央，則『内真外應丹自來』，而『和他日月被烹煎』矣。」按：谷神論謂「内真外應丹自來」爲煙蘿子之詩，醫方類聚修真秘訣谷神論並六字訣云：「夫保養元氣，守護谷神，上則灌注丹田，下則澄清胎息，故曰内丹。修道之人先服内丹，然後外修藥餌，内外相應，即致神仙，故煙蘿子云：内真外應丹自來……陽龍陰虎，木液金精，二氣交會，鍊而成者，謂之外丹。含和鍊藏，吐故納新，上入泥丸，下注丹田，修運不息，朝於絳宫，采於五石，以哺百神，此内丹也。修道之士，内丹可以延年，外丹可以升仙，内丹成而外丹必應，外丹至而内丹下充。」

〔一一〕按：圭旨兩陽之説，大約源自林兆恩的紫金黑鐵之説。三教正宗統論玄譚云：「張三峰曰：『始而採取吾身一點真汞，而歸於我之真去處者，内服也，丹名紫金；繼而太虚中自然有一點真汞，以與内服紫金相爲混合者，外服也，丹名黑鐵。故紫金者，陰丹也，以内服吾身之金精也；黑鐵者，陽丹也，以外服太虚中金精之性也。然金剛也，而鐵則金中之最剛者。黑鐵之丹，雖曰自外而來，然亦不可得而内外之也。』」「張三峰曰：『内服而一坎一離者，一雌一雄也；外服而一金一鐵者，一雌一雄也。』」「張三峰曰：『紫金黑鐵，渾然混合，蓋不特充塞於天地，而亦且不囿於天地焉者，乃真了命也。夫不囿於天地，則可以位乎天地；可以位乎天地，則可以育乎萬物。豈不以天地生生之真機在我，而爲萬物之所造命者乎？黑鐵功用則固若是其大矣。若徒内服紫金，直可以了一身之命已爾，而命則終非其有也。』」「張三峰曰：『虚空者，佛性之本原，出於自然者也。若黑鐵外丹，乃虚空中凝成一顆，而復返於虚空者，佛性之本原也。然外服黑鐵，全靠功行，功行未及，孰臻其極？故此黑鐵也，殆非聖師之所能傳與，亦非大人之所能修持以少致其力也。』」

〔一二〕蕭廷芝金丹大成集金丹問答云：「問固濟，答曰：『太白真人曰：固濟胎不泄，變化在須臾。言其水火既濟，閉固神室而不可使之泄漏。』」「問聖胎，答曰：『無質生質，結成聖胎，辛勤保護十月，如幼女之初懷孕，似小龍之乍養珠。蓋神氣始凝結，極易疏失也。』」

〔一三〕翁葆光悟真篇注釋云：「片餉之間，結一寶珠，大如黍米。將擎掌内，霞光燦爛。吞入腹中，寶殿重新。大道隱朝市，山中知不知。」戴起宗悟真篇注疏云：「片餉之問，結一寶珠，大如黍米。古詩曰：『將來掌上霞光燦，吞入腹中宫殿新。』又曰：『大道隱朝市，山中知不知。』」

〔一四〕俞琰周易參同契發揮云：「皇極者，中央正位也，周回八方會歸之所也。孝子能用心而感動之，則虎嘯一聲龍出窟，鸞飛鳳舞入金城矣。」所引出自敲爻歌：「天神祐，地祇迎，混合乾坤日月精。虎嘯一聲龍出窟，鸞飛鳳舞出金城。」

〔一五〕此句出自醉思仙歌。

〔一六〕李道純清庵瑩蟾子語録温養云：「真息綿綿謂之温，含光默默謂之養。胎内嬰兒就，便加温養功。時時常照顧，脱殼顯神通。」

〔一七〕此詩出自金丹大成集。

〔一八〕「殊」，諸本作「珠」，據金丹大成集改。

〔一九〕參考林子全集元神實義。其云：「楞嚴經曰：行與佛同，受佛氣分，如中陰身，自求父母，陰信冥通，入如來種，名生貴住。既遊道胎，親奉覺胤，如胎已成，人相不缺，名方便具足住。容貌如佛，心相亦同，名正心住。身心合成，日益增長，名不退住。十身靈相，一時具足，名童真住。形成出胎，親爲佛子，名法王子住。表以成人，如國大王，以諸國事分委太子，彼刹利王世子長成，陳列灌頂，名灌頂住。」又云：「林子曰：『入如來種者，以種性而爲如來之種子，以自造化如來也，故曰道胎，又曰覺胤。其與婦人之胤兒，玄門之胎仙，亦何以異？形成出胎，親爲佛子，而曰無有佛法，而當下可以成佛者，豈其然哉？』」

火候崇正圖

從來真火本天然，
何事迷徒妄指傳？
若將方木投圓竅，
醜姹爭教得少年。

玉爐靄靄騰雲氣，
金鼎蒙蒙長紫芝。
神水時時勤溉灌，
留連毋使火龍飛。〔二〕

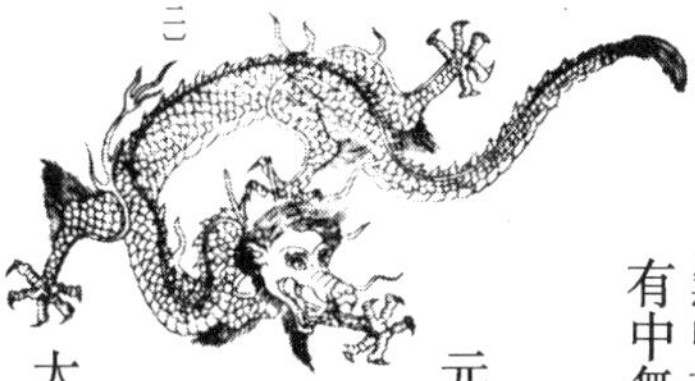

契論經歌講至真，
不將火候著於文。
要知口訣通玄處，
須共神仙仔細論。〔四〕

真橐籥，
真鼎爐，
無中有，
有中無。

元始天尊霜，
太上老君櫻。

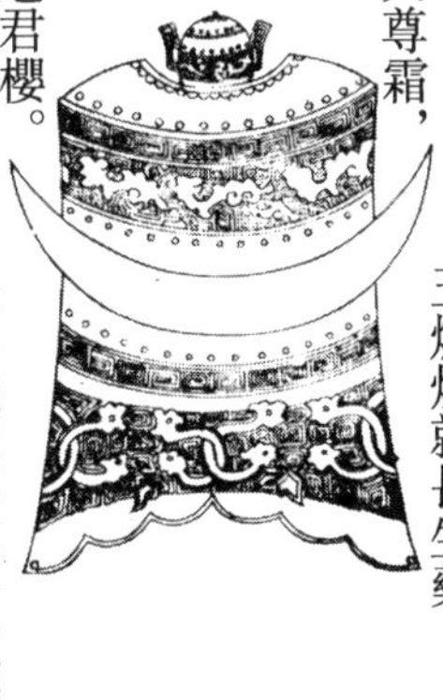

火候足，
莫傷丹，
天地靈，
造化慳。〔五〕

神仙不作參同契，
火候工夫那得知？
千載晦翁拈一語，
可憐無及魏君時。〔一〕

玉爐煉就長生藥，
金鼎燒成不死丹。〔三〕

有象有爻皆是妄，
無盈無昃亦成空。
試且爲君通一線，
看看日出嶺東紅。

校注

〔一〕陳獻章陳白沙集讀朱晦庵注參同契云：「神仙不注參同契，火候工夫那得知？千古晦庵拈一語，可憐無及魏君時。」

〔二〕此詩出自金丹大成集七言絶句四十八。

〔三〕此句出自海瓊問道集烏兔經。今樓觀臺石刻楹聯「玉爐燒煉延年藥，正道行修益壽丹」，即從此句變換而來。

〔四〕此詩出自悟真篇七言絶句。

〔五〕「真橐籥」「火候足」諸句出自崔公入藥鏡。

火候

火候最秘，聖人不傳，今則露之。藥非火不産，藥熟則火化矣；火非藥不生，火到則藥成矣。且火候之奥，非可一概而論〔一〕。故未得丹時，須藉武火以凝之；既得丹時，須藉文火以養之。文火者，結實之火也〔二〕。其養之之法，節其寒温消息是也。故參同契曰：「候視加謹慎，審察辯寒温。」審其火之未燃也，須藉巽風以吹之；察其火之既燃也，須資神水以沃之〔三〕。若太過則損之，若不及則益之，俾得中和，而無火燥、火寒之病矣〔四〕。

蓋火之寒燥，全在意念上發端。陳虚白曰：「念不可起，念起則火燥；意不可散，意散則火冷。」惟只要一念不起，一意不散，含光默默，真息綿綿，圓明覺照，常自惺惺，此長養聖胎之真火候也。故白玉蟾曰：「採藥物於不動之中，行火候於無爲之內。」張三峰曰：「以默以柔存火性，勿忘勿助養靈胎。」劉海蟾曰：「兀兀無爲融至寶，微微文火養潛龍。〔五〕」張紫陽曰：「自有天然真火育，不須柴炭及吹嘘。」又曰：「謾守藥爐看火候，但安神息任天然。」此四翁乃列仙中之錚錚者，皆以天然真火、自然妙用，而成無上至真之道。又何嘗用卦爻斤兩、年月日時者哉？

今時之人，錯會仙師本意，泥象執文，認指爲月，而必欲推算卦體之策數，求合卦畫之陰陽。吾恐終身役役，而不見其成功；倏然疲斃，而不知其歸處〔六〕。豈不見張平叔云：「此中得意須忘象，若究群爻謾役情。」高象先云：「晝夜屯蒙法自然，焉用孜孜看火候？」陳冲素云：「火雖有候不須時，些子機關我自知。」彭真一云：「從來真火無形象，不得師傳也大難。〔七〕」蕭紫虚云：「藥物調和，悟者甚易；火候消息，行之恐難。一十月工夫，存杳杳綿綿之息；三萬年氣數，在來來往往之間。所以養丹田之寶，此寶長在；奪丹鼎之珠，此珠復還。駕動河車，離塵世尾閭之海；移居天谷，上崑崙蓬島之山。」前數句，謂作丹之時脱胎而入口；末二句，謂功成之後脱胎而出殼；中間兩句，謂温養子珠，長養聖胎。

張三峰曰：「年月日時空有着，卦爻斤兩亦支離。若存會得綿綿意，正是勿忘勿助時。〔八〕」白紫清曰：「流俗淺識，末學凡夫，豈知元始天尊與天仙地仙，日日採藥物而不停，藥物愈採而無窮也；又豈知山河大地與蠢動含靈，時時行火候而無暫住，火候愈行而不歇也。」神凝則精氣聚而百寶結者，結胎之藥物也；真息往來而未嘗少有間斷者，温養之火候也。陳虚白曰：「火候之要，尤當於真息求之。〔九〕」丘長春曰：「一念不離方寸是真空。〔一〇〕」此養胎之真火也。夫真火者，我之神也，而與天地之神、虚空之神，同其神也；真候者，我之息也，而與天地之息、虚空之息，同其息也〔一一〕。左元放曰：「火候無爲合自然，自然真火養胎仙。但存神息居丹扃，調爕先天接後天。〔一二〕」王重陽曰：「聖胎既凝，養以文火。安神定息，任其自如。此以神感，彼以神應。天機妙用，自然而然。〔一三〕」

予於是而知神息者，火候也。而孟子之所謂「勿忘勿助」，老氏之所謂「綿綿若存」，釋氏之所謂「不得勤、不得怠」者，是皆神息之自然，火候之微旨也〔一四〕。故曰：「神仙不肯分明説，説得分明笑殺人。」

校　注

〔一〕陳致虚金丹大要火候妙用章云：「上陽子曰：火候最秘，聖人不傳，今略露之。藥非火不産，藥熟則火化矣；火非藥不生，火到則藥成矣。且火候之奥，非可一概而論，中有逐即事條，可不明辨之乎？」

〔二〕俞琰周易參同契發揮云：「王保義云：『文火乃發生之火，武火乃結實之火。』蓋始焉發生，終焉結實，始文終武，不可以一途取也。」

〔三〕蕭廷芝金丹大成集金液還丹論云：「火之未燃也，藉巽風以吹之；火之既燃也，資坤水以沃之。」

〔四〕參考三教正宗統論玄譚。其云：「張三峰曰：『火之功最大。蓋火之性，能融物之真焉者也。故未得丹時，須藉火以凝之，又藉意以媒之；既得丹時，須藉火以養之，又藉意以調之。然火候微旨，概自從古以來，而學道之人少有知之者。要而言之，其穴有三，三者惟當順適而利用之，太過則損之，不及則益之，俾得中和而無水乾火寒之病矣。此須口授，非可筆之文詞間也。』」

〔五〕蕭廷芝金丹大成集七言絶句云：「微微小火養潛龍，見在田時也一同。交得三陽逢泰卦，始堪進火法神功。」

〔六〕俞琰周易參同契發揮云：「悟真篇云：『南北宗源翻卦象，晨昏火候合天樞。』亦不過發明此義。若使執文泥象，而又欲推算卦體之策數，求合卦畫之陰陽，吾恐終身役役而不見其成功，苶然疲役而不知其所歸。可不哀耶？」

〔七〕此句非彭氏之語。

〔八〕此詩出自三教正宗統論醒心詩，爲盧文輝之句。

〔九〕陳虚白規中指南云：「然火候口訣之要，尤當於真息中求之。蓋息從心起，心静息調，息息歸根，金丹之母。」

〔一〇〕參考三教正宗統論分摘玄宗大道。其云：「丘長春曰：『一念不離方寸是真空。』」此語源自長春邱真人寄西州道友書，云：「于清風曰：『一意不離方寸，如何？』師曰：『此真空也。』」

〔一一〕參考三教正宗統論中一緒言。其云：「性如子曰：『故我能以吾身爐鼎之火，候吾身之紫金；能以吾身紫金之火，候吾身之黑鐵。又且能以吾身天地之火，候吾身之虚空；能以吾身虚空之火，候虚空之粉碎。則其火也，豈其不能遍照於三千大千？而其候也，豈其不能通古今爲一息者乎？然而火也者，其有火乎？其無火乎？無火之火，是謂真火。候也者，其有候乎？其無候乎？無候之候，是謂真候。真火者，我之神也，而實與天地之神、虚空之神，同其神也；真候者，我之息也，而實與天地之息、虚空之息，同其息也。』」

〔一二〕王惟一明道篇曰：「火候無爲合自然，自然之外别無仙。常存一念居中道，莫問先天與後天。」

〔一三〕參考伍沖虚天仙正理火候經。其云：「王重陽真人曰：『聖胎既凝，養以文火。安神定息，任其自然。』」

〔一四〕參考三教正宗統論中一緒言。其云：「蔡生新問：『何謂火候？』性如子曰：『火者，神也；候者，息也。古人有言曰：漫守藥爐看火候，但安神息任天然。余於是而知神息者，火候也。而孟子之所謂勿忘勿助，老氏之所謂綿綿若存，釋氏之所謂不得勤、不得怠者，是皆神息之自然，火候之微旨也。』」

長養聖胎圖

若雙脩性命者，必須重開混沌，再立胞胎，而自造化此性命也。夫性命既造化矣，則於父母性命中，而自然養出一點性命，如在母腹而爲我之性命也；夫既爲我之性命矣，則又自然於我之性命中而還我於無，而爲我之太虛也；夫既爲我之太虛矣，則又自然於我之虛空中再造乾坤，而爲我之真性命也；夫既爲我之真性命矣，則又自然於我真性命中露出端倪，而爲我本來之元神也。〔一〕

小小房兒藏舍利，
些些芥子納須弥。
迩來煉箇無生體，
後去知渠有所歸。

圓覺經偈曰：「金剛藏當知：如來寂滅性，未嘗有終始。若以輪廻心，思惟即旋復。但至輪廻際，不能入佛海。譬如銷金鑛，金非銷故有。雖復本來金，終以銷成就。一成真金體，不復重爲鑛。」蓋金鑛非金也，銷之而後成金者，以有金之性也；種性非佛也，鍊之而後成佛者，以有佛之性也。〔二〕

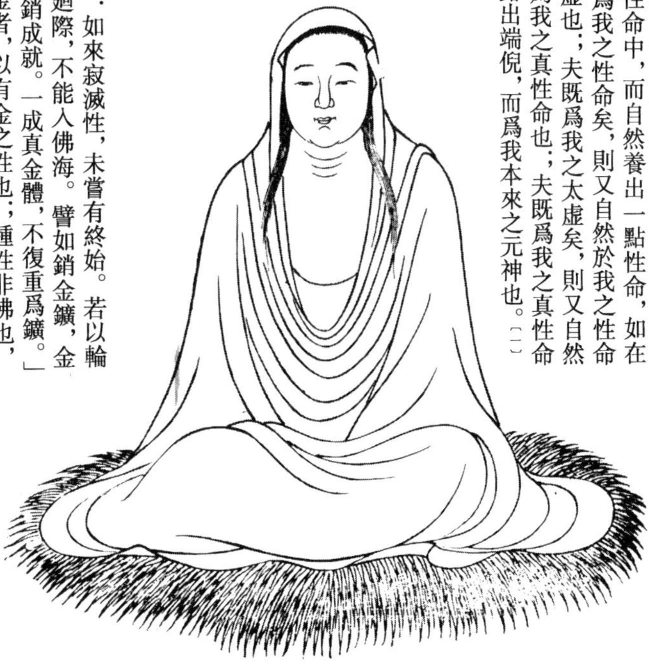

校注

〔一〕參考林子全集元神實義。其云：「林子曰：『夫以識神而且元神也，豈惟今世之空門爲然哉？而其所由來者舊矣。余今請試言之：父母媾精，而一點落於子宫者，乃圓覺經之所謂一切種性者，性命也。故此性命也，豈曰反識爲智，而可以爲元神與？亦惟建立吾身之造化，而造化此性命也。夫性命既造化矣，則於父母性命中，而自然養出一點性命，如在母腹而爲我之性命也；夫既爲我之性命矣，則又自然於我之性命中而還我於無，而爲我之太虚也；夫既爲我之太虚矣，則又自然於我之虚空中再造乾坤，而爲我之真性命也；夫既爲我之真性命矣，則又自然於我真性命中露出端倪，而爲我本來之元神也。』」

〔二〕參考林子全集元神實義。其云：「圓覺經曰：『善男子，如銷金鑛，金非銷有。既已成金，不重爲鑛。經無窮時，金性不壞。不應説言，本非成就。如來圓覺，亦復如是……偈曰：金剛藏當知，如來寂滅性，未嘗有終始。若以輪廻心，思惟即旋復。但至輪廻際，不能入佛海。譬如銷金鑛，金非銷故有。雖復本來金，終以銷成就。一成真金體，不復得爲鑛。生死與涅槃，凡夫及諸佛，同爲空華相。思惟猶幻化，何況結虚妄。若能了此心，然後求圓覺。』」又云：「林子曰：『金鑛非金也，銷之而後成金者，以有金之性也；種性非佛也，鍊之而後成佛者，以有佛之性也。』」

性命雙脩萬神圭旨貞集

目録

嬰兒現形圖

此時丹熟，更須慈母惜嬰兒；

氣穴法名無盡藏，
藏包於竅竅包空。
我問空中誰氏子，
他云是你主人翁。

夫蠮螉之虫，
孕螟蛉之子。
傳其情，
交其精，
混其氣，
和其神，
隨物大小，
俱得其真。〔一〕

潛龍今已化飛龍，
變現神通不可窮。
一朝跳出珠光外，
湧身直到紫微宮。

他日雲飛，方見真人朝上帝。

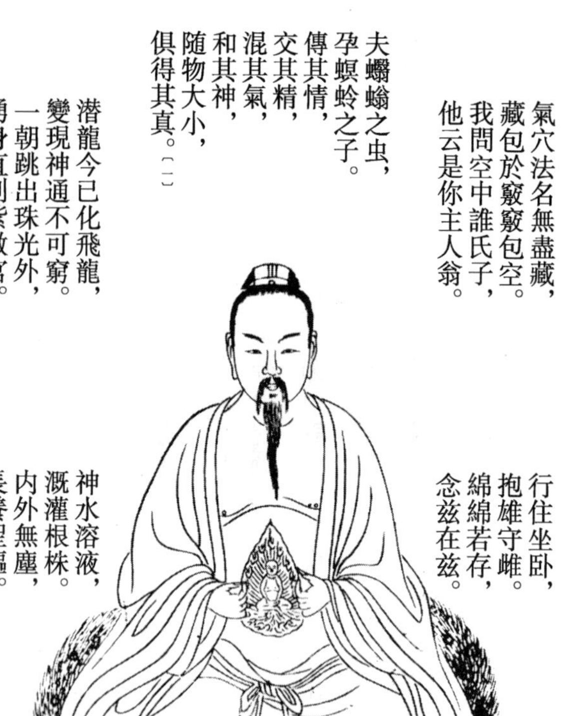

行住坐卧，
抱雄守雌。
綿綿若存，
念茲在茲。

神水溶液，
溉灌根株。
内外無塵，
長養聖軀。

校注

〔一〕參考化書術化。其云：「夫蠮螉之蟲，孕螟蛉之子。傳其情，交其精，混其氣，和其神，隨物大小，俱得其真。蠢動無定情，萬物無定形。」

性命雙脩萬神圭旨第七節口訣　嬰兒現形　出離苦海

內附真空煉形法則。

前面火候已足，聖胎已圓，若菓之必熟，兒之必生，彌歷十月，脱出其胞。釋氏以此謂之法身，又曰實相；玄門以此謂之赤子，又曰嬰兒〔一〕。嬰兒當移胎換鼎之時，躍然而出，潛居氣穴之間，又重開一混沌也。盖此穴原是神仙長胎住息之鄉，赤子安身立命之處。因是熟境，順路而歸。嬰兒既宴坐静室，安處道場，須藏以玄玄，守以默默。始則藉坤母黄芽以育之，繼則聚天地生意以哺之。此感彼應，發邇見遠。其中自呼自吸，自闔自開，自動自静，自由自在，若神仙逍遥於無何鄉，似如來禪定於寂滅海。

既到此大安樂處，仍須密守關元，無令外緣六塵魔賊所侵，内結煩惱，奸臣所亂。若坐若卧，常施瑩浄之功；時止時行，廣運脩持之力。遂得六門不漏，一道常通，真體如如，永固丹基者矣。日夕如此衛護，如此保顧，如龍養珠，如母育子，不可頃刻暫忘，剎那失照。鍾離翁曰：「孩兒幼小未成人，須藉坤娘養育恩。」又曰：「已証無爲自在心，更須温養保全真。」李清庵曰：「丹從不煉煉中煉，道向無爲爲處爲。息念息緣調祖炁，忘聞忘見養嬰兒。」吕純陽曰：「腹内嬰兒養已成，且居廛市暫娱情。無端措大剛饒舌，却入白雲深處行。」

盖温養育嬰，乃作仙之一大事。若養育失調，嬰兒就有棄殼離竅之變。此時着實隄防，不可輕縱出去，則一出而迷途，遂失舍而無歸。故白玉蟾有「重整釣魚竿，再斫秋筠節」之嘆。上陽子云：「既達返還九與七，此即木金三五一。炁全神壯换胎時，照護嬰兒休遠出。」

防護之訣，密固三要爲緊。參同契曰：「耳目口三寶，閉塞勿發通。真人潛深淵，浮游守規中。」其法只是以眼觀眼，以耳聽耳，以鼻調鼻，以口緘口，潛藏飛躍，在正一心〔二〕。則外無聲色臭味之牽，内無意必固我之累。自然方寸虚明，萬緣澄寂，而我本來赤子，怡怡然安處其中矣。

雖然外固三要，尤要内遣三害。三害者，邪念、煩惱、瞋恚是也。故道覺禪師曰：「脩此戒定慧，斷彼貪瞋痴。」盖貪痴易於制伏，惟有瞋毒難降。聖胎訣云：「瞋恚之火一燃，胎真去如奔馬。直待火滅煙消，方纔歸於廬舍。」宋儒亦曰：「忿火不懲，必有燎原之患；

慾水不窒，豈無潰川之災？」圓覺道場脩證儀云：「一念瞋起，具八萬障門。」今欲去瞋之法，惟宗老子之日損、周易之懲忿、世尊之覺照〔三〕。高僧妙普曰：「瞋火正燃時，我以覺照之。猶如湯消冰，了了無分別。」

緣此瞋火非實有體，皆從無明而來。猶寶積經偈云：「如鑽木出火，要假衆緣力。若緣不和合，火終不得生。是不悅意聲，畢竟無所有。知聲性空故，嗔亦不復生。嗔不在於聲，亦不身中住。因緣和合起，離緣緣不生。如因乳等緣，和合生酥酪。瞋自性無起，因於麤惡事。愚者不能了，熱惱自燒燃。應當如是知，究竟無所有。瞋性本寂靜，但有於假名。瞋恚即實際，以依真如起。了知如法界，是名瞋三昧。」寶積經又云：「求自然智，破無明殼。」則無明變成慧炬，而瞋火化作心燈。瞋之一毒既銷，八萬四千煩惱亦滅。佛經云：「諸魔平等，煩惱爲先。」又云：「現住菩薩魔，煩惱無所有。」又云：「智者於苦樂，不動如虛空。善觀察煩惱，我我所俱離。」又云：「無障大悲，觀諸衆生，所有煩惱，皆從虛假妄想而生。知諸煩惱，體性自離。如是隨覺，即是菩提。煩惱之性，即菩提性。」又云：「煩惱境是佛境界，觀煩惱性空是正脩行。」又云：「欲除煩惱，當行正念。」四祖亦云：「一切煩惱業障，本來空寂。」細觀佛祖經旨，大概謂煩惱性空，勿爲窒碍，觀如夢幻，不用介懷。設使觸景情動，如响應聲，既應即止〔四〕。若此，則煩惱塵勞，不待斷而自滅〔五〕；胎真赤子，弗假脩而自靈。

又有經云：「以智慧劍破煩惱賊，以智慧刀裂煩惱網，以智慧火燒煩惱薪。〔六〕」僧圓照云：「對治煩惱魔，清静常歡喜。」龐居士云：「諦觀四大本空，煩惱何處安脚？〔七〕」晁文元云：「身同夢幻非真有，事比風雲不久留。既能洞達須剛斷，煩惱魔空過即休。」張紫陽云：「可謂道高龍虎伏，堪言德重鬼神欽。已知壽永齊天地，煩惱無由更上心。」六祖壇經云：「凡夫即佛，煩惱即菩提。前念迷即凡夫，後念悟即佛；前念着境即煩惱，後念離境即菩提。」故瓔珞經云：「佛言：我從本來不得一法，究竟定意，始知所謂無念。若得無念者，觀一切法，悉皆無形，因此得成無上正真之道。」又云：「世人不能成道而脱生死者，良由妄念爲輪廻種子耳。」盖妄念起處，即是生滅；妄念息處，即是真元。故玄門以止念爲本，釋教以無念爲宗。無念者，爲無邪念，非無正念。念有念無即名邪念，不念有無即名正念。念善念惡即名邪念，不念善惡即名正念。乃至苦樂、生滅、取捨、冤親、憎愛，並名邪念，不念苦樂等是名正念。但事來不受，一切處無心，即是無念也。無念之念，謂之正念。

佛經云：「善男子，我等住於無念法中，得如是金色三十二相，放大光明，照無餘世界。」高峰禪師云：「慈氏受一生成佛之功，不出一念無生性海。〔八〕」智常禪師云：「真如無念，非念法能階；實相無生，豈生心能至？無念念者，即念真如；無生生者，生乎實相。」李之才云：「念之天理，則明月之當空；念之人欲，則浮雲之蔽日。」寒山子云：「旋乾倒嶽鎮常静，一念萬年永不移。〔九〕」天隱子云：「不覩不聞存覺性，無思無念養胎仙。」寶積經中所説菩薩安住無所住之念，非憶非忘，所安住念即名法界。是知從上若佛、若祖、若聖、若仙，皆因冥心息念而得妙道，故尚書曰：「惟狂克念作聖。」然克念之功，須要躬行實踐，方有進步。不然，一片太虛，途路甚遠，少一步定是到不得。昔人所謂「工夫不到不方圓」，工夫若做到極則處，自然入於無念。既得無念真常，則玄竅嬰兒寂寂然而無撓擾之患矣。劉虚谷云：「大功欲就三千日，妙用無虧十二時。」陳朝元云：「含養胞胎須十月，育嬰乳哺要千朝。」泥丸翁云：「片餉工夫脩便現，老成須是過三年。」三年工夫已完，温養事畢，即悟真所謂「一霎火焰飛，真人自出現」。真人既現，必由太玄而升天谷，再加冥心滅盡之功，則有通靈變化之妙。劉海蟾曰：「卦行火候周天畢，孕箇嬰兒鎮下田。霹靂一聲從地起，乾户擘開光萬里。翻身撞出太玄關，這回方是真仙子。」

校注

〔一〕參考三教正宗統論中一緒言。其云：「蔡贊問本來面目。性如子曰：『本來面目者，我之本體也。本體者，我之元神也。元神者，豈非未有天、未有地、未有人，而爲天地人之先，精氣神之元者元神與？故釋氏以此謂之法身，謂之實相；道氏以此謂之本來天真，謂之本來赤子也。』」

〔二〕白玉蟾玄關顯秘論云：「以眼視眼，以耳聽耳，以鼻調鼻，以口緘口，潛藏飛躍，本乎一心。」

〔三〕晁迥法藏碎金録云：「予自微細揣摩己之三毒，貪癡殆盡矣。唯有餘嗔未殄，故宗尚老子之日損、周易之懲忿，立言自規者多矣。偶看圓覺道場修證儀第十三第二十葉，有注云：『一念嗔起，具八萬障門。』因思己漸老矣，而於去嗔之法，尤宜力行。」

〔四〕晁迥法藏碎金録云：「予今采集諸經敷演大意，别立一説，以爲消除煩惱之法，不避重復有涉舊述者也。有經云：『諸魔平等，煩惱爲先。』又云：『現住煩惱魔，煩惱無所有。』又云：『智者於苦樂，不動如虛空。善觀察煩惱，我我所俱離。』又云：『無障大悲，觀諸衆生，所有煩惱，皆從虛假妄想而生。知諸煩惱，體性自離。何以故？是諸煩惱，等趣了義。無少煩惱，可積可集。如是隨覺，即是菩提。煩惱之性，即菩提性。』又曰：『煩惱性是佛境界，觀煩惱性空是正修行。』又有經云：『欲除煩惱，當行正念。』……予今參究經旨，因而直説大約，謂煩惱性空，勿爲窒礙，觀如夢幻，不用介懷。設使觸境情動，如響應聲，既應即止是也。」

〔五〕延壽心賦注云：「現具肉眼，而開慧眼之光明；匪易凡心，便同佛心之知見。則煩惱塵勞，不待斷而自滅；菩提妙果，弗假修而自圓。」

〔六〕晁迥法藏碎金録云：「又有經云：『以智慧劍破煩惱賊，以智慧力裂煩惱網，以智慧火燒煩惱薪，以智慧斧伐煩惱樹。』故予曾爲究觀，直説遣情詞云：『身同夢幻非真有，事比風雲不久留。古往今來盡如此，此中堅執大悠悠。既能洞達須剛斷，煩惱魔空過便休。』予今單用此法。」

〔七〕景德傳燈録梁寶志和尚大乘讚云：「衆生身同太虛，煩惱何處安着？但無一切希求，煩惱自然消落。」

〔八〕延壽心賦注云：「李長者論云：『善財遍巡諸友，歷一百十城之法，不出娑羅之林；慈氏受一生成佛之功，不出一念無生性海。』」

〔九〕福源石屋珙禪師語録山居詩云：「了了常知似不知，翛然如兀又如癡。旋乾倒嶽鎮長静，一念萬年終不移。有耳聽聲風過樹，無心應物月臨池。休言我獨能明了，此事人人盡可爲。」

真空煉形圖

天人一氣相呼吸，
以法追來煉形質。
竅竅玲瓏五蘊空，
霞光萬道連天碧。〔一〕

真空煉形法，
五蘊空非空。
非以空五蘊，
五蘊悉皆空。〔二〕

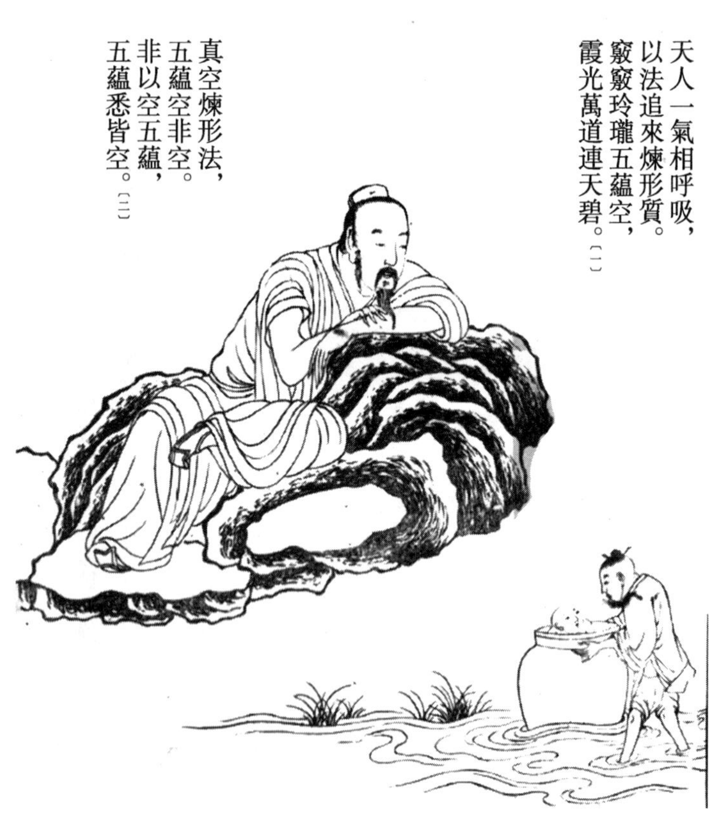

校注

〔一〕參考三教正宗統論性靈詩辟穀歌。其云：「昔我山中逢仙姥，飲我瓊漿甘似乳。袖裏青精和松脂，咽之一身輕如羽。駕長風，淩無極。黃河轉崑崙，金華化白液。竅竅玲瓏五藴空，霞光萬道連天碧。」

〔二〕參考三教正宗統論無生篇。其云：「我也本無生，五藴空非空。非以空五藴，五藴悉皆空。」

煉形

普照佛心曰：「鼻端有白我其觀，却嘆人從甕裏盤。最上一乘含蓄遠，好從玄竅覓天寬。」蓋真空煉形之法，譬與運甕相似。若處甕内，焉能運之？必也處於甕外。身處甕外者，即釋氏所謂「外其身而虛空之」是也〔一〕。故老子曰：「外其身而身脩，忘其形而形存。」薛道光曰：「若人空此幻化身，親授聖師真軌則。〔二〕」張全一曰：「太虛是我，先空其身。其身既空，天地亦空。天地既空，太空亦空。空無所空，乃是真空。〔三〕」清静經曰：「内觀其心，心無其心；外觀其形，形無其形。」形無其形者，身空也；心無其心者，心空也。心空無礙，則神愈煉而愈靈；身空無礙，則形愈煉而愈清。直煉到形與神而相涵，身與心而爲一，方纔是形神俱妙，與道合真者也。

古仙曰：「形以道全，命以術延。」此術是竊無涯之元炁，續有限之形軀。無涯之元炁，是天地陰陽長生真精，靈父聖母之炁也；有限之形軀，是陰陽短促濁亂，凡父凡母之氣也。故以真父母之炁，變化凡父母之身，爲純陽真精之形，則與天地同壽也。〔四〕

按孫陀羅尊者云：「世尊教我觀鼻端白，我初諦觀，經三七日，見鼻中氣出入如烟，身心内明，圓洞世界，徧成虚浄，猶如琉璃。煙相漸消，鼻息成白，心開漏盡，諸出入息，化爲光明，照十方界，得阿羅漢。〔五〕」朱元晦云：「鼻端有白，我其觀之。」莫認真云：「平生姿韻愛風流，幾笑時人向外求。萬别千差無覓處，得來元在鼻尖頭。〔六〕」

夫人未生之先，一呼一吸，氣通於母；人之既生之後，一呼一吸，氣通於天。天人一氣，聯屬流通，相呑相吐，如扯鋸焉。天與之，我能取之，得其氣，氣盛而生也；天與之，天復取之，失其氣，氣絶而死也。故聖人觀天之道，執天之行。每於羲馭未升暘谷之時，凝神静坐，虚以待之。内舍意念，外舍萬緣，頓忘天地，粉碎形骸。自然太虚中有一點如露如電之陽，勃勃然入玄門，透長谷，而竟上泥丸，化爲甘霖，而降於五内。我即鼓動巽風以應之，使其驅逐三關九竅之邪，掃蕩五臟六腑之垢，焚身煉質，煅滓銷霾，抽盡穢濁之軀〔七〕，變换純陽之體。累積長久，化形而仙〔八〕。

陳翠虚曰：「透體金光骨髓香，金筋玉骨盡純陽。煉教赤血流爲白，陰氣銷磨身自康。」丘長春曰：「但能息息常相顧，换盡形骸玉液流。〔九〕」張紫瓊曰：「天人一氣本來同，爲有形骸礙不通。煉到形神冥合處，方知色相即真空。」薛復命曰：「不知將謂氣，得後自然真。」董漢醇曰：「金用鑛銷，形由炁煉。」

煉形之法，摠有六門。其一曰玉液煉形，其二曰金液煉形，其三曰太陰煉形，其四曰太陽煉形，其五曰内觀煉形。若此者，摠非虛無大道，終不能與太虛同體。惟此一訣，乃曰真空煉形。雖曰有作，其實無爲；雖曰煉形，其實煉神，是脩外而兼脩内也。依法煉之百日，則七魄亡形，三尸絶跡，六賊潛藏，而十魔遠遁矣。煉之千日，則四大一身，儼如水晶塔子〔一〇〕，表裏玲瓏，内外洞徹，心華燦然，靈光顯現。靈光者，慧光也，故曰「慧光生處覺花開」。盖慧覺花開，非煉形入微、與道冥一者〔一一〕，不能有此。故生神經曰：「身神並一，則爲真身。」身與神合，形隨道通，隱則形固於神，顯則神合於氣，所以蹈水火而無碍，對日月而無影。存亡在己，出入無間〔一二〕。或留形住世，或脱質昇仙。有白日而飛肉屍者，黄帝之謂也；有留形而住世者，彭祖之謂也；有受命而居天職者，張天師之謂也；有拔宅而上升者，許旌陽之謂也；有示疾而終者，王重陽之謂也；有入仕而臣者，東方朔之謂也。至於老子爲柱史，辛鈃爲大夫，尹喜爲關令，伯矩爲卿士，唐典隱毘陵，子休治漆園，留侯帝者師，四皓輔漢惠，仇生仕殷，輔光仕漢，馬丹仕晉，海蟾仕燕，正陽棄官，純陽應舉，常有執鞭，琴高執笏〔一三〕。若此者，多不可以枚數。

噫！彼神仙之隱顯去留，豈世之凡夫所能測度者哉？更若憑虚御風之列子，折蘆過江之達磨，若非淘質煉形之功，又安能如此輕舉之身乎？此神形俱妙之道，非坐脱立亡者之所能知，所以不免有抛身入身之失爾。故學仙佛之流，若獨以煉神爲妙，不知煉形爲要者，所謂清靈善變之鬼，何可與高仙爲比哉〔一四〕？

大抵温養煉形，無分彼此，雖然在兩處發明，其實是一箇道理。内外兼脩，不相違背。若千日工夫無間，乃懸崖撒手時也。自然言語道斷，心思路絶，能所兩亡，色空俱泯，無滯無碍，不染不着。身似翔鴻不可籠，心如蓮華不着水。光光浄浄，瀟瀟灑灑，騰騰任運，任運騰騰，做一箇無事無爲、自在逍遥之散漢也。

此際嬰兒漸露其形，與人無異，愈要含華隱曜，鎮静心田，若起懽忻，就着魔境。如陳泥丸云：「我昔工夫行一年，六脉已息氣歸根。有箇嬰兒在丹田，與我形貌亦如然。」嬰兒既長，穴不能居，自然裂〔一五〕竅而出，貫頂而升。此之謂出離苦海，而超彼岸也。永明壽禪師云：「身在苦海中，賴此鐵羅漢。苦海既脱離，捨筏登彼岸。」觀吾陳真人云：「此岸波濤已脱離，到彼方知壽可躋。一得歸來宜永得，渡河筏子上天梯。〔一六〕」

校　注

〔一〕參考三教正宗統論玄譚。其云：「釋氏外景。外景者，外其身而虚空之，先了性也。」

〔二〕戴起宗紫陽真人悟真篇注疏云：「古仙明有歌曰：『借問瞿曇是阿誰？住在西方極樂國。其中二八産金精，丈六金身從此得。若人空此幻化身，親授聖師真軌則。霎時咽罷一黍珠，立化金剛身頃刻。』」

〔三〕參考三教正宗統論玄譚。其云：「張三峰曰：『釋氏了性，須要持齋，故太虛是我，先空其身；其身既空，天地亦空；天地既空，太空亦空；空無所空，乃是真空。』」

〔四〕彭曉周易參同契分章通真義云：「修還丹全因元氣而成，是將無涯之元氣，續有限之形軀。無涯之元氣者，天地陰陽長生真精，聖父、靈母之氣也；有限之形軀者，陰陽短促濁亂，凡父母之氣也。故以真父母之氣，變化凡父母之身，爲純陽真精之形，則與天地同壽也。」。

〔五〕楞嚴經云：「世尊教我及俱絺羅觀鼻端白，我初諦觀，經三七日，見鼻中氣出入如煙，身心内明，圓洞世界，徧成虚淨，猶如瑠璃。煙相漸銷，鼻息成白，心開漏盡，諸出入息化爲光明，照十方界，得阿羅漢。世尊記我當得菩提。」

〔六〕續傳燈録載：「莫將尚書，字少虚，家世豫章分寧。因官西蜀，謁南堂静禪師咨決心要。堂使其向一切處提撕。適如厠，俄聞穢氣，急以手掩鼻，遂有省。即呈以偈曰：『從來姿韻愛風流，幾笑時人向外求。萬别千差無覓處，得來元在鼻尖頭。』南堂答曰：『一法纔通法法周，縱横妙用更何求？青蛇出匣魔軍伏，碧眼胡僧笑點頭。』」

〔七〕「軀」，原作「驅」，據韓抄本改。

〔八〕俞琰周易參同契發揮云：「於是换盡穢濁之軀，變成純陽之體。始而易氣，次而易血，次而易脈，次而易肉，次而易髓，次而易筋，次而易骨，次而易髮，次而易形，積九年而閲九變，然後陰盡陽純，而與天地齊年，兹其爲長生超脱之道也……翠虚篇云：『透體金光骨髓香，金筋玉骨盡純陽。鍊教赤血流爲白，陰氣銷磨身自康。』」

〔九〕俞琰周易參同契發揮云：「指玄篇云：『但能息息皆相顧，换盡形骸玉液流。』」

〔一〇〕真仙直指語録清和尹真人語録載：「長春師父言：『……不教昏了性子，後習至五十日不動心，真心常明，便似箇水晶塔子。』」

〔一一〕司馬承禎坐忘論得道云：「山有玉，草木以之不彫；人懷道，形骸以之永固。資薰日久，變質同神，鍊形入微，與道冥一。散一身爲萬法，混萬法爲一身。智照無邊，形超靡極。總色空而爲用，含造化以成功。真應無方，其惟道德。」

〔一二〕司馬承禎坐忘論得道云：「道有深力，徐易形神，形隨道通，與神合一，謂之神人。神性虚融，體無變滅，形與道同，故無生死。隱則形同於神，顯則神同於氣，所以蹈水火而無害，對日月而無影。存亡在己，出入無間，身爲滓質，猶至虚妙，況其靈智益深益遠乎？生神經云：『身神並一，則爲真身。』」

〔一三〕「至於老子爲柱史」至「琴高執笏」，出金丹正理大全金丹大要。「常有」當作「常生」。

〔一四〕吴筠宗玄先生玄綱論以有契無章云：「若獨以得性爲妙，不知鍊形爲要者，所謂清靈善爽之鬼，何可與高仙爲比哉？」

〔一五〕「裂」，原作「烈」，據韓抄本改。

〔一六〕陳致虚金丹大要道德經轉語偈云：「受國之垢實希奇，到此方知壽可躋。一得歸來宜永得，渡河筏子上天梯。」

脫離苦海圖〔二〕

苦海中業水淼茫，愛河間黑流滉漾。誰施那慈悲慧光，濟沉淪無邊無量。顯慈航，昭靈覞，現津梁，悉脫衆生諸業障。心颶颶，意恍恍，總攝入如來藏。〔二〕

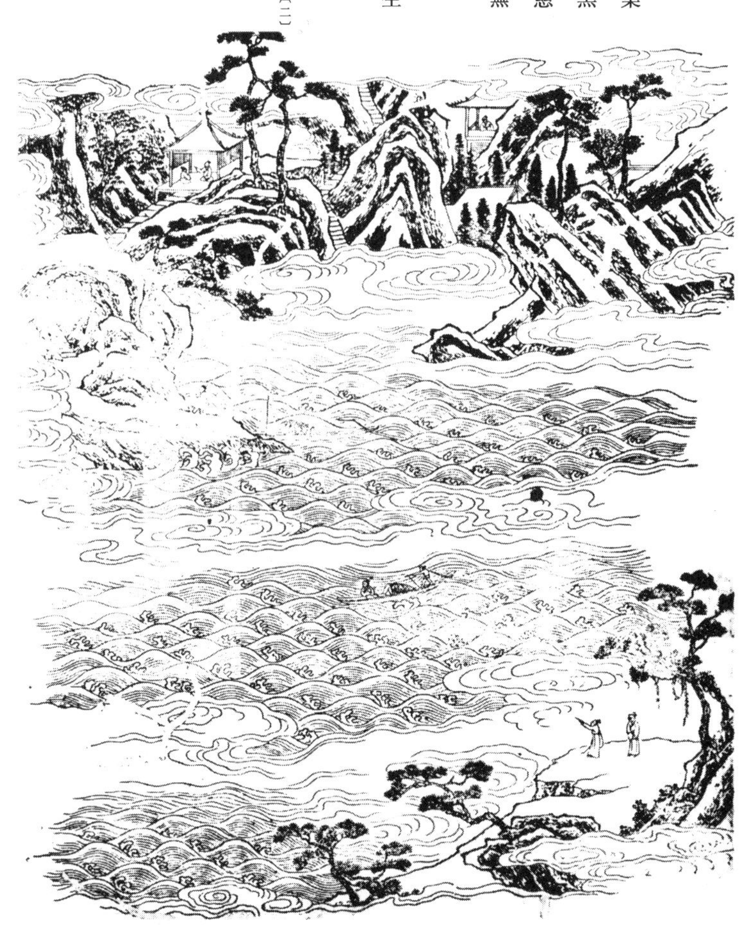

校　注

〔一〕原未有題，據原書目録補。

〔二〕此曲出自諸佛世尊如來菩薩尊者名稱歌曲普塵剎之曲（即調覺兒序）。

端拱冥心圖

未到彼岸，不能無法；
既至彼岸，又焉用法？
頂中常放白毫光，
痴人猶待問菩薩。〔一〕

遺照於外，
宅神於内。〔二〕
冥心至趣，
而與吉會。

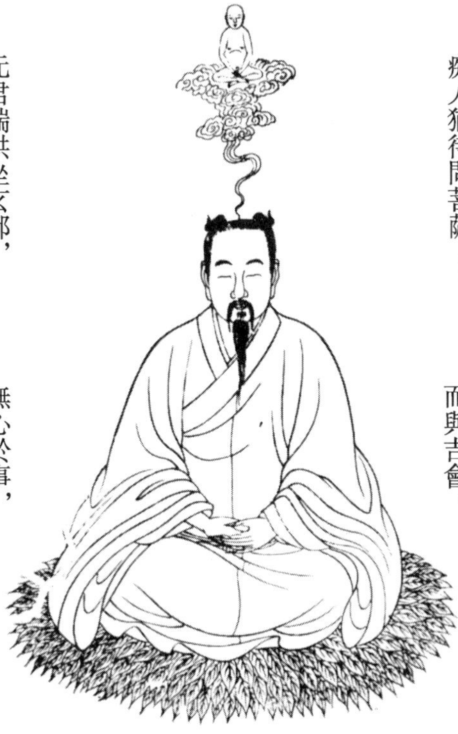

元君端拱坐玄都，
三疊胎仙舞八隅。
變化純陽天地合，
長生因此妙工夫。〔三〕

無心於事，
無事於心。
超出萬幻，
確然一靈〔四〕。

校注

〔一〕道川金剛經注云：「頌曰：『佛法非法，能縱能奪。有放有收，有生有殺。眉間常放白毫光，癡人猶待問菩薩。』」

〔二〕天隱子云：「人生時稟得靈氣，精明通悟，學無滯塞，則謂之神。宅神於内，遺照於外，自然異於俗人，則謂之神仙。」

〔三〕此詩從張無夢詩改編而來。道樞鴻濛篇引張無夢詩云：「元君端拱坐玄都，三疊胎仙舞八隅。寶殿地全鋪翠玉，瓊樓簾半捲真珠。山河不動藏玄鼎，日月推移入小壺。變化一陽天地動，太平因此妙工夫。」

〔四〕白玉蟾玄關顯秘論云：「知心無心，知形無形，知物無物，超出萬幻，確然一靈。」

性命雙脩萬神圭旨第八節口訣　移神内院　端拱冥心

始則有作有爲者，採藥結丹以了命也；終則無作無爲者，抱一冥心以了性也。悟真篇云：「始於有作人争覺？及至無爲衆始知。但見無爲爲道妙，不知有作是根基。」證道歌云：「到無爲處不無爲，方知吾道是希夷。〔一〕」今之在家凡夫、出家外道，止知有這邊道理，不知有那邊境界；止知有此間之妙，不知有彼岸之玄。止知無事，而不知希有之事；

止知無爲，而不知有爲之法〔二〕。此乃知其一不知其二，脩其性不脩其命者也。故丹道未成之先，若不知下學之有爲，而着於空焉，則謂之落空漢；丹道已成之後，若不知上達之無爲，而着於相焉，則謂之守屍鬼。

石杏林曰：「有物非無物，無爲合有爲。」陳泥丸曰：「我聞前代諸聖師，無爲之中無不爲。」陰長生曰：「無位真人居上界，空寂更無塵可碍。有爲功就又無爲，無爲也有工夫在。〔三〕」所謂真人居上界者，即嬰兒出離苦海、移居天谷之時也；空寂冥心者，即吕祖向晦宴息、冥心合道之法也。施肩吾曰：「達磨面壁九年，方超内院；世尊冥心六載，始脱樊籠。〔四〕」夫冥心者，深居静室，端拱默然，一塵不染，萬慮俱忘。無思無爲，任運自如。無視無聽，抱神以静。無内無外，無將無迎。離相離空，離迷離妄。體含虚寂，常覺常明。但冥此心，萬法歸一。則嬰兒安居於清靈之境，棲止於不動之場。色不得而礙之，空不得而縛之，體若虚空，安然自在矣。故達觀禪師云：「色不縛兮空不礙，宴息冥心觀自在。大千萬有摠歸無，世界壞時渠不壞。〔五〕」譚長真云：「嬰兒移在上丹田，端拱冥心合自然。脩到三千功行滿，憑他作佛與昇仙。」

此處是純一不雜的工夫，豈能容纖毫情想？但起希仙作佛之心，便墮生死窠中不能得出。所以關尹子云：「若有厭生死心，超生死心，止名爲妖，不名爲道。」盖清淨體中，空空蕩蕩，晃晃朗朗，一無所有，一切無住。故心要訣云：「冥心本乎無住，無住心體，圓融不測。〔六〕」如金剛經云：「不應住色生心，不應住聲香味觸法生心，應生無所住心。」金剛齊菩薩云：「我不依有住而住，不依無住而住，如是而住。」僧肇云：「聖人之心住，無所住其住。〔七〕」坐忘論云：「不依一法，而心常住。」了心經云：「心無所住，住無所心，了無執着，無住轉真。」浄名經云：「一切法以無住爲本，安住無爲，名之爲住；住無方所，故名無住；無住心者，是爲真心。」禪源集云：「夫言心者，是心之名；言知者，是心之體。」荷澤云：「心體能知，知即是心。」心本空寂，至虛至靈。由空寂虛靈而知者，先知也；由空寂虛靈而覺者，先覺也〔八〕。不慮而覺者，謂之正覺；不思而知者，謂之真知〔九〕。故祖師云：「空寂體上，自有本智能知。」即此空寂之知，便是達磨所傳清浄心也。心常寂是自性體，心常知是自性用。所以六祖云：「一切萬法，不離自性。」自性自知，自性自見，自性自悟，自性自度。悟性還易，了心甚難。故了心也者，了此心也。了心則心無其心矣，無心之心，是謂真心。真心是性，真性是心。太上云：「了心真性，了性真心。空無空處，無處了真。」此謂真空不空，空無所空，即是了見本心也。龐居士云：「十方同聚會，箇箇學無爲。此是選佛傷，心空及第歸。」與夫空覺極圓，空所空滅，即是了見本性也。華嚴經云：「法性本空寂，無取亦無見。性空即是佛，不可得思量。」

原夫性體本空，心體本定。無空無無空，即名畢竟空；無定無無定，即名真如定〔一〇〕。雖脩空，不以空爲証，不作空想，即是真空也；雖得定，不以定爲証，不作定想，即名真定也。空定衡極，通達無礙，一旦天機透露，慧性靈通，乍似蓮花開，恍如睡夢覺，忽然現出乾元境界，充滿於上天下地，而無盡藏也。此是心性常明，炯炯不昧，晃朗宇宙，照徹古今，變化無方，神妙莫測。雖具肉眼，而開慧眼之光明；匪易凡心，便同佛心之知見。乃是見性見到徹處，脩行脩到密處，故得一性圓明，六通頓足。

何謂六通？按玉陽大師曰：「坐到静時，陡然心光發現，内則洞見肺腑，外則自見鬚眉，智神踴躍，日賦萬言，説妙談玄，無窮無極，此是心境通也。不出廬舍，預知未來事情，身處室中，又能隔墻見物，此是神境通也。正坐之間，霎時迷悶，混沌不分，少頃，心竅豁然大開，地理山河，猶如掌上觀紋，此是天眼通也。能聞十方之音如耳邊音，能憶生前之事如眼前事，此是天耳通也。或晝或夜，入於大定，上見天堂，下見地獄，觀透無數劫來宿命所更，此是宿信通也。神通變化，出入自如，洞鑒十方衆生，知他心内隱微之事，他雖意念未起，了了先知，他雖意念未萌，了了先覺，此是他心通也。」〔一一〕

子思曰：「心之精神之謂聖。」故心定而能慧，心寂而能感，心静而能知，心空而能靈，心誠而能明，心虚而能覺。四祖道信曰：「一切神通作用，皆是自心感現。」瓔珞經曰：「神名天心，通名慧性。天然之慧，徹照無碍，故名神通。」神通具足，愈加默耀韜光，慧而不用，若露圭角，恐染邪魔。

古云：「道高一尺，魔高一丈。」正定之時，或聞種種善惡之聲，或現種種違順之境，摠是魔障，不可着他。又須反觀一身四大，俱是假合，如夢如幻，全體非真。但正此心，魔自消滅。古語云：「見怪不怪怪自亡，見魔非魔魔自滅。」或腦中有霹靂之聲，或眼内有金星燦耀，或頂下紅霞繚繞，或眉間湧出圓光〔一二〕。此皆幻景，心莫受他，但行工夫，休證效驗。所以古仙云：「項下有光猶是幻，雲生足下未爲仙。」又於靜中，忽見樓臺珠翠、女樂笙簧、異草奇花，觸目如畫。彼人不悟，將謂寔到天宮，不知自身内院，認作真境，因循而不出入〔一三〕。此際須用虛空觀而擴充之，則我天谷之神，升入太虛，合而爲一也。

其虛空觀者，應觀自心。心本不生，自性成就，本來空寂，光明遍照。猶如虛空，瑩徹清淨，廓然周遍，圓明皎潔，成大月輪，量等虛空，浩然無際〔一四〕。復應觀察自心，則心之虛空而通於身之虛空，身之虛空而通於天地之虛空，天地之虛空而通於太虛之虛空。虛虛相通，共成一片，豈不與太虛混之而爲一耶〔一五〕？始而虛其心也，既而虛其身，又既而虛天地。虛而無虛，無虛而虛。虛也不知，無虛也不知〔一六〕。則我陽神冲虛出入，而無障礙矣。然後方可與天地合德，太虛同體，而爲混虛氏之人歟？

此處只言到太虚之階梯，未曾造到太虚之實際。謂之煉神則可，謂之出神則未也。欲要高奔帝境，須當煉演谷神。常以靈知寂照爲心，虚空不住爲觀，抱本還元，復歸太極。由此進進不已，及至無上可上，玄之又玄，無象可象，不然而然。則一靈之妙有，遍法界而圓通，貫雲漢以高躋，與穹昊而俱合，此天谷元神煉到至極至妙之處也。故章思廉曰：「得太極全體，見本來面目。先天一點真，後天却是屋。〔一七〕」瑩蟾子曰：「煉陽神了出陽神，自色界超無色界。」

既然證成妙道，須要混俗和光。雖處塵凡，而不同流俗；雖居濁世，而莫測行藏。日唯銷隱，匿積陰功。開誠心，施法乳，汲引後學，普度衆生，上報佛恩，下資群品。金剛經曰：「所有一切衆生之類，若卵生、若胎生、若濕生、若化生、若有色、若無色、若有想、若無想、若非有想非無想，我皆令入無餘涅槃而滅度之。如是滅度無量、無數、無邊衆生，實無衆生得滅度者。」故世尊成道之旦，發普度衆生之悲，乃曰：「先度衆生，然後作佛。」肇法師曰：「性本無生，故亦無滅，此實千聖同然之真心；衆生度盡，方入涅槃，此亦千聖同歸之實際。」王方平曰：「鸞鶴來時乘紫霧，玉皇有敕登仙路。九玄七祖盡昇天，度了群生方自度。」噫！試觀古佛高仙，何等運心之普！如今人有一法一訣者，秘密珍藏，猶恐漏泄，較之古人，可不愧死？予之無念也久矣，但未得自度，先要度人，一念存心，不能頓釋。今之此作，盡泄天機，惟末後一着，尚未發明，今再言之。

道書曰：「陰神能見人，陽神使人見。」蓋獨脩一物者，所出乃陰神也。陰神則有影無形，世所謂鬼仙是也。若雙脩性命者，所出乃陽神也。陽神則有影有形，世所謂天仙是也。故曰：「道本無相，仙貴有形。」然而出神太早，丹經之所深訶。既得其母，當返其始。常留神於天谷，復歸如嬰兒，不識不知，唯深唯寂，陽光無漏，則愈擴愈大，彌遠彌光，自然變化生神。生之再生，則生生而無盡；化之又化，則化化而無窮。子又生孫，百千萬億。張紫陽曰：「一載生箇兒，箇箇會騎鶴。」陳泥丸曰：「一載胎生一箇兒，子又孫兮孫又枝。」白玉蟾曰：「一體遍多，猶朗月而影分千水；多身入一，若明鏡而光寓萬形。〔一八〕」仙家謂之分身，佛氏謂之化身。如世尊之不離菩提樹下，而遍昇天宮説法；又如善財之不出莎羅林，歷一百十城而遍參諸友。

東華帝君曰：「法身剛大通〔一九〕天地，真性圓明貫古今。若未頂門開具眼，休教散影與分形。」分形散影非不妙也，奈何還𥚃幻軀中，尚未超脱，而欲千變萬化，豈不反傷於本體耶？直到九載功完，純亦不已，忽然跳出五行之外，返於無極之初。證實相，妙之更妙；得真功，全之又全。成金剛不壞之體，作萬年不死之人。自覺覺他，紹隆佛種。三千功滿而白鶴來迎，八百行圓而丹書宣詔。飛昇金闕，返佩帝鄉。即鍾離翁云：「九載功成人事盡，縱横天地不由親。」蕭紫虚云：「功成須是出神京，内院繁華勿累身。會取古仙超脱法，飄然跨鶴覲三清。〔二〇〕」諸仙棄殼，各有不同。有從寶塔出者，有從紅樓出者，有看月而出者，有對鏡而出者，有衝頂門而出者〔二一〕。

所以玄奥集云：「塞斷黄泉路，衝開紫府門。如何海蟾子，化鶴出泥丸。〔二二〕」中和集云：「成就頂門開一竅，箇中别是一乾坤。」盖頂門一竅，豈易開哉？先發三昧火透之，不通。次聚太陽火衝之，略啓。二火騰騰，攻擊不已。霎時紅光遍界，紫焰彌天，霹靂一聲，頂門開也。故吕純陽曰：「九年火候直經過，忽爾天門頂中破。真人出現大神通，從此天仙可相賀。」

真人出現，乘雲氣，御飛龍，升玉京，遊帝闕，飄飖雲際，翱翔太空。鳳篆金書，朝赴九陽之殿；蟠桃玉液，位登萬聖之筵〔二三〕。適意則鸞輿前引，登雲則龍駕前迎〔二四〕。紫府鼇宫，欲去而頂中鶴舞；丹臺瓊苑，擬遊而足下雲生〔二五〕。劫火洞燒，我則優游於真如之境；桑田變海，我則逍遥於極樂之天。聚則成形，散則成氣，隱顯莫測，變化無窮。入水火而不溺不焚，步日月而無形無影。刀兵不能害，虎兕不能傷。陰陽不能變遷，五行不能陶鑄。閻羅不能制其死，帝釋不能宰其生。縱横自在，出入自由，信乎紫陽云「一粒靈丹吞入腹，始知我命不由天」。此大丈夫得意之秋，功成名遂之日也。人生到此，寧不快哉？

上陽子云：「總皆凡世播英雄，做盡功名到底空。唯有金丹最靈妙，大羅天上顯神通。」

校注

〔一〕趙友欽仙佛同源有爲第八云：「吴真人證道歌云：『到無爲處不無爲，方知吾道是希夷。』」

〔二〕趙友欽仙佛同源有爲第八云：「是以世人止知有這邊道理，不知有那邊境界；止知有此國之事，不知有彼岸之玄；止知心之悟空，不知性之不空；止知心中有物，不知身中有物；止知無事，而不知稀有之事；止知無爲，而不知有爲之法；止知夢幻泡影，而不知甘露掣電。故教中有掠虚頑空、落空、着空、莽蕩豁達空之譏。」

〔三〕參考三教正宗統論醒心詩。其云：「欲識玄同柱下人，身中自是一乾坤。無爲也有工夫在，直啓玄關衆妙門。」又參考分摘玄宗大道。其云：「余嘗有詩曰：『無爲也有工夫在。』或問曰：『何謂也？』林子曰：『一闔一闢之謂變，妙用之自然也。』」

〔四〕此句出自鍾吕傳道集論内觀。

〔五〕按：李道純道德會元有句云：「本來面目現堂堂，世界壞時渠不壞。」佛語有「大千俱壞渠不壞」「劫火洞然渠不壞」之句。

〔六〕景德傳燈録五臺山鎮國大師澄觀答皇太子問心要云：「至道本乎其心，心法本乎無住。無住心體靈知，不昧性相寂然。」

〔七〕晁迥法藏碎金録云：「僧肇五論有云：『聖人之心，住無所住。』其住（内）解云：『安住無爲，名之爲住；

住無方所，故名無住。』」

〔八〕參考三教正宗統論豫章續語。其云：「林子曰：『至虚至靈者，本體也。由虚靈而知者，真知也；由虚靈而覺者，真覺也。』」

〔九〕參考林子全集心是聖人。其云：「林子曰：『不思而知者，先知也，聖人也；不慮而覺者，先覺也，聖人也。』」

〔一〇〕頓悟入道要門論云：「問：『云何是畢竟空？』答：『無空無無空，即名畢竟空。』問：『云何是真如定？』答：『無定無無定，即名真如定。』」

〔一一〕參考道書全集群仙要語通玄子楊大師論六通。其云：「一心境通、二神境通、三天眼通、四天耳通、五宿信通、六他心通。若行過，不可着他。進道之士，十二時中常似一時，名爲無間斷。静坐之間，志在調息綿綿，體於一性，時時不昧，湛然不動，是謂安心。夜忽然滿室如晝，心似冰清玉潔。到此地面，非爲大事，如井窺管見於天，三花聚鼎，五氣朝元，乃是氣候之所變也。静坐之間，忽一性跳出形軀之外，便嫌四大臭穢。若到此時，慧性覺之，乃心境通。静功勿退，或居一室，或居環堵，不知户庭，萬事未來之時自知，猶如隔牆見針，乃是静功所至，名神境通。若到此時，正要加志，鍊磨睡眠，忽然心神閉塞，坐卧不知，混混沌沌，不辯東西。若到此時，休得心忙。慧心覺之，混混之間，忽然心地大開，地理山河，猶如掌内觀之，心神踴躍，氣極無極，乃是天眼通。到此加志勤行，休執偏了。坐間忽然聽天人之語，撥去休着，恐是邪境，乃是天耳通。或晝或夜，入於大定，觀透三界之因果，到此地面，乃是宿信忽通。若心常慧燭光明，永夜清宵，無思無罣，寂然常信，不離本室，顯身外之身，他方都見，神聖之通也，乃是他心通。後有鍊形鍊氣之法。若鍊氣則在希言，若鍊形則無私無欲。此二事謹謹護持，休得中路而廢。地久天長，功大數足，自然改换形軀。或是内瀉，或是外表，則滿身瘡出臭穢。不内瀉，則大小腸中自出五般顔色。若到此時，休恐怖，换盡陰滓，水穀自得，身體安樂，如龍换骨，如蛇退皮，如蟬脱殼。乃得形神俱妙，與道合真，方見出世之功。恁時撒手而行，飢來飯，困來眠。未升之時，隨緣住世，數足則獨步登雲，自在逍遥，任從天斷。學道之人，可詳察矣。」

〔一二〕參考道書全集池陽洗燈子然先生論八關節。其云：「一者下大功，須是謹守百日，處於静室，外無所著，内無所思，身如槁木，心若寒灰，萬緣頓息，與太虛同體，以靈光爲用。晝夜慇懃，三五日間，自然心定氣和，喜悦無窮，謙弱恭順於人也。二者忽見心火下降，腎水上騰，五臟生津，百脉流通，心經上湧，鼻聞異香，舌生甘津，已絶飲食，晝夜無寢。中黄經云『但服元和除五穀』也。三者坎離交媾，精氣逆流，乃得百關通透，四肢百脉和氣流行也。四者夜間如隔牆見物，預知前事，上見天堂，下見地獄，物不能礙，乃是靈光所到也。五者夜間氣生，前通氣脘，後通密户，項上紅霞繚繞，眉間湧出圓光，眼中睛明流溢，不得爲怪，此是藥力初生也。六者智神踴躍，自歌自舞，口發狂言，著撰詩詞，心動不能禁止，乃是三尸鬼所使，若不謹守，前功俱廢也。七者見人哀哀痛哭，哭了又喜，喜盡悲來。逢人發咒，談玄説妙，自言我得無上之道，亦是三尸鬼惑亂也。八者雖是百關開通，其中五穀氣未除，陰氣未盡，疾病未消。修行之人須要與天盟誓，精心百鍊，斷絶愛念慳貪，除去人我，與物無私，正念見前，内外如一，奪天地之正氣，抽陰换陽。」

〔一三〕鍾吕傳道集論内觀云：「奉道之士，平日清净，而守於瀟灑寂寞，既已久矣，功到數足，輒受快樂。樓臺珠翠，女樂笙簧，珍羞異饌，異草奇花，景物風光，觸目如畫。彼人不悟，將謂寔到天宮，不知自身内院，認作真境，因循而不出入。」

〔一四〕此華嚴觀法，佛典多引，如心賦注云：「復應觀自心，心本不生，自性成就，光明遍照，猶如虚空。復應深起悲念，哀愍衆生不悟自心，輪迴諸趣，我當普化拔濟，令其開悟，盡無有餘。復應觀察自心，諸衆生心及諸佛心，本無有異，平等一相，成大菩提心，瑩徹清浄，廓然周徧，圓明皎潔，成大月輪，量等虚空，無有邊際。」

〔一五〕參考三教正宗統論中一緒言。其云：「性如子曰：『心之虚空能通於身之虚空，身之虚空能通於天地之虚空，天地之虚空能通於虚空之虚空，豈非所謂竅以虚而開，虚以竅而達，虚虚相通，共成一片者邪？』」

〔一六〕參考三教正宗統論夏語續。其云：「林子曰：『……而與太虚同體矣。始而虚其心也，既而虚其身，又既而虚天地，虚而無虚，無虚而虚，虚也不知，無虚也不知，此三氏之極則之教。』」

〔一七〕陳致虚金丹大要云：「章思廉出神訣云：『得太極全體，見本來面目。先天一點真，後天却是屋。』」

〔一八〕延壽心賦注云：「一體遍多，猶朗月而影分千水；多身入一，若明鏡而光寫萬形。」

〔一九〕「通」，原作「道」，據李本改。

〔二〇〕蕭廷芝金丹大成集金丹問答云：「問超脱。答曰：『超者，出也，是出神也。脱者，脱换凡軀也，皆天門出。前聖有脱殼之驗，六祖七層寶塔出，鍾、吕三級紅樓出，海蟾公鶴冲天門出。詩曰：功成須是出神京，内院繁華勿累身。會取五仙超脱法，鍊成仙質離凡塵。』」按此詩西山群仙會真記鍊神合道原作：

「功成須是出神京，内境繁華勿累身。回望故園風物好，鬧華深處有孤村。」

〔二一〕修真太極混元指玄圖云：「鍾離道成以七層寶塔出，吕公道成以三級紅樓出，海蟾子道成以鶴沖天門出，軒轅道成以火龍出，施真人道成以花林出。餘有看月駕出，地踴五色雲。」

〔二二〕此詩出自還源篇。

〔二三〕洞淵集全真賦云：「鶴駕金書，朝赴九陽之殿；蟠桃玉液，位登萬聖之筵。」

〔二四〕擒玄賦云：「所以求出世之功，取四時而服，適意而鸞輿前引，登雲而龍駕浮迎。」

〔二五〕擒玄賦云：「紫府鰲宫，欲去而鼎中鶴舞；丹臺瓊苑，擬遊而足下雲生。」

化身五五圖（二）

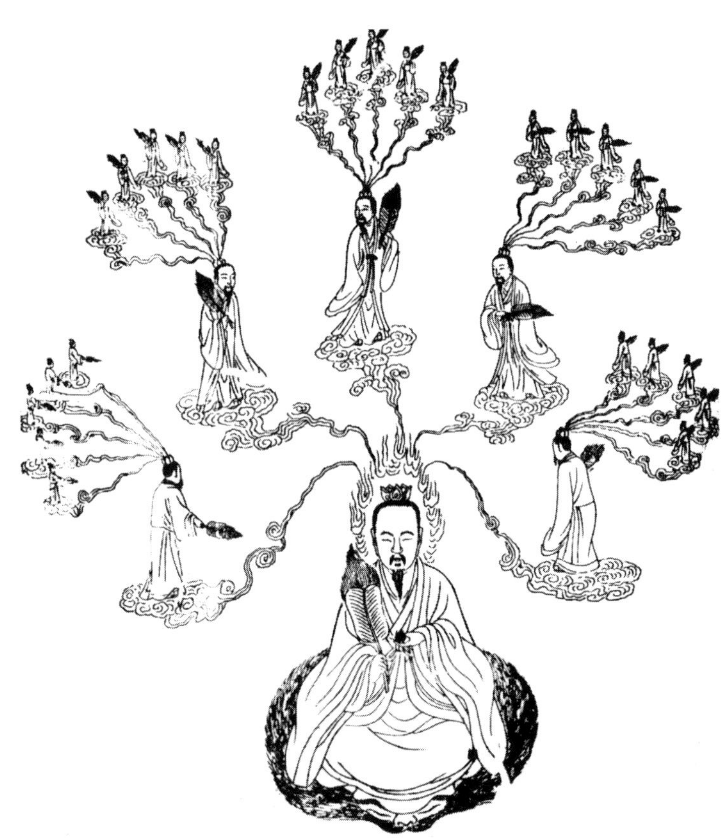

校　注

〔一〕原未有題，據原書目録補。

跨鳳淩霄圖（二）

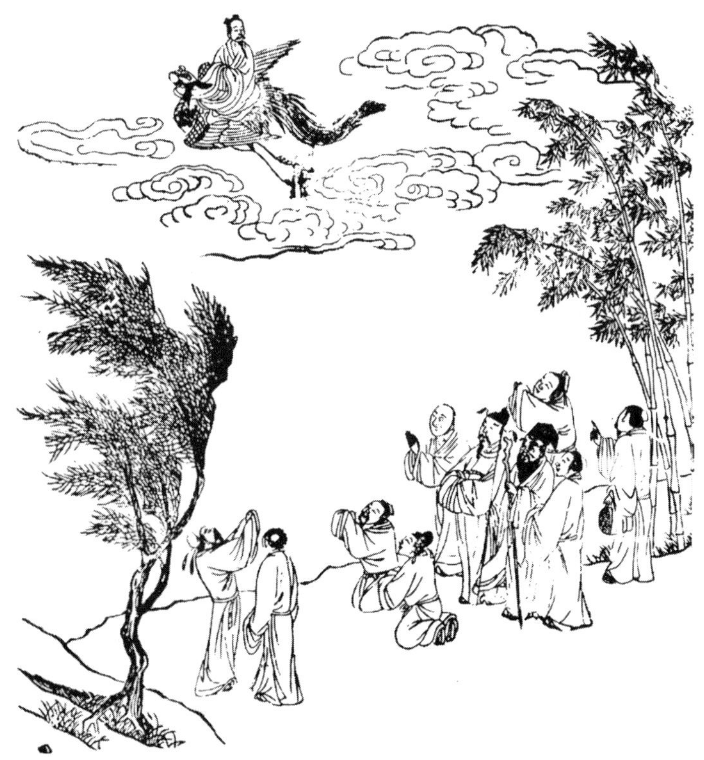

校注

〔一〕原未有題，據原書目録補。

陽神出現圖〔二〕

閃閃白毫端裏，湧出無相實相之金身；

毘盧頂上行，寂滅海中戲。奇哉此妙門，佛祖曾授記。

佛因半偈捨全身，高證巍巍萬德尊。了得涅槃正法眼，金剛不壞體長存。

心同虛空界，示等虛空法。証得虛空身，無是無非法。

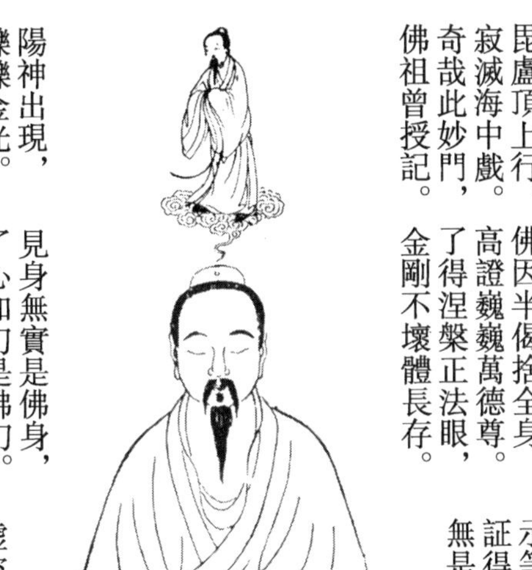

陽神出現，爍爍金光。乘彼白雲，逍遥帝鄉。

見身無實是佛身，了心如幻是佛幻。了得身心本性空，斯人與佛何殊別。〔二〕

虛空無内外，心法亦如此。若了虛空故，是達真如理。〔三〕

炎炎舍利光中，普現三千大千之世界。

校注

〔一〕原未有題，據原書目録補。

〔二〕此偈傳説爲拘留孫佛所作，見景德傳燈録卷一。

〔三〕「心同虛空界」「虛空無内外」兩偈，傳説爲第七祖婆須蜜所作，見景德傳燈録卷一。

性命雙脩萬神圭旨第九節口訣　本體虛空　超出三界

按梓橦化書云：「予之在朝也，以聞方外之言，辭榮而歸，道逢隱者指予以心印，授予以正訣，曰：『此西方大聖人歸寂法也。子能念而習之，可度生死，死而不亡，終成正覺。若中道而廢，則猶能擇地而處，亦可爲神仙。』」予於是歷觀漢唐諸仙，多在此處超脱而去者，豈非化書所謂「中道而廢」耶？〔一〕又覽龍牙頌云：「學道如鑽火，逢煙未可休。」予又歷觀宋元諸仙，多在此處尸解而去者，豈非龍牙所謂「逢煙而休」耶？雖則仙去，然缺却末後一段工夫，畢竟有些欠穩處。猶傅大士云：「饒經八萬劫，終是落空亡。」亦不知壽命有限，而不及脩耶？抑亦不知不得此法，而不能脩也？

命宗人只知煉精化炁、煉炁化神、煉神還虛而止，竟遺了煉虛合道一段。是以無上師曰：「養得金丹圓似月，未免有圓還有缺。何如煉箇太陽紅，三界十方俱洞徹。」盖聖脩詣極，自是少此一段不得。緣丹經子書，皆不曾言及末後一着，唯李清庵曾説到這裏。如門人問：「脱胎後還有造化麽？」清庵曰：「有造化在。聖人云：『身外有身，未爲奇特。虚空粉碎，方露全真。』所以脱胎之後，正要脚踏實地，直待與虚空同體，方爲了當。」又云：「更有煉虚一着，當於言外求之。」其見趣可謂度越諸仙矣，但不肯説箇實際出來。云何煉虚？作何歸着？竟自朦朦朧朧，虚應過去。亦不知是不會祖師意而不能説耶？抑亦不知是怕泄漏天機而不敢説也？故水丘子嘆曰：「打破虚空消億劫，既登彼岸捨舟楫。閲盡丹經萬萬篇，末後一句無人説。」〔二〕盖此秘藏心印，皆佛佛授手、祖祖相承，迄至六祖，衣鉢止而不傳，諸佛秘藏，於兹塞矣。自此而下，鮮有知者，故曰「七祖如今未有人」。直到吾師尹公者出，以其夙植靈根，更得教外别傳之旨。忽一旦禪關參透，豁然貫通，而千佛秘藏，又復開於今日矣。故悟道偈曰：「把箇疑團打破時，千佛心華今在兹。百尺竿頭重進步，虚空真宰天人師。」〔三〕我今又承師指而得此法，如獲無價寶珠，即劍南和尚云：「自從識得此明珠，釋梵、輪王俱不要。」

然佛之地步甚高，而必至於虚空本體。本體虚空，方成無上正等正覺，而入涅槃。故邵康節曰：「聖人與太虚同體，與天地同用。」今人求其義而不得，乃億之曰：「體太虚之體以爲體，用天地之用以爲用。」此言大似隔窻窺日，不過見其光影而已。若言體太虚之體以爲體，便是有箇太虚在，而着於體矣，何以能太虚？若言用天地之用以爲用，便是有箇天地在，而着於用矣，何以能天地？然而太虚其知有體乎？其不知有體乎？天地其知有用乎？其不知有用乎？太虚不知有體，而天地之用在於太虚之體；天地不知有用，而太虚之體在於天地之用。體其所體者，體其所用也；用其所用者，用其所體也〔四〕。乃至於粉碎虚空，方爲了當。

何以故？蓋本體本虚空也，若着虚空相，便非本體。虚空本粉碎也，若有粉碎心，便不虚空。故不知有虚空，然後方可以言太虚天地之本體；不知有粉碎，然後方可以言太虚天地之虚空〔五〕。究竟到此，已曾窺破虚空之本體，但未得安本體於虚空中。即華嚴經云：「法性如虚空，諸佛於中住。」到這裏自知道虚空是本體，本體是虚空。必須再加功而上上勝進，進進不已，直到水窮山盡，轉身百尺竿頭。至必至於不生不滅之根源，終必終於不生不滅之覺岸，於中方是極則處。此處無他，不過是返我於虚，復我於無而已〔六〕。返復者，回機也。故曰：「一念回機，便同本得。」究竟人之本初，原自虚無中來，虚化之爲神，神化之爲氣，氣化之爲形，順則生人也；今則形復返之爲氣，氣復返之爲神，神復返之爲虚，逆則成仙也〔七〕。

古德云：「何物高於天？生天者是。何物大於虚空？運虚空者是。〔八〕」蓋大道乃虚空之父母，虛空乃天地之父母，天地乃人物之父母〔九〕。天地廣大，故能生萬物；虛空無際，故能生天地；空中不空，故能生虛空。而曰生天地、生萬物，是皆空中不空者之有以主之也〔一〇〕。以其空中不空，故能深入萬物之性，以主張萬物而方便之。汝毋謂空中不空，能深入萬物之性，以主張萬物而方便之也；抑亦能深入天地之性，以主張天地而方便之也。汝毋謂空中不空，能深入天地之性，以主張天地而方便之也；抑亦能深入虛空之性，以主張虛空而方便之也〔一一〕。

夫空中不空者，真空也；真空者，大道也。今之煉神還虛者，尤落在第二義，未到老氏無上至真之道也；煉虛合道者，此聖諦第一義，即是釋氏最上一乘之法也。華嚴經云：「雖盡未來際，遍遊諸佛刹。不求此妙法，終不成菩提。」此法只是復鍊陽神，以歸還我毘盧性海耳。所以將前面分形散影之神攝歸本體，又將本體之神銷歸天谷，又將天谷之神退藏於祖竅之中。如龍養頷下之珠，若鶴抱巢中之卵。謹謹護持，毋容再出。併前所脩所證者，一齊貶向無生國裏，依滅盡定而寂滅之。似釋迦掩室於摩竭，如淨名杜口於毘耶。此其所以自然造化，而復性命之、而復虛空之之不可以已也，而復性命，而復虛空〔一二〕。至此，已五變化矣，變不盡變，化不盡化，非通靈變化之至神也。

故神百煉而愈靈，金百鍊而愈精。鍊之而復鍊之，則一爐火燄，煉虛空化作微塵；萬頃冰壺，照世界大如黍米〔一三〕。少焉，神光滿穴，暘燄騰空，自内竅達於外竅。外大竅九，而九竅之中，竅竅皆有神光也；小竅八萬四千，而八萬四千竅之中，竅竅皆有神光也。徹内徹外，透頂透底，在在皆有神光也。如百千燈照耀一室，燈燈互炤，光光相涉，而人也物也，莫不照耀於神光之中矣。是則是已，尤非其至也。然不能塞乎天地之間，則未滿東魯聖人乾元統天之分量也〔一四〕。

又歛神晀光，銷歸祖竅之中，一切不染，依滅盡定而寂滅之。寂滅既久，則神光如雲發電，從中竅而貫於上竅，大竅小竅，竅竅皆有神光也。光明洞耀，照徹十方，上徹天界，下徹地界，中徹人界，三界之内，處處神光。若秦鏡之互照，猶帝珠之相含，重重交光，歷歷齊現。而神也鬼也，莫不照耀於神光之中矣。妙則妙已，尤非其至也。然不能遍入塵沙法界，則未滿西竺聖人毘盧遮那之分量也。

再又歛神晀光，銷歸祖竅之中，一切不染，依滅盡定而寂滅之。寂滅既久，而六龍之變化全，則神光化爲舍利光矣〔一五〕。如赫赫日輪，從祖竅之内一湧而出，化爲萬萬道毫光，直貫於九天之上。若百千杲日，放大光明，普照於三千大千世界。而聖也賢也，及森羅萬像，莫不齊現於舍利光之中矣。故大覺禪師云：「一顆舍利光燁燁，照盡億萬無窮劫。大千世界揔皈依，三十三天咸統攝。〔一六〕」而舍利光既遍滿於三千大千界内，尤未盡其分量。

又自三千大千界中，復放無量寶光，直充塞於極樂世界。既而又升於袈裟幢界，又升於音聲輪界，復直沖於勝蓮華世界，得與賢勝如來相會也。

自從無始分離，今日方纔會面。彼此舍利交光，脗合一體，如如自然，廣無邊際。所以經頌云：「諸佛似一大圓鏡，我身猶若摩尼珠。諸佛法身入我體，我身常入諸佛軀。」〔一七〕五祖弘忍云：「一佛二佛千萬佛，摠是自心無别物。昔年親種善根來，今日依然得渠力。」荷澤禪師云：「本來面目是真如，舍利光中認得渠〔一八〕。萬劫迷頭今始悟，方知自性自文殊。」

自性清静，便是無垢佛；自性如如，便是自在佛；自性不昧，便是光明佛；自性堅固，便是不壞佛。各各諸佛，自身俱有。説亦不盡，惟一性爾。〔一九〕性即是心，心即是佛。新佛舊成，曾無二體。以報身就法身，如出模之像，像本舊成，一體無異。新成舊佛，亦無二形。以法身就報身，如金成像，昔未成像金，故今成像竟。諸佛如已成像之金仙，衆生如未成像之金鑛。成與未成，似分前後，則金體始終更無差别〔二〇〕。故圓覺經曰：「既已成金，不重爲鑛。經無窮時，金性不壞。」原此金性，人人本有，箇箇不無。至於十方衆生，皆我金剛佛性。而天地萬物，咸囿我如來之法身矣。到此地位，方知天地與我同根，萬物與我一體。遍法界是箇如來藏，盡大地是箇法王身。實際無差，與三世佛而一時成道；真空平等，共十類生而同日涅槃〔二〕。法身其大也，虛空且難籠其體；真心其妙也，神鬼亦莫測其機。窮未來際爲一晝夜，盡微塵海爲一刹那。前乎古而後乎今，無不是這箇總持；上乎天而下乎地，無不是這箇充塞。二祖慧可曰：「囫囫圇圇成這箇，世世生生不變遷。」太上所以云：「天地有壞，這箇不壞。〔三〕」

這箇纔是真我，這箇纔是真如；這箇纔是真性命，這箇纔是真本體；這箇纔是真虛空，這箇纔是真實相；這箇纔是菩提道場，這箇纔是涅槃實地；這箇纔是不垢不浄，這箇纔是非色非空；這箇纔是自覺聖智，這箇纔是無上法輪；這箇纔是本性虛無、虛無實體，這箇纔是常住真心、隨心自在；這箇纔是佛之妙用、快樂無量，這箇纔是煩惱業浄、本來空寂；這箇纔是一切因果、皆如夢幻，這箇纔是生滅滅已、寂滅爲樂；這箇纔是金剛不變不壞之真體，這箇纔是無始不生不滅之元神；這箇纔是不可量、不可稱、不可思議無邊功德，這箇纔是清浄法身、圓滿報身、千百億化身毘盧遮那佛。

偈曰：「天上天下無如佛，十方世界亦無比。世界所有我盡見，一切無有如佛者。」

校注

〔一〕參考三教正宗統論立本入門極則之序。其云：「林子曰：『以若有法而不與釋迦授記者，何也？若釋迦者，豈曰忍辱仙人已哉？蓋亦曾爲帝釋矣，亦曾爲善慧仙人矣。不謂之以道教爲入門邪？故始而有法者，道教之所以入門，而不與釋迦授記者，此也。終於無法者，釋教之所以極則，而與釋迦授記者，此也。又按梓橦化書云：「予之在朝也，以聞方外之言，辭榮而歸，道逢隱者指予以心印，授予以正訣，曰：『此西方大聖人歸寂法也。子能念而習之，可度生死，死而不亡，終成正覺。若能中道而廢，則猶能擇地而處，亦可爲神仙。』」夫未成正覺，先證仙果，而余所謂入門極則之言不誣矣。』」

〔二〕參考盧文輝性靈詩釋迦牟尼氏讚其七。其云：「不住空兮不住色，既登彼岸舍舟楫。拈花座上衆默然，破顔微笑惟迦葉。」水丘子之事見歷世真仙體道通鑑。其載：「水丘子曰：『人四大假合，雜乎芒忽之間，變而有氣，氣變而有形，形以心爲君。心者，神之所舍也。神從志，無志則從意。志致一之謂精，惟天下至精，能合天下之志神。精與神一而不離，則變化在我矣。此長生久視之道也。故不可以心湊泊焉，但情不附物，物自不能礙爾。』」

〔三〕參考盧文輝性靈詩林子午尼氏讚其七。其云：「經傳中一闡三尼，千古斯文今在兹。百尺竿頭更進步，虚空真宰天人師。」

〔四〕參考林子全集太虚天地聖人體用太虚天地。其云：「邵康節曰：『聖人與太虚同體，與天地同用。』何謂也？豈其體太虚之體以爲體，用天地之用以爲用耶？林子曰：『若言體太虚之體以爲體，便是有箇太虚在，而着於體矣，何以能太虚？若言用天地之用以爲用，便是有箇天地在，而着於用矣，何以能天地？然而太虚其知有體乎？其不知有體乎？天地其知有用乎？其不知有用乎？太虚不知有體，而天地之用在於太虚之體；天地不知有用，而太虚之體在於天地之用。體其所體者，體其所用也；用其所用者，用其所體也。』」

〔五〕參考林子全集太虛天地虛空粉碎。其云：「或問百尺竿頭，更進一步。林子曰：『本體其虛空乎？』又問本體虛空。林子曰：『虛空且粉碎矣，豈復有虛空耶……要而言之，本體，本虛空也。若着虛空相，便非本體，虛空本粉碎也。若有粉碎心，便不虛空。故不知有虛空，然後方可以言太虛天地之本體；不知有粉碎，然後方可以言太虛天地之虛空。』」

〔六〕參考三教正宗統論續稿。其云：「縱如吾子所謂白日飛升，區區亦不爲也。吾惟返我於虛，復我於無而已。」

〔七〕參考三教正宗統論金剛經概論。其云：「林子曰：『若卵生，若胎生，若濕生，若化生，若有色，若無色，若有想，若無想，若非有想非無想，則皆有佛性也。皆有佛性，則皆能作佛也。故曰一念回機，便同本得。』然而何以謂之回機？林子曰：『虛化之爲神，神化之爲氣，氣化之爲形；形復返之爲氣，氣復返之爲神，神復返之爲虛者，回機也。』」

〔八〕參考三教正宗統論寓言。其云：「故曰何物高於天？生天者是。何物厚於地？育地者是。何物寬於虛空？運虛空者是。此壺公之義也。」按「何物」諸句，出自圓悟佛果禪師語録。其云：「師乃云：何物高於天？生天者是。何物厚於地？育地者是。何物寬於虛空？包虛空者是。何物超越佛祖，植佛祖者是。」

〔九〕參考三教正宗統論中一緒言。其云：「性如子曰：『天地者，人之父母也；虛空者，天地之父母也；而道者，又虛空之父母也。』」

〔一〇〕參考三教正宗統論金剛經概論。其云：「林子曰：『我，真我也。真我，如如也。有真我而後有虛空，有虚空而後有天地，有天地而後有萬物。萬物之生成，原於天地之造化；天地之造化，原於太虛之虚空；太虛之虚空，原於真我之如如。真我之如如，空而不空也。而不空也者，乃所以主乎其空焉者也。故如來者，雖曰從空中來，而其實則自不空中來也。不空者，真我也。然而空也非真我與？故空也者我也。由是而天地，由是而萬物，而莫非我也，但不可謂之真我。真我無我，真空不空。夫惟其不空也，故能生虚空；虚空無際，故能生天地；天地廣大，故能生萬物。夫虚空之無際，而曰能生天地；天地之廣大，而曰能生萬物，是皆真空不空者之有以主之也。」

〔一一〕參考三教正宗統論金剛經概論。其云：「林子曰：『如來也者，無爲也，無不爲也。惟其無爲無不爲也，故能深入萬物之性，以主張萬物而方便之。汝毋謂如來能深入萬物之性，以主張萬物而方便之也，抑亦能深入天地之性，以主張天地而方便之也；汝毋謂如來能深入天地之性，以主張天地而方便之也，抑亦能深入虚空之性，以主張虚空而方便之也。』」

〔一二〕參考三教正宗統論金剛經概論。其云：「林子曰：『自造性命而虚空之，是以我之真法，而得我之真體也。若或不知真法，而曰能知得我之真體者，未也。真體者，真常性也。真常之性，無生無死。而六祖曰即物物皆有自性，容受生死，豈非真常性有不遍之處邪？此其所以自爲造化，而復性命之、而復虚空之之不可以已也。而復性命，而復虚空，不謂之自爲造化，我之真常性邪？而此真常性也，豈曰容受生死？豈曰有不遍之處？到此地位，方可名之爲如來。』」

〔一三〕白玉蟾謝仙師寄書詞云：「一鑪火焰，鍊虚空化作微塵；萬頃冰壺，照世界大如黍米。神歸四大，即龜蛇交合之時；氣入四肢，是烏兔鬱羅之處。」

〔一四〕參考林子全集道統中一經。其云：「三一教主言：『心，七竅也，七竅相通，竅竅光明，自能透滿於一身之内。身大竅九，小竅八萬四千也，竅竅俱開，竅竅光明，自能透滿於天地之内，至於天地之竅，無數無盡，不可得而紀也。無數無盡，竅竅光明，自能透出於天地之外，而與太虛同體矣。』」又參考三教正宗統論中一緒言。其云：「性如子曰：『靈光從内竅而達于外竅，外大竅九，而九竅之中，竅竅靈光也。外小竅八萬四千，而八萬四千竅之中，竅竅靈光也。然豈特吾身之竅竅靈光焉已邪？上而達于九天，而九天之上，竅竅靈光也。下而達于九地，而九地之下，竅竅靈光也。外而達于太虛，而太虛無竅之竅，竅竅靈光也。夫靈光之分量其大如此，而推原其本，惟從吾身之内竅始。内竅者，真竅也，真竅無竅，無竅是竅，竅從太虛，太虛爲竅。』」又云：「性如子曰：『靈光之發也，初從臍上，次從眉間，又次從頂門，從腦後，從足心，又其次從耳目鼻口，及諸出汗之孔，莫非靈光。故能上徹天界，中徹人界，下徹地界，而神也，人也，鬼也，莫不照耀於靈光之中矣。』」又參考夏語續。其云：「文輝生問竅竅光明之旨。林子曰：『心七竅也，七竅相通，竅竅光明，自能透滿於一身之内。身大竅九，小竅八萬四千也，竅竅俱開，竅竅光明，自能透滿於天地之内。至於天地之竅，無數無盡，不可得而紀也。無數無盡，竅竅光明，自能透出於天地之外，而與太虛同體矣。始而虛其心也，既而虛其身，又既而虛天地。虛而無虛，無虛而虛，虛也不知，無虛也不知。此三氏極則之教，所以能卓越千古，而曰道統中一之傳。有不在於斯者，余不能知之矣，余不能知之矣。』」

〔一五〕參考林子全集九序。其云：「其八曰超出天地，以身太虛。夫太虛則至空洞矣，而曰身太虛者，豈不以太虛之空洞而以爲我之身乎？蓋我之虛，太虛之虛也。故我能先虛我之虛，而後能虛太虛之虛以爲我之虛也；既虛太虛之虛以爲我之虛，則能以我之虛混合於太虛之虛，而與太虛之虛爲同體矣。如此，則太虛空洞之中自然有所凝結，而與我之丹相爲配合，然後方可名之曰舍利光也。」

〔一六〕參考盧文輝性靈詩釋迦牟尼氏讚其六。其云：「一顆明珠光燁燁，照盡億萬無窮劫。大乘金剛般若經，諸天諸地咸統攝。」

〔一七〕道川金剛經注云：「頌曰：一佛二佛千萬佛，各各眼横兼鼻直。昔年親種善根來，今日依前得渠力。」

〔一八〕參考盧文輝性靈詩釋迦牟尼氏讚其三。其云：「本來面目是真如，舍利光中認得渠。大地山河藏一竅，一竅猶能納太虛。」

〔一九〕何道全摩訶般若波羅蜜多心經注云：「且三世諸佛，不修不得成。人身中亦有如此諸佛，變化不一。因習氣所昧，境物所障，自家迷了，却不認得。若於心無心，便是過去佛；寂然不動，便是未來佛；應物不昧隨機，又便是現在佛；清淨無染，便是離垢佛；出入無礙，便是神通佛；到處優游，便是自在佛；一心不昧，便是光明佛；道念堅固，便是不壞佛。各各諸佛，自身俱有，説亦不能盡，變化多般，惟一真耳。」

〔二〇〕延壽心賦注云：「新佛舊成，曾無二體。以報身就法身，如出模之像，像本舊成，故無二體。新成舊佛，法報似分。以法身就報身，如金成像，金像似分，以有未成像金故。今成像竟，似分於二；諸佛如已成像之金，衆生如未成像之金。成與未成，似分前後，則金體始終，更無別異。」

〔二一〕此句出自延壽心賦注。

〔二二〕李道純道德會元云：「忽然摸着鼻孔，通身汗下，方知道這箇元是自家有的，自歷劫以來，不曾變易。所謂道也者，不可須臾離也。又道行住坐卧，不離這箇。況覆載之間，頭頭物物都是這箇，亘古亘今只是這箇，生天生地只是這箇，至於日用平常，動静作息，只是這箇。一切有形皆有敗壞，惟有這箇常在。天地虚空亦有敗壞，只有這箇不壞。」又雪關禪師語録云：「古者道：劫火洞然，世界俱壞，惟有這箇不壞。」又參考三教正宗統論常道篇。其云：「釋氏曰：『天地有壞，這箇不壞。』何謂也？夫既無天地矣，則此這箇也，畢竟安在何處？林子曰：『未有天地，先有這箇。而天地非此這箇，則又安所成其覆載之能乎？汝以爲此這箇果何物也？釋氏所謂識此這箇〇麽？這箇也者，這〇也，太虚也。太虚無朕，而天地乃此這〇中之一物爾。』」

超出三界圖（一）

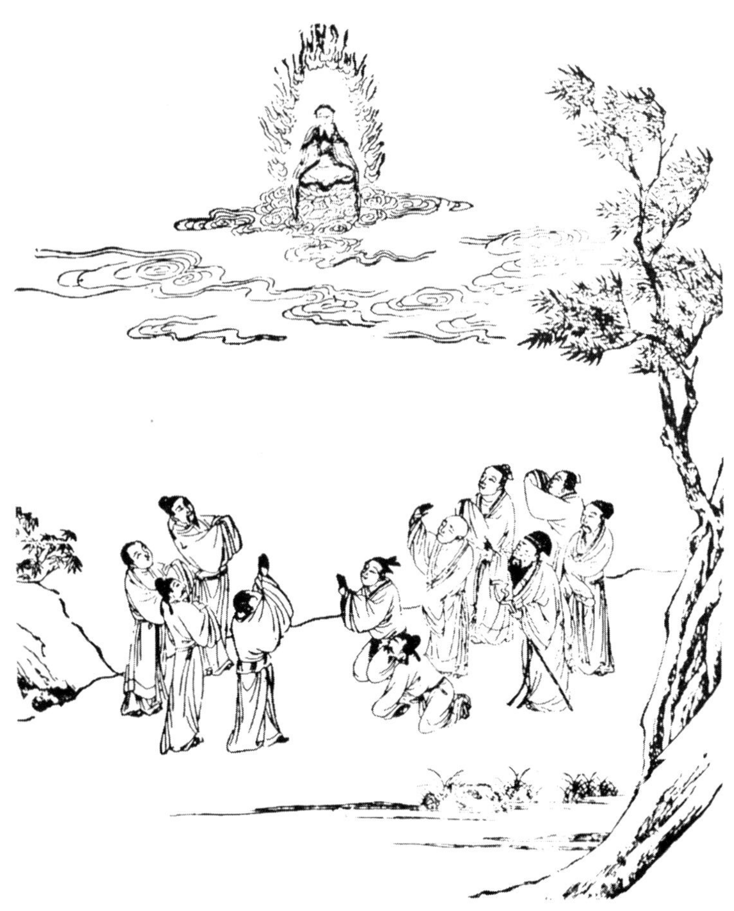

校注

〔一〕原未有題，據原書目録補。

毘盧證果圖（二）

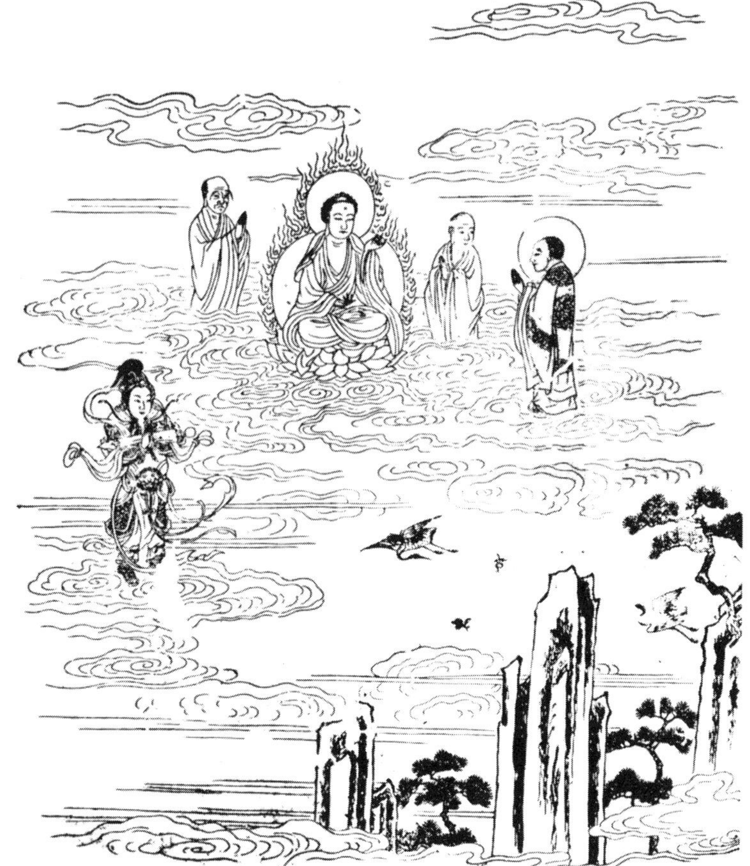

校注

〔一〕原未有題，據原書目録補。

附録一　序跋

跋性命雙脩萬神圭旨後〔一〕

之鶴無似，在垂髫時，竊慕道真，乃於外祖唐太史新庵先生故篋中，得性命圭旨一集，說者以爲本之浙東世家所藏。余珍之二十餘年，雖未能頓契玄筌，而人天境界稍稍領悟。今乙卯出示豐干居士，大慊賞心，因請公諸同志。余惟鶴筭龜齡，脩真猶仰，熊經鴟顧，引年且珍。矧茲迸出色身，直超法界，苦海都盡，極樂安身，百千萬衆，有不皈依者哉？昧斯道者，或從而非二之。語所謂志秋毫者，不瞻泰山；求涓滴者，不資滄海。非道遠人，人自遠爾。用是書之於竟。

皇明萬曆四十三年仲夏望日，古歙吴之鶴謹跋於葆真堂。

校注

〔一〕據程本録入。

題尹真人性命圭旨全書〔一〕

是書出尹真人高弟手筆，蓋述其師之意而全演之。中間所載諸圖説，及脩行節次功夫，可謂詳且盡矣。玄家書汗牛充棟，而直指徼〔二〕妙，無踰此編。棲真者儻能藉此而入道，不亦希有事哉！

友人佘常吉〔三〕爲明德宗孫，而於玄教不無少抑，謂其所重者我身，即長生久視，終不離壽者相也。其見確已，乃獨於是書而引之諄諄然，指人一超直入，以紹人天師種，豈其無故而漫云然？夫有所受之也，則由長生而達生生，以生生而證無生，奚不可者？殊途同歸，百慮一致，道豈有二乎哉？我高皇論三教云：「天下無二道，聖人無兩心。」大哉皇言，斯其至矣！凡爲我皇之民者，一意憲章，莫敢倍上可也。

嗟嗟世人，流浪生死，輒置性命於罔聞，得此爲之一警覺焉，其有造於身心者不小矣。書既流通，真人師弟定必加持贊歎。

仁文主人鄒元標〔四〕書。

校注

〔一〕據程本録入。

〔二〕「徼」，程本原作「竅」，據李本改。

〔三〕「佘常吉」，程本原作「吴思鳴」，據吴本改。

〔四〕鄒元標（一五五一—一六二四），字爾瞻，别號南皋，今江西吉水縣人。萬曆五年（一五七七）進士，觀政刑部，觸怒張居正，謫戍都勻衛。萬曆十年（一五八二），被召回朝廷任吏部給事中，上疏改革吏治，醫治民瘼，觸犯了皇帝，再次遭到貶謫。萬曆十八年（一五九〇）至萬曆四十八年（一六二〇），三十年講學，未涉仕途。約萬曆三十九年（一六一一），偶與三一門人真懶會於棲賢寺之應真閣，傾心論學，盤桓數月。邀同歸吉水，住仁文書院，又住龍華寺，逐日論道徵學。真懶謂元標「極喜先師之教並先師書及却病法，以爲有體有用之學，在世出世之津梁也」。真懶留一載，欲刻林子全集未果。天啓元年（一六二一），重返朝廷，四年（一六二四）卒於家中，享年七十四歲。贈太子太保、吏部尚書，謚忠介。著述頗豐，有願學集八卷、太平山居疏稿四卷、日新篇二卷、仁文會語四卷、禮記正議六卷、四書講義二卷、工書選要十一卷、鄒南皋語義合編四卷等。

性命圭旨小引〔一〕

不佞側身儒流，服膺聖教，淵源發派于洙泗，議論歸本于杏壇，舍儒而外，何暇寘吾力哉？自釋道興，而教遂峙而三，始喙喙争鳴于天下。釋家以幻化爲宗，兹不具論。道家則操一脩鍊之説鳴于世，其道若先天地生，後天地死，其卒至于不生不死，而莫要其終，莫知其始。莽乎大哉！小知不及大知，小年不及大年，奚以知其然也？乃脩鍊者云何？脩此心、鍊此性也。吾儒有云「存其心，養其性」，而釋氏又曰「明心見性」，旨趣雖殊，其要歸于心性則一。儒也、釋也、道也，一而二，二而三，三而一也。昔軒轅氏之言曰：「毋勞爾形，毋摇爾精，可以長生。」旨哉斯言，其萬古玄教之宗主乎！歷選而下，繼而爲老莊關尹，又繼而爲子房淮南，如子晉之驂鸞，若琴高之控鯉，載在列僊諸傳，班班可攷，代不乏人，豈皆臆説？此性命圭旨所由作也。

圭旨一書，傳爲尹真人高弟手筆，向藏新菴唐太史家，爲其甥吴思鳴氏得之，業付諸梓，以公同志。道家恒重命而略性，以故卑卑，吾儒所不道。此則不岐性，不倚命，合性命而雙脩之，命于此立，即性于此脩矣。易不云乎「乾道變化，各正性命」，其即性命雙脩之旨乎？予間嘗披而閲之，見其間節次詳明，圖繪精確，令人一按啚而知所賞心，更檢書而得所要領，飄飄乎直淩風而御之，誠棲玄之秘典乎！予生平弗獲抽太乙之藏，入真人之室，叩彼長生之訣，而于是書殆深相契合，而不容什諸手也。然究竟法界常存，色身何在？聖人特借法界，以脩攝色身，非真留色身，以常住法界。老氏有言「外其身而身存」，蒙莊氏有言「善吾生乃所以善吾死」「適來時也，適去順也」「安時而處順，哀樂不能入也」「知其解者，直旦暮遇之」，方將謂「莫壽于殤子而彭祖爲夭」，而又惡悦生惡惡死哉？儒也、釋也、道也，一而二，二而三，三而一也。其果有分乎哉？其果無分乎哉？

若然，覺茲刻爲贅，而予言又爲茲刻贅。乃此語聞之思鳴氏，遂謂茲刻真贅也，竟以全板歸諸不佞，不佞其何辭？倘人人而會悟斯旨，蘧然覺，劃然解，識聖人所以立言脩攝之意，此際且不知有生死，又何計于免生死？是書即付之存不論、論不議，亦所忻慕也，予又何必斤斤然尚爲茲刻計哉？

時天啓壬戌臘月念四日，滌玄閣主人程于廷惟貞甫序。

校　注

〔一〕據程本録入。

序〔一〕

性命圭旨不著譔人，相傳爲尹真人高弟之筆也，向來行本絶少。殷君惟一藏弆有年，曹子若濟見而悦之，攜示周子輿閑，欣然共賞，重授剞劂，則錢子羽振董其成焉。書竣而問序於予，予于斯道，蓋向往而未能至，何敢贊一辭？雖然，竊有述焉。

自三教鼎立，異説聱牙，隱若敵國，日相撞也。是書獨揭大道，而儒釋妙義，發揮旁通，要之以中，合之以一，而盡性至命之理，殊途同歸。微獨柱下五千，隱括靡遺，并六十四卦、四十二章，無不纍若貫珠矣。就道家論之，則有九十六種外道，三千六百旁門。好貨之徒，喜談爐火；漁色之子，豔語彼家，固猥鄙無足數已。即熊經鳥申，龍吟虎嘯，總屬形容，無關本體。近一方士教人伏氣捻訣，頃刻開關，忽笑忽啼，四肢摇戰，見者駴其風狂，而彼方詡爲神術，良可哀矣。

是書一掃繁蕪，務撮標本，致虚守静，翕聚先天，其于撥邪反正，誠中流一壺也。至其精要，尤在真意一説。蓋人身真意，是爲真土。動極而静，此意屬陰，是爲己土；静極而動，此意屬陽，是爲戊土。煉己土者，得離日之汞；煉戊土者，得坎月之鉛。鉛汞既歸，金丹自結。戊己者，重土之象也，斯其有取於圭旨乎？作者深思，直與黄庭相表裏。周子修而廣之，鼓聾發昧，功亦巨矣。殷、曹二子俱善養生主者，而予顧爲微豐干饒舌，其亦莊生所云「言者不知」也夫！

康熙己酉孟夏，吴門尤侗譔。

校　注

〔一〕據李本録入。

性命圭旨序〔一〕

余方蚤歲慕道，夫海内有性命圭旨稔聞，竊未見其書也如何。迨茲庚戌季春，獲輿閑、若濟二兄見示圖册，頌讀之暇，廼儀尹真人之高弟手筆。不然者，從何以識其書之所自哉？故嘗論道，每以中和、金丹二集，物色真仙，謂其玄宗書汗牛充棟，孳乳浸多，獨未見圖論，兼該工夫次第，精義超格，昺若日星，蔑有如是書雋永，直儗夫龍虎、參同、悟真諸經，同途合轍。嗟嗟！琅函秘帙，學者就是着鞭，何慮非一超直入，業紹人天師種，繇色身而證法身，從生生而達無生，則理之相契固如是與？疇克曰小補之哉？雖然，知而修之謂之聖人，知而不修是謂愚夫，此輿閑、若濟二兄之用心。若此而昕斯夕斯，融通妙諦，亟商取以鏤刊之。僅將盡大地人頂踵下針，掃除傍門陋習，徹退三舍矣。屬余序，聊述數言，應之以此。

康熙上章閹茂窉月穀旦，紫中李樸書於守中堂。

校注

〔一〕據李本録入。

紫中道人答問〔一〕

客問：「坐禪一事如何？」

予答曰：「嚥津納氣是人行，有藥方能造化生。鼎内若無真種子，猶將熱火煮空鐺。釋氏云此是守屍鬼、磨磚作鏡的工夫，其言相是而不相非。粤自晉之伯陽、宋之紫陽，絶唱斯道，厥後纘其緒者，即海瓊、紫瓊、黄房、緣督、上陽，諸真叠繼，則金丹之草、一絲之脉，至今不斷，代不乏人，以接紹三教一源之道統。若言守静兀坐，廼最下小乘之法，外道惑人之邪徑耳。」

客復問：「然則畢竟如何？」

予曰：「子肯大施法財，告天盟願，即當爲汝言。」

客跽而請曰：「弟子歷劫難遇，今生遭逢，願師慈悲，恩莫大焉！」

予曰：「子來，吾語汝。子今心誓旦旦，予將妄言之，子勿妄聽之；予以實言之，子勿妄信之，當告汝言。

夫精、氣、神三寶，則撑持宇宙，總括陰陽。天地得之而函蓋乾坤，人心得之則修仙作佛。惟有内有外，知之者可以兼而脩之，不知者獨脩一物。獨脩者，乃頑冥之漢也；兼脩者，能證仙佛之果也。緣其亂統，則説到此地，未有不望洋而退舍者矣。子果無疑，當以告子。

凡言内外兼脩者，其精在杳冥恍惚之中。此精姓金，唤九三郎，諱元晶，號曰金華商夫君。居玉池之西，出入跨虎，乳名嬰兒，晚則唤爲金公。凡到鄰家，便稱主人，其情嗜交梨。此乃先天地之精，却爲人之至寶。其炁乃虚無中來，此炁姓白，唤太乙郎，名元炁，號曰宇宙主宰、素練郎君。寄居西川，出入騎白虎，乳名唤真種子，晚則呼白頭老子。到鄰家，便稱父母，好食烏龜而多情。此爲先天地之真炁，即是人之至寶。故上陽子曰：『既自虚無中來，却非天之所降，地之所出，又非我身所有，亦非精、亦非血，非草木、非金石，是皆非也。誰得而知之乎？』然以先天地之神而言，其神號無位真人，佛云紇利陀耶佛。若認得此神，却有妙用。此神專主殺人、專主生人。脩仙作佛者，必要此神主之方得。而内經故曰：『人身中殆有兩精者，一魂一魄是也。』夫隨精往來者，神即是也。白祖云：『唯人頭有九宫，中一宫名曰谷神。神常居其谷，日則接於物，夜則接於夢，神不能安其居也。南柯未斷，黄粱未熟，一生之榮辱富貴，百歲之憂悲悦樂，備嘗于一夢之間。使之遊而不返，去而不還，則幽冥之途隔、生死之路絶矣。由是觀之，人不能自生而神生之，人不能自死而神死之。若神長居其谷，人烏得而死乎？』紫陽曰：『煉神須煉不神神。』蓋謂此耳。

天隱〔二〕子曰：『雖久學定，身心無五時七候者，促齡穢質，色謝歸空。自云慧覺，復稱道成，實所失然，可謂謬矣。』若言坐禪一事，予所厭聞，故上品聖仙之貴，當於人類中脩之。如或未然，乞勿開口。」

未嘗醒語。

校注

〔一〕此篇附於李本圭旨亨集卷末，今據李本録入。按：紫中道人，即李樸。吴郡甫里志載：「李樸，字天木，一字紫中，號雪齋，郡人。幼與施亮生同受異人金丹火候性命宗旨，精熟紫清洞玄秘法。年四十，辟穀，晝夜不眠。與人語，隨機開示，使之了悟。善詩畫，亦工書法。順治乙未間掛瓢於元白堂。康熙庚戌仲秋凝坐，有青衣謂曰：『帝擢汝高明，從侍卿，嗣即羽化。』學者謚爲冲白先生。著有火候宗源、還丹宗旨、冷風吟諸集。」許蚪冲白先生傳謂李樸康熙九年庚戌（一六七〇）九月初二卒，其序性命圭旨在康熙九年四月，前後不過半年。

〔二〕「隱」，原作「穎」，此語出司馬承禎坐忘論，司馬承禎傳天隱子，或以其即爲天隱子。

附録二　其它參考資料

九序摘言〔一〕

或問：「身其身也，而身中之真去處者非竅與？」林子曰：「惟此一竅，乃老子所謂『玄牝之門』也。竅中亦復有竅，然吾身亦有天地，亦有太虛。吾身之太虛，則以天地爲竅；吾身之天地，則以吾身爲竅。而推原其本，豈有外於吾身竅中之竅邪？故以此竅而身之，即是一人之身焉爾已。擴之而身天地也，不以天地之大以爲吾之身乎？充塞兩間，參贊化育。又擴之而身太虛也，不以太虛之大以爲吾之身乎？包羅無際，斡旋天地。」龍江兆恩。〔二〕

其一曰艮背，以念止念以求心。易曰：「艮其背。」背字，從北從肉。北方水也，而心屬火，若能以南方之火，而養之於北方之水焉，易之所謂「洗心退藏於密」者是也。其曰「以念而止念」者，蓋以内念之正，而止外念之邪也。然聖人貴無念，而内念雖正，是亦念也。豈程子所謂「内外兩忘」邪？此蓋以妄離妄，以幻滅幻，而古先聖人所相傳受之心法也。故必先忘其外，而後能忘其内者，學之序也。

其二曰周天，效乾法坤以立極。心爲太極，而乾旋坤轉周乎其外者，所謂「四時行焉」，而吾身一小天地也。

其三曰通關，支竅光達以煉形。能知所以通關以煉形矣，而所謂「七竅相通，竅竅光明」，與夫「形神俱妙，與道合真」者，其不由此而入乎？

其四曰安土敦仁，以結陰丹。天之極上處，距地之極下處，相去八萬四千里，而天地之間，適當四萬二千里之中處也。若人身一小天地也，而心臍相去亦有八寸四分，而天地之間，適當四寸二分之中處也。其曰土者何也？東木、西金、南火、北水，而中央土也。苟能以吾心一點之仁而安於土中以敦養之，水火既濟，乃結陰丹。

其五曰採取天地，以收藥物。亥子之間，天地一陽來復，而吾身之天地亦然；巳午之間，天地一陰來姤，而吾身之天地亦然。故亥子之間，雖以採取吾身之陽，亦以採取天地之陽。夫既採取天地之陽矣，則天地之陽有不悉歸於我之身乎？巳午之間，雖以採取吾身之陰，亦以採取天地之陰。夫既採取天地之陰矣，則天地之陰有不悉歸於我之身乎？然天地遠矣，敢問所以採取之方？林子曰：「天地非遠也，而陰陽之氣常與吾身相爲流通；吾身非近也，而陰陽之氣常與天地相爲聯屬。」故天地雖甚廣大，然亦不過取之吾身而有餘矣。

其六曰凝神氣穴，以媾陽丹。兩腎之間，名爲氣穴，竅中之竅，玄之又玄。老子曰：「玄牝之門，是謂天地根。」若能以心臍之間之所凝結者，而下藏之氣穴焉，送歸土釜，以牢封固，蓋以俟夫真陽之丹自外而來也。然神即丹也，移丹於土釜，即凝神於氣穴也。

其七曰脱離生死，以身天地。夫天地則甚廣大矣，而曰身天地者，豈不以天地之廣大，而以爲我之身乎？蓋我之氣，天地之氣也。故我能先氣我之氣，然後能氣天地之氣以爲我之氣也；既能氣天地之氣以爲我之氣，則能以我之氣而融通於天地之氣，而與天地之氣爲同流矣。如此，則天地廣大之中，自然有所凝結，而與我之丹相爲配合，然後方可名之曰陽丹也。

其八曰超出天地，以身太虚。夫太虚則至空洞矣，而曰身太虚者，豈不以太虚之空洞而以爲我之身乎？蓋我之虚，太虚之虚也。故我能先虚我之虚，而後能虚太虚之虚以爲我之虚也；既虚太虚之虚以爲我之虚，則能以我之虚混合於太虚之虚，而與太虚之虚爲同體矣。如此，則太虚空洞之中自然有所凝結，而與我之丹相爲配合，然後方可名之曰舍利光也。

其九曰虚空粉碎，以證極則。此其至矣，不可以復加矣。何思何慮，無意無爲，豈其有則也？而必曰則者，何與？豈其有證也？而必曰證者，何與？極之一字，且不可得而言矣，而曰則曰證，特借其言以發明之爾。故以天地之廣大以爲身矣，而身其身者猶爲未也；以太虚之空洞以爲身矣，而身天地者非其至也。然必至於虚空而粉碎之，則是虚空又且忘之，而況於天地、況於身乎？至此地位而求之三氏，蓋亦鮮其人矣。

右九序摘言，以摘録諸拙集中要言，序而九之，蓋欲以便人之觀覽者。〔三〕

自書九序摘言卷後〔四〕

林子曰：「余以三教爲教矣，而諸生初來受業者，必先令其疏天矢言，而余亦時復申之，以致嚴焉。而二疏所陳，悉皆生人之戒行，天地之常經，此教之所以立本也。既立本矣，而後方可與之以入門。自一序「艮背止念」，以及六序「凝神媾陽」，此教之所以入門也。至於七序之「身天地」，八序之「身太虚」，似爲至矣，以其猶有工夫者在焉，而非其至也。然必到此地位，而後方可語之以極則。九序之「虚空粉碎」，此教之所以極則也。」人有言曰：「夫人之生於天地間也，藐乎其小，何以能身天地？而況太虚乎？」林子曰：「此特以其小體言之爾。孟子曰『先立乎其大』，故我既能了我之心，則必能以我之心脱離形骸，而爲天地之心也。夫我誠能以我之心脱離形骸，而爲天地之心矣，而其所謂天地之廣大也，不爲我之身邪？我既能了我天地之心，則必能以我天地之心超出天地，而爲太虚之心也。夫我誠能以我天地之心超出天地，而爲太虚之心矣，而其所謂太虚之空洞也，不爲我之身邪？百尺竿頭，更進一步，殆非人之所能致力於其間也，故曰『虚空粉碎』，而以極則終焉。」

子谷子龍江兆恩。

九序摘言跋〔五〕

此篇係夏心集録出，以當跋文。

盧子曰：「孔門傳授心法，以求仁也；林子九序心法，亦以求仁也。」李生樹南問九序求仁之旨，盧子曰：「始而艮背者，止念以求仁也；次而行庭者，立極以求仁也；又次而通關者，煉形以求仁也。至於安土，則以其艮背、行庭、通關之所得者，安於真土之中以敦養之，敦養此仁也。猶未也，復採取天地之氣以敦養之，而吾心一點之仁，内與外合矣。猶未也，復凝神氣穴之中以敦養之，而吾心一點之仁，陰與陽姤矣。由是進而上之，則形骸不能囿，而吾心之仁與天地同用，而身天地矣。又進而上之，則天地不能囿，而吾心之仁與太虚同體，而身太虚矣。又進而上之，則所謂『百尺竿頭，更進一步。虚空粉碎，方露全身』。不惟身太虚，而且忘太虚，其殆仁而未始仁，未始仁而復仁之。生生化化，無窮無盡，蓋有不可得而擬議，不可得而測識者矣。」

樹南生起而言曰：「九序心法，林夫子作之，盧夫子又發明之。樹南雖不敏，敢不蚤夜佩服，循序漸進，以求所謂仁，所謂未始仁，未始仁而復仁之，庶幾不負吾夫子之至教而後已也。」

校　注

〔一〕九序摘言，録自林子三教正宗統論。並參考林子全集九序，及日本内閣文庫藏林子九序摘言。這是林兆恩的代表作品之一，著於萬曆七年（一五七九）十二月，可從此書略見圭旨與三一教關係。

〔二〕此爲林子全集九序之前的小引。林子三教正宗統論、林子俱無。

〔三〕此小段爲林子三教正宗統論獨有。

〔四〕此文林子三教正宗統論放在卷首，題作書九序摘言卷端。林子全集九序無此。此依林子，移至卷後。

〔五〕此跋文爲林子三教正宗統論獨有。

鴻寶九叙〔一〕

其一曰艮背，退離歸坎以成和。腎子神坎，心午氣離。離爲坎適同嫡，水爲火妃。在第七頔，至陽穴内。

二曰周天，則乾法坤以立極。尼丸初九，真人九二，絳宫九三，天炁下降，是爲乾焉；尾吕初六，命門六二，至陽六三，地炁上升，是爲坤焉。

三曰通關，守中達氣以煉形。中府正位，黄鐘納音。句股九道，匡郭流行。中爲谷神，出玄爲陽，入牝爲陰，曰天地根。上映囟顱，光炁所烝。呼爲陰魄，吸爲陽魂。至誠者不息，不息乃長生。

四曰戊己安位，以結陰湏。水體爲己，厥動爲戊。上拯元海，下接精庫。里車鳴鼓，神人司路。軒轅眎針，蒲牢守户。

五曰凝神氣穴，以媾陽丹。兩腎之街，小心攸府。心臍凝結，歸諸裂釜。返精月䯌，歸神日母。赤若丹砂，白如湆乳。烹爲黄金，散爲春雨。姹女能歌，嬰兒善舞。

六曰和合嬰姹，以成冲翥。水爲火妃，乾爲震父。窈窕相憐，幼艾知慕。玄鳥和鳴，弓韣不御。三嬪于天，一鼂而痦。

七曰脱離生死，以游天地。

八曰超出清濁，以歸太虚。

九曰不二太虚，以還無極。

校　注

〔一〕此篇節自清初顧景星白茅堂集卷四十五家傳王先生傳一文（四庫全書存目叢書集部第二〇六册，齊魯書社，一九九七年）。此九叙爲明王化醇所作，萬曆初年王化醇傳與顧桂巖，雖然文字古樸，但却是源自九序心法。

沈茶庵〔一〕養生格言

夫養生者，必須飲食則定，禁口獨坐，存神定意，莫起一念。始坐之際，先行閉息之道〔二〕。閉息者，謂人之氣息，一息未際而一息續之。今則一息既生，而抑後息。後息受抑，而續之緩緩焉。久而心定，息亦息矣，故曰「但安神息任天然」。凡静定之中，覺心生一念，急收而忘之，故曰「神一出去便收回」。經〔三〕曰：「一念内守，調息綿綿，微微〔四〕輕出，似有如無，莫教間斷。自然心火下降，腎水上升，口内甘津自生，靈真附體。十二時中，常要清静。靈臺無物謂之清，一念不起謂之静。」一意不散，結成聖胎。丹經云：「昔日逢師傳口訣，只要凝神入氣穴。」氣穴在腎前臍後，謂下玄關。以神存於此竅，故心存則火燃，意散則火冷。又以眼觀鼻，鼻觀心，心對臍，以守氣穴，此神氣精漸漸凝結，久而氣足神化，性現而神靈也。

静時認定呼吸起止所在，即將呼吸之氣，由著至微，由有入無。一吸而至於玄關，至尾閭爲一吸。玄關在臍之後，腎之前。一呼而從尾閭穿夾脊，上至泥丸爲一呼。只覺得真氣隨呼吸往來於内，至數十息，神水滿口，送下玄關，調息此也。息至數十百，内外息俱停，即默存一意於中。覺此氣氤氳，團聚於内。想他自左自右，周回盤繞，如珠走，如水旋，略施照管。此時更不用功，腎氣自與心氣相合。以氣煉液，以水煉氣，氣意不可起，亦不可散，仍如頑空〔五〕一般，規中此也。

每日不拘子午，間向蒲團，垂簾塞兑，嗒然安坐，混混沌沌，萬慮俱空。只默住山根，看鼻端白炁，漸漸旋繞周身，與天地打成一片。久之粉碎虚空，並天地亦歸烏有。所謂身無其身，心無其心，太極未判之時是也。醞釀既久，炁海中暖氣衝動，先天中自開闢出後天，是謂無中生有。自然陰中有一點陽，陽中有一點陰交媾在丹田之内，爲炁歸元海。即坎離交媾，亦謂之小周天。此時即將心火下降，吹動丹田真火，猛烹極煉，任内面自呼自吸，産出先天藥物。蓋鉛者沉重之物，若不得火，何由而升？汞者飛揚之性，若不得鉛，何由而結？此聚火之法，最爲緊要。非火候充滿，則水不沸，安能運金？非倒行逆流，則藥注下面，安能升鼎？入藥鏡云「産在坤，種在乾」，乾居泥丸之上爲鼎，坤在臍下爲爐，此之謂也。下太玄關逆流，隱隱若有三股煖氣，上腎堂，過夾脊二十四節，升玉枕關，到天谷穴，與神交合。當真鉛入鼎，須要掃除雜念，目視頂門，霎時龍虎交戰，造化爭馳，雷轟電掣，雖云抽鉛添汞，實是還精補腦。此時任其旋繞頂門，方纔下明堂，度鵲橋，徐徐嚥下十二重樓，過絳宮，直抵丹田。久之，便成黍米，如鵲卵狀。若真火稍微，再降下微火吹動，漸漸抽添。又復如前上升丹田，直抵泥丸頂，自在河車幾百遭，則鉛枯汞自乾矣。此周天火候也，亦謂之乾坤交媾。此時氣至專，志次專，深得自在河車之妙，行之既熟，便行卯酉周天之法。

黄冠家皆講進陽火，退陰符，及問之，茫然不知即卯酉周天之法。先用一物頂住太玄關，兩目默住山根，上徹泥丸，下照坤臍。良久，從氣穴火珠一粒，自左邊升起，至臍左邊，次到絳宮。自絳宮之左，忽折左脇下，而後透入左肩，上左耳根，入左目，到山根，略存少頃，即轉右目。從右目根，復下右肩，遶而前轉心之右，下臍，仍還丹田。如是者三十六次，爲進陽火。又從右邊升起，左邊降下二十四次，每次行至坤臍，亦略存少頃，仍復右行，爲退陰符。此段工夫，初時入手，未免略略着意。久之自然左右俱升，或從治〔六〕命橋前後俱升，有不知其然而然者。人一身皆屬陰，惟目屬陽，故目之所到，即氣之所到。此收內藥之妙也。圭旨曰：「大道分明見此圖，璇璣卯酉法天然。由中達外中仝外，自後推前後即前。陽火進來從左轉，陰符退後往西旋。霎時火候周天畢，煉顆明珠似月圓。」所謂乾坤交媾罷，一點落黄庭也，即嬰兒種子也。

平時採藥之後法，不外吸嘬呧閉四字。每於陽動之時，取之不可太驟，驟則藥嫩；不可太緩，緩則藥散。略略審處，垂簾塞兑，拳手呡舌，緊嘬穀道，如尚未盡收，即以一指抵外腎之下，自覺微微煖氣徐上丹田，存心逆轉，俾之凝結。則真陽注於氣海，命本固於坤臍，而吾心之汞爲吾日長日積矣。

治命橋，丹經未有及之者，獨金笥寶籙言之，工夫行到純熟，炁穴中自有元炁升起，如噴泡然。入臍中，直過治命橋。此處前後相通，中空如管，即出母腹來時。忽然兩腎如湯煎，徐徐滚上崑崙之頂。此時下而尾閭，中而二十四椎〔七〕都不經歷，並不由玉枕關，忽從兩腮透上元始宫中，徐徐降入山根，到鼻凖入人中，濃液結如雀卵狀，從鵲橋下玄膺，輕輕嚥下，歷十二重樓，下中宫，則先天一立，後天退藏矣。此又另爲一得，不在卯酉周天之内。

長養聖胎，非可容易，既做了卯酉周天，火逼金行，一點金精，遂上乾宫，漸採漸積，日烹日鎔，損之又損，到得煉無可煉。此時藥也不生，輪也不轉，液也不降，火也不炎，五氣俱朝於上元，三華皆聚於乾頂。但珠在崑崙，何由得下？必假神爐竊靈陽真炁以催之，太陽真火以逼之。催逼既久，靈丹應手脱落，化爲金液入口中，直射丹扃之内，於一切時中，時時照顧，不即不離，所謂「時時照丹扃，刻刻守黄中」是也。又云：「漫守藥爐看火候，但安神息任天然。」陳虚白曰：「念不可起，念起則火燥；意不可散，意散則火冷。」只一念不起，一意不散，含光默默，真息綿綿，此長養聖胎之真火候也。胎成便嬰兒現形，躍然而出，脱離苦海，潛居元始宫中。須藏以玄玄，守以默默，藉坤母黄芽以育之，聚天地生炁以哺之。其中自呼自吸，自闔自闢，若逍遥於無何有之鄉，到此大安樂處，仍要密守關元。外不擾六塵，内不起煩惱，遂得六門不漏，一道常通。若養育失調，就有棄殼離窠之變，尤不可輕縱出去。恐一出則迷而不返，必要調習純熟，其法只是以眼觀眼，以耳聽耳，以鼻調鼻，以口緘口，由正念養到無念，則乳哺三年，嬰兒長成矣。

到此又有開頂一大工夫，蓋嬰兒出神，必由天門，此竅非容易可開。先以三昧火沖之，次以太陽真火薰之。兩火蒸騰，日温日透，又着不得一些氣力。任火候既到，自然一團光炁摩盪於空明浩渺之間。吕祖曰：「九年火候直經過，忽爾天門頂中破。真人出現大神通，從此天仙可相賀。」此法至簡至易，只照管形山，目光内守，覷到無一處不明徹，看到無一竅不融通，寂寂醒醒，復還太極。每真陽充動，如海潮相似，握擺直上泥丸，鼻準別有一種清香爍動，周天火候，霎時巽風鼓動，外腎雙雙摩盪，兩腋清風徐來，玄珠上下，收養自如矣。

前此是蒲團上工夫。圭旨分爲九節，第一涵養本原，又不專在趺坐，凡行住坐卧，皆宜涵養。所謂本原者，心也。蓋此心本在人中，中爲嗜欲憧憧，未免偏左。惟涵養未發之體，依然復還本位，圭旨曰「神光一出便收來，造次弗離常在此」，此口訣也。其法只睛光默注形山，要鼻準與心相對，絶不少起一念，自然眼耳鼻舌身之五識各反其根，精神魂魄意之五靈各安其位。故黄帝三月内觀者，此也。龍虎經曰「吾妙之要，先存後忘」，先存之而合太虚，後忘之而涵太極，此口訣中之口訣也。三茅君曰「靈台湛湛似冰壺，只許元神在裏居。若向此中留一物，豈能體道合清虚」，此若存之妙也。段真人曰「心心俱絶見真心」，此若忘之妙也。寶藏論曰「天地之内，宇宙之間，中有一寶，秘在形山」，陰符經曰「其機在目」，古注云「欲攝心，先攝目」，金笥寶籙云「眼乃神遊玄牝門，抑之於眼使歸心」，守此竅不離，即如來藏中得法眼通。人若能於鬧中取静，時時體認，便六根解脱，八識不染，聖賢之誠正，仙佛之虚無，即此是矣。

校注

〔一〕沈會霖，字時沛，號茶庵，湖北孝感人。崇禎十五年（一六四二）壬午解元。清初官大同府推官。著有德安安陸郡縣志、茶庵詩集。按：日三浦國雄鄭州訪書記——訪求稀見本性命圭旨説胡虞潢（順治十三年曾爲陽曲縣知縣）性命圭旨刊本「長達五頁的包含記録和贈予范的五首律詩在内的附録，是該版本特有的東西」，並對内容有所介紹，據其説可知，武陵胡虞潢重梓本中有此文，爲沈會霖從山西白龍洞小隱范守正所説記録而得。此格言録自抄本。

〔二〕閉息收心之説，見玉清金笥青華秘文金寶内鍊丹訣之下手工夫。

〔三〕此經指太上老君内日用妙經（其中部分文句又見元始天尊説得道了身經）。文首「飲食則定」至「莫起一念」，亦出此。

〔四〕「微微」二字原缺，據太上老君内日用妙經補。

〔五〕此頑空之説，可能源自青華秘文次第秘訣所謂「坐静打頑空，抑息守己，待癸生時」之語。但此段工夫，似與十六錠金相關，别是一家，尚未知出自何處。

〔六〕「治」，原作「至」，據青華秘文改。後同。

〔七〕「椎」，原作「棰」，據文意改。

九轉克復本心圖〔一〕

一轉：涵養本源，救護命寶即養厥靈根煉精之功。

指摩心地煉金丹，止念當爲第一關。念斷自然情識斷，須知水静没波瀾。

人生只是妄念不得了，果然將心地指淨磨去，絶無紅塵念慮，方足以保精，不致氣無所麗，以失神也。然則念斷乃所以斷情識，即除情慾也。慾火不起，則腎水安靜，而自無波瀾縱淫之事。

無極之真寓氣中，争凝水火是神功。火燥非水何凝鍊，須保腎家若幼冲。

周子「無極之真」一語，朱子謂「真即太極」也。在人身中，即命門相火之真機也。寓腰腎中間，是太極之理，在陰陽二氣之中也。非心腎兩家水火交凝，則此真機無所寄，則尤重在保腎也，如幼冲之玉莖細小不舉也。保得腎水，救得陽精，則養生有神功矣。

本源涵養心爲首，妙覺元神禁引誘。君火安居相火停，諸緣自息何神走？

心爲身主，靈巧無邊。慾動情勝，皆當先責之心。心不動，則腎不舉陽，有何神之走也？故息念緣、絶紅塵、禁引誘、保元神、成妙覺，斯得涵養之要矣。

下手工夫在洗心，退藏有穴自深深。於今指出神仙窟，心腎歸根穴路清。

道書汗牛充棟，茫茫如涉海問津，誰將真竅地位明明指示出來？不得圖形指點竅妙，遂絶無下手處。今將得傳之秘逐一畫出，修真根源確有依據，識者寶之珍之。

背爲心腎相通路，水火往來燥潤互。夾脊退藏洗滌行，上天沐以金盤露。

圭旨云「洗心退藏於密」，原以心屬火，退藏於背中之竅，提上腎水以滋潤之，是爲沐浴洗心，召攝陽靈，救護命寶。□心浄與水火交會，實返本歸源於祖竅。

祖竅歸根魄扭魂，真心一點默爲存。斯通無極安心氣，多藉北溟養汝鯤。

莊周云：「北溟有魚，其名曰鯤。鯤之背，不知其幾千里也。化而爲鳥，怒而飛。其翼若垂天之雲。」此種話頭，須知北溟即人之腎水也，魚即坎中丁火，即相火也。腎藏志，即蘊此水火在背下十四節，上與朱雀之心交，即化鳥之謂也。極形容心志之大，故一則曰「不知幾千里」，再則曰「似若垂天雲」。誠能退藏以養成之。

真人呼吸貫明堂，打脊往來入命方。流入命門連祖氣，如磁吸鐵子親娘。此爲息踵深深息，非若息喉不到腸。信屬命由人立法，任吾卓立個純陽。

修真要法，須知存想山根。將鼻息呼吸之氣，上貫明堂，走風府，退藏以入祖氣穴爲深息，致子母之相孚，爲廻元返本。此立命之要法，吕純陽輩固亦由此卓立，何況僅求却病延齡乎？

背爲心腎咽喉路，既濟相爲生活寓。此竅欲通達混元，山根存想是先務。

仙經茫茫，絶無下手功夫。殊不知闢初即求「陰向鼻端滅」，想山根以來入混元祖竅，爲歸本源也。於此涵養靈根，行一日即有一日之功，學者其勉諸。

修養至一年心丹得效圖

仙基肇養在靈根　指摩心地煉金丹

靜功行至一年，本心之明不過於此。

二轉：安神祖竅、翕聚先天即元樞櫺柄煉精之功。

欲轉金丹反涉無，指無極也。前於生處下工夫。持循真一於元牝，妙竅歸於祖竅圖。

真一，即祖竅，又名真一竅也。

先天祖氣爲丹母，元牝之門是氣家。溯自靈光明此息，推原無極信爲遐。

中丹田爲祖氣穴，又名元牝門，究之即由乾父降生之靈光，爲真息所兆始，乃無極之真也。會而通之，總不外一無極，爲未生之在父，付之坤母，即爲太極之一誠，故曰「無極而太極」也。「而」字當深玩，所以推原爲最遐遠也。

元牝真元真做緊，非居心位非居腎。推原受氣兆身初，莫怪天機都洩盡。

天地之根元牝是，身中欛柄存於此。空須教實扼其樞，輪轉其樞添骨髓。

何所疑於九轉丹，分明修得飛翼旋。從今輪教元樞運，且學蜣蜋慣做丸。

蜣蜋即猪屎蟲，常抱糞轉丸，貫以精氣，不旬日即化而爲蟬。仙家取譬法輪之轉、變化之超。

蜣蟣轉丸且化蟬，吾人何故莫爲仙？元樞運轉天機轉，攣汞有鉛苦海天。

人身本一全天地，中土斡旋如四季。運協四時法莫忘，輪樞轉運君須記。

修養至二年心丹得效圖

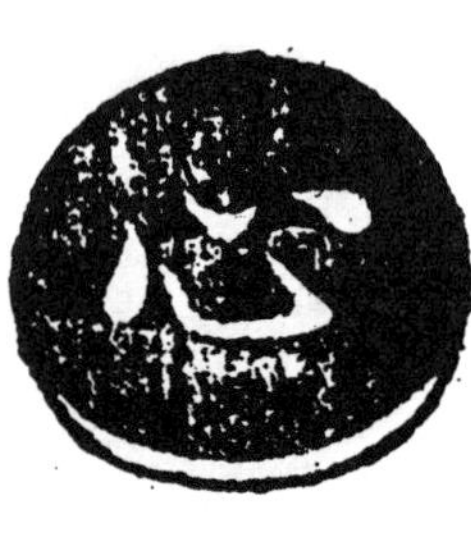

元樞欛柄在轉輪　坎離鉛汞自氤濃

静功行至二年之久，本心之明略略稍復。

三轉：蟄藏氣穴、存妙歸根神歸氣穴煉精之功。

團就陽精祖竅中，復歸氣穴似無形。神機藴作飛騰物，凝聚注心眼用功。

先於祖竅黄庭中，用法輪烹煉龍汞虎鉛，使靈藥潛歸混沌，交在鴻濛，融入黄庭，盤旋在祖竅，成陰陽交媾之妙也，爲先天。此處工夫極元，屬尋着舊路。蓋原自無極之真判爲龍虎兩弦，以分心腎於上下，到來做返本廻源的工夫，便要合併融成一片作絪緼也。必由彼二轉，方可作此第三轉之功，故曰團就在祖竅，乃復歸氣穴云也。

呼吸之根闔闢門，音聲所出命之元。真神真氣歸中伏，日精月髓納在坤。

古仙家以歸伏法度人，必先教之返本。返本者，將以其散之於耳目口鼻、四肢百骸者，須復返於退藏之心，謂之涵養本原。又將以退藏涵養，而復返之於中一之地，謂之安神祖竅。又將祖竅翕聚所安者，而復要之於真人呼吸處，謂之蟄藏氣穴。

長生不死因胎息，早裕谷神彌太極。土釜牢封固築堅，儲神不測鯤生翼。

出息微微入息長，悠悠漸去漸停旃。兀然到得神凝住，胎息還元自妙全。

光回穴裏眼惓惓，似卵抱雛母伏旃。息息歸中中氣化，飛翀試看戾天鳶。

祖竅所凝復下臍，收藏愈固産交黎。腎堂前際臍輪後，簇入真金鼎内棲。總屬神凝儲蓄所，龜藏蛇蟄抱珠驪。

黄庭之下關元上，呼吸相含自此潛。扭結真元凝此處，胎懷太極眹端倪。

修養至三年心丹得效圖

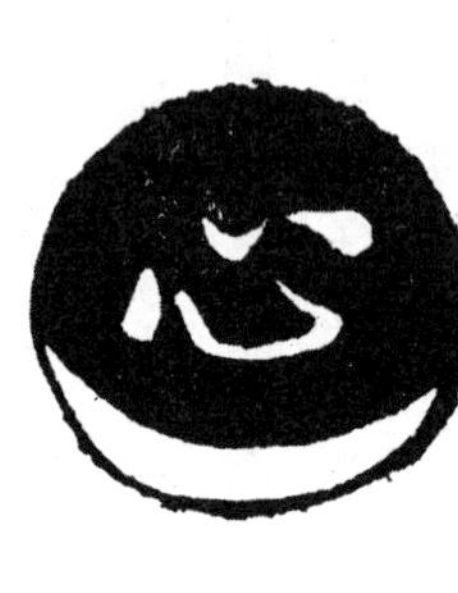

真酥神歸氣穴凝　一點靈光漸漸復

静功行至三年之久，本心之明又進於二年矣。

四轉：天人合發、採藥歸壺河車逆運腦頂煉氣之功。

壺即腦頂，藥即清氣。歸者，陽氣還於髓海。採者，採清氣入丹田。轉過尾閭，提冲而上於腦。聚火載金，先運入坤，此時運於乾，即是採藥歸壺。但非火不能運，以火煉藥，故火即神。精，鉛也，其性沉重，若不得火，何由而升？身中真種爲靈藥，採入壺來費手脚。任閉督開火載金，外後交。功兼前後宜斟酌。前兼翕聚虎交龍，後括乾坤交不略。前屬内交後外交，均爲採藥黄婆託。

仙家修煉，確有實據，丹道非誣也。但人爲氣稟所拘，物欲所蔽，不足以知人爲天地之德、陰陽之交、鬼神之會、五行之秀氣，遂委精氣神若草芥耳。何能將此三字究極？三關九轉，以洞明無極太極之竅，識内外任督之修乎？今將任督之判，分别内外，明白大小鼎爐。小鼎是内交於腎，上元樞，返後天之乾於黄庭。大鼎是外結於腦頂天谷，完先天之乾於泥丸。窺破神仙路頭，逐一繪圖揭示，約以口訣便記。不敢留爲私秘，屬意却病延年，以勉衆生，有其層纍上達，以寄高士。庶幾儒參以釋道，或爲存心養性，或爲洗心見性，或爲修心調體，任人之自爲取也。

内外任採多由復。尾閭之闕，固應氣海於朔方。亦非定應天時，仝運到乃異，有活子、逐相將。天機盜取，奪那陰陽。真陽機，致要惟此，子時爲不常。至日冬至日不行下及商。閉關，堪想古先王。乘刻有至，洵矣天人合發，於斯爲、無盡藏。藴於採取扼津梁。妙機動盪，争是頃刻，禛用夢黄糧。

身中活子道心精，無邊静極，任天任自然。夫何牽，絶無緣，任自自造，一元又元。濛濛兮，如霧之籠乃淵。溟溟兮，如嵐之罩以煙。庶幾混混沌沌，太極以前，無極之先。忽爾陽物自起孱，此妙妙，剛來復返還。極小辨物，只自知自會，信乎恍惚陰陽初變化，絪緼天地乍回旋。斯時識得活現，下手採入，或内或外，俱由活子，宣發通神權。

静中陽重金離礦，地下雷轟火逼金。自此抽添成取採，心宫自化絶無陰。

精氣神三寳，原來由復造。一陽轉醲精，精固神全保。除妄千朝，煉能完滿，抽來成火棗。人都是復疏，無自抽回早。初象露之珠，抽於稻花頭。漸抽漸添積，豐滿填於腦。始初採藥似無因，惟在復初好問津。興自一陽還九轉，復來七日悟全身。惟頃刻，在一辰。竊造之機兮，須乘機以認真。真機活動是全神。神妙活潑，係是活子静裏春，生生無幾概包娠。

打疊珍奇任我支，河車載寳駕如驪。三關九轉無他物，放去收來總是依。

復轉真機採藥奇，端倪眹兆静尋窺。水源浄到清虚極，現出靈光活子時。

身中活子生生物，復裏原來存髣髴。採取此機入鼎烹，何憂不獲成仙佛？

一陽動處心花發，煖氣冲融情勃勃。知採此真納入壺，神仙手段安容忽。

妙運丹田須上下，須知一體合西東。幾回指往崑崙去，夾脊直上有路通。外藥歌。

修養四年心丹得效圖像

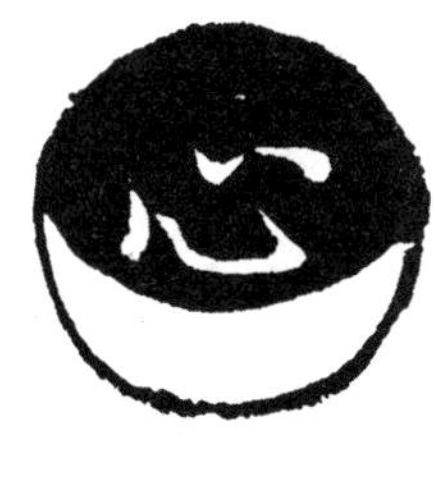

河車載寶上崑崙　陽烏海底奮威神

靜功行至四年之久，本心之明又進於三年矣。

五轉：乾坤交媾、去鑛留金即旋轉泥丸煉氣之功。

雷威海虎奮鬚眉，正是吾丹五轉時。奪得先天真種子，河車搬上作摩尼。

龍雷海煮蜃家樓，火逼黄河水逆流。四象五行全攢簇，河車重載彼岸浮。

緊撮兩臀谷道收，黄婆眼使泝流抽。連從上往提行吸，土釜裝來載驟遒。

猛烹水沸河車駕，載上金公來變化。不早不遲□好升，非穉非老正符姹。

虎嘯龍吟時交合，河車夜半無停歇。一昇運上崑崙去，進火玉爐烹似雪。

乾鼎坤爐猛火烹，由斯交媾外交行。儘翻龍虎泥丸去，璇轉泥丸用眼睛。

陰向鼻端滅，陽從眼裏生。璇璣將目送，瞳子輔天行。

小道〔二〕已分見此圜，璇璣卯酉法天然。由裏達外裏旋外，自後推前後即前。陽火進來從左轉，陰符退去往西旋。霎時火候週天畢，煉顆亮珠似月圓。

開關退亦於臍起，右上於乾左下遞。如臍廿四合行終，是退陰符之數止。四象和來五氣全，團摩一顆泥丸子。壺中納入度方壺，市上懸壺通海市。

璇璣用眼運旋之，陽與陽符恍一曦。腎注黑睛瞳子著，由來天一水生爲。二生心火雙眦用，肝木黑珠三數麗。地四白珠由肺氣，窠上下土窩脾靈。元肇始先生兩目，五臟未鍾早結斯。至寶至陽莫若眼，睛英攢簇發爲奇。同此一氣符天運，固得金丹日沃麗。

修養至五年心丹得效圖

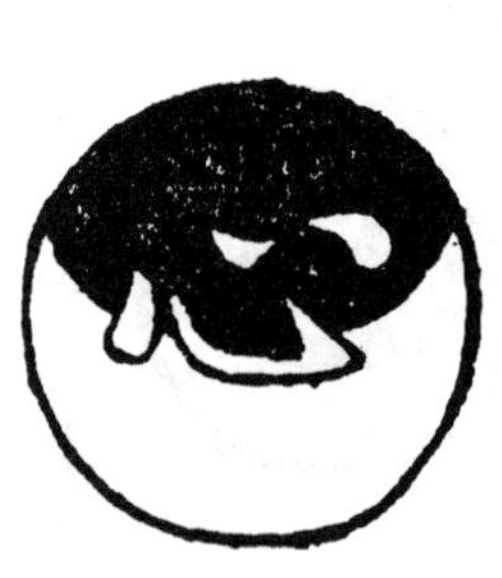

旋轉泥丸混百靈　霞光燦爛開顖門

靜功行至五年之久，本心之明又進於四年矣。

六轉：靈丹入鼎、長養氣胎即珠落黄庭煉神之功。

燦燦光華日月精，溶溶玉液乾坤髓。曲江載上甑山來，轉落黄庭高接蹤。氣穴金公舞上來，霞光燦爛顖門開。三花聚頂烹龍虎，珠落黄庭結神胎。攢簇乾坤造化來，手搏日月煉成灰。金公無言姹女死，黄婆不老猶懷胎。邈無踪跡祖鄉回，潛有端倪漸胚胎。息息歸於文火養，温來十月產奇兒。龍虎金丹下甑山，温柔長養任幽閒。從容文火潛育就，武火難同不一班。男兒懷孕是胎仙，祇爲蟾光夜夜圓。育自天機奇幻化，飄然赤子萃虚元。嬰兒產就道完全，胎自一陽漸變乾。彰出妙機真造化，分外無極見得全。火符容易藥非遥，天癸生如大海潮。兩種汞鉛知取採，一齊物欲盡捐消。掀翻萬有三元合，煉盡諸陰五氣朝。十月脱胎丹道畢，嬰兒形出謁神霄。

修養至六年心丹得效圖

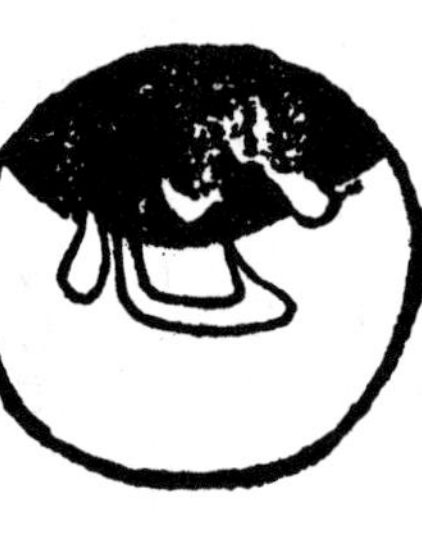

珠落黄庭結神胎　掌握神珠意自恢

静功行至六年之久，本心之明又進於五年矣。

七轉：嬰兒現形、出離苦海

赤子移胎潛氣穴，三年潛處温育切。一朝翻向上崑崙，苦海從兹方脱絶。黄庭十月養胎圓，氣穴三年哺以饘。天谷有時勝向去，便然翻脚撞關仙。仙軀完就换丹田，仙子温育要静專。氣穴恬馴千夕滿，坤道乾健自無邊。十月工夫温便現，陶成老健要三年。千朝恬養超身出，撞出太元躍上天。道身出現，寶相漸彰。移胎换鼎，晏處道塲。守以寂默，如龍潛藏。道完乾健，火自韜光。

修養至七年心丹得效圖

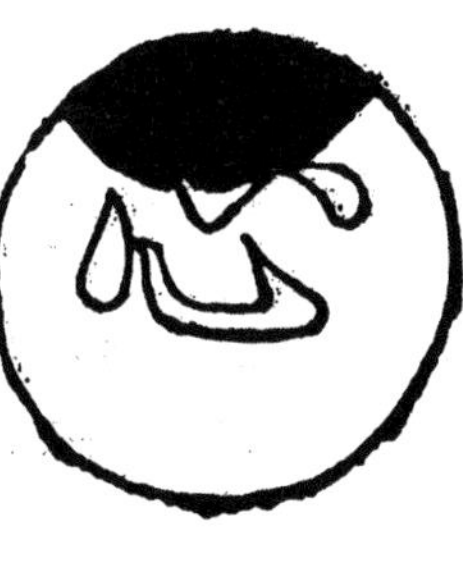

蟄藏住息温温養　猶龍潭底抱珠眠

煉氣

静功行至七年之久，本心之明又進於六年矣。

八轉：移神内院、端拱冥心即脱離苦海煉神還虚。

元神端拱生元都，三疊胎仙舞八隅。變化純陽天地育，長生因此妙工夫。

無丹無火亦無金，颺却鉗鎚没處尋。還我本來真面目，未生身處一輪光。

修養至八年心丹得效圖

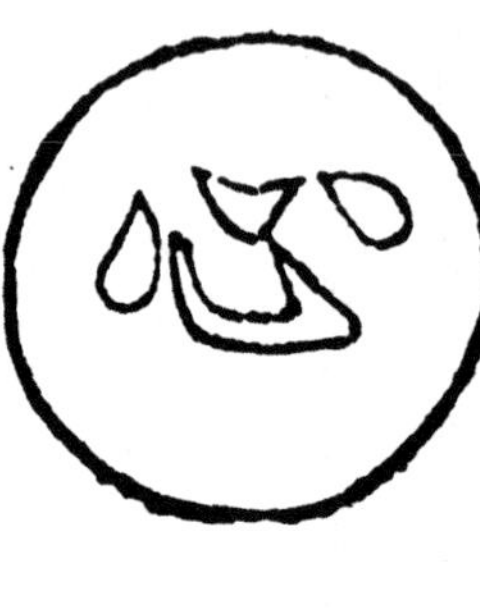

陽極陰消丹已成　自有崑崙頂上神

靜功行至八年，本心之明又進於七年矣。

九轉：本體虛空、超出三界即真性虛空煉神還虛之功。

煉得小乾裕大乾，完元返本擴先天。嬰兒修到泥丸坐，端拱復心九轉全。

還本復元已復乾，純陽修得作飛仙。一陽生自興功日，九轉週爲得道年。

修養至九年心丹全復圖

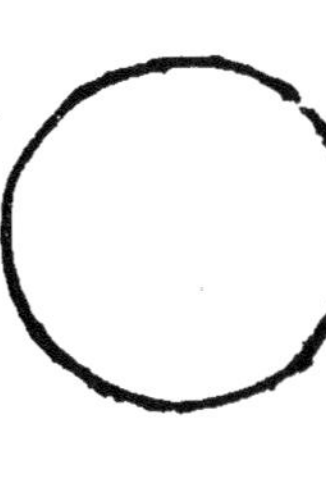

無丹無火亦無金　真性虛空通九重

煉神還虛

以上心圖，皆言静功累積，必勤勤以九年爲候者，謂心之明處，步步隨年漸進而漸開也。道之成處，亦隨年之久遠而登厥域也。不可稍間斷半載週年。倘有間斷，計功雖有九年，功不完全於九年，不成金丹小道於九轉也。不幾成往事乎？良可歎也。修養者誠知悔昔功不全，又盡心以自勵，加用功於九年，不忘煉氣捷徑，得心要訣，及活子等功，金丹小道，造化不能握其權矣。

校注

〔一〕九轉克復本心圖，出自清代羅福至延年纂要，此圖依性命圭旨九鼎煉心圖而多有發揮，可見圭旨影響之一斑。

〔二〕「小道」，疑爲「大道」。